Rodolphe Balz

unter Mitarbeit von
Betty Dandrieux und Pierre Lartaud

Ätherische Öle
Heilkräftige Essenzen

Die Duftgeheimnisse von über 200 ätherischen Ölen
Das kompakte Nachschlagewerk
über Anwendungsmöglichkeiten und Wirkungen von
duftenden Essenzen für Fitneß,
Gesundheit und Wohlbefinden

WINDPFERD
Verlagsgesellschaft mbH.

Titel der Originalausgabe *Les huiles essentielles*

Übertragen aus dem Französischen von Dr. Johanna Fischer
Bearbeitung und Übersetzung der Ergänzungen der 3., erweiterten Auflage: Sylvia Luetjohann

Wichtiger Hinweis: Die hier vorgestellten Methoden sind nach bestem Wissen und Gewissen dargestellt, die Informationen sollen aber ärztlichen Rat und Hilfe nicht ersetzen. Der Autor sowie der Verlag übernehmen keinerlei Haftung für Schäden, die sich aus dem Gebrauch oder Mißbrauch der in diesem Buch dargestellten Behandlungsmethoden sowie Rezepten ergeben.

Die Informationen in diesem Buch sind für Interessierte und zur Weiterbildung gedacht und nicht als Therapie- oder Diagnoseanweisung im medizinischen Sinne zu verstehen.

1. Auflage 1994

Umschlagdesign: Wolfgang Jünemann – unter Verwendung einer Illustration von Berthold Rodd
Fotos im Innenteil: © by *Photocentre de production Sanoflore (France)*
Gesamtherstellung: Schneelöwe, D-87648 Aitrang
ISBN 3-89385-136-4

Printed in Germany

Inhaltsverzeichnis

Schon sehr lange weiß man, daß das Feinstoffliche der Pflanzen – nämlich der Duft der Blüten – in den ätherischen Ölen konzentriert und enthalten ist. Diese Öle, die tatsächlich »die Kraft des Lichtes« beinhalten, verkörpern die Prinzipien des Flüchtigen, genauso anerkannt wie die unentbehrlichen Prinzipien für das Leben. Man stößt hier an die Lebenskräfte der Alchimie im Schöpfungsprozeß.

Diese pflanzlichen Duftessenzen bieten unendlich vielfältige Möglichkeiten der Regeneration, Belebung und Heilung. Sie eröffnen ein außerordentliches Betätigungsfeld für die Vorbeugung und Therapie beim Menschen.

Vorwort

Dieses Buch führt uns in die Kenntnis über die Heilkraft der Pflanzen und speziell deren aktiver Extrakte ein: der ätherischen Öle. Sie finden darunter auch die Wirkung bekannter Essenzen wie Zypresse, Lavendel, Patchouli, Sandelholz, Ylang-Ylang ...

Die Methode ist für jeden Leser verständlich, der bereit ist, sich mit der Beziehung zwischen den Symptomen und Krankheiten auf der einen Seite und mit der Medizin auf der anderen Seite zu beschäftigen. Die Heilkraft der ätherischen Öle hängt nicht zuletzt davon ab, daß man sie ganz bereitwillig als Medikament bezeichnet. Dies wird uns dann zur Selbstbehandlung führen, ohne den Rat des Spezialisten auszuschließen, der eine Krankheit oder die Natur des Terrains diagnostizieren kann. Nach dieser Bestimmung kann ein unabhängiger Weg begangen werden: Mit Hilfe von Register und Index kann der Kranke seine Aromatherapie selbst herausfinden und sich die Mischungen und Lösungen selbst zubereiten. Jede Krankheit ist das Zeichen eines gestörten inneren oder äußeren Gleichgewichtes – dessen sollte er sich bewußt sein. Wenn die ätherischen Öle sinnvoll wirken sollen, muß er zwangsläufig auch seine Art zu wohnen, zu leben oder zu essen überprüfen und gegebenenfalls harmonisieren.

Dr. Alain Ringger

Einführung

Gerüche begleiten unser tägliches Leben vom Aufstehen bis zum Schlafengehen. Die einen empfinden wir als angenehm, erquickend, andere wieder als widerlich oder schädlich. Unser Geruchssinn wird durch ein soziales Tabu in der Wertung gegenüber den anderen Sinnen herabgesetzt. Gesicht und Gehör gelten als »edle Sinne«. Ihnen folgt in der Wertung der Geschmackssinn, der für die Lekkermäuler eine so große Rolle spielt. Der Tastsinn mit seiner Beziehung zum Körperlichen und weniger sozialisierten Empfindungen ist schon etwas problematisch. Und am Ende der Liste steht der Geruchssinn, der nur gewisse allgemeine gute oder schlechte Empfindungen vermittelt. Sein geringer Stellenwert äußert sich schon in der Tatsache, daß es uns schwerfällt, über Gerüche genaue Angaben zu machen. Es fehlen uns die Worte, um einen Geruch genau zu beschreiben: alles Ausdruck eines mehr oder weniger stark empfundenen Gefühls von Unschicklichkeit.

Im alten Deutsch gab es ungefähr vierzig Wörter zur Kennzeichnung verschiedener Gerüche. Die Verkümmerung unseres Geruchssinnes äußert sich im armseligen Rest, mit dem wir uns heute begnügen. Das Tabu erstreckt sich auch auf die wissenschaftliche Forschung. Nur wenige Untersuchungen beschäftigen sich mit dem Geruchssinn – erst vor wenigen Jahren begann man mit Grundlagenforschung. Seither aber werden wir uns in steigendem Maße der Reichtümer bewußt, die uns dieser Sinn erschließen kann, und wie sehr er uns mit der ganzen Welt in Verbindung setzt.

Wir beginnen auch zu verstehen, daß der Geruchssinn ein Schlüssel zum Verständnis des ökologischen Gleichgewichtes zwischen Pflanzenreich, Tierreich und Menschheit ist. Denn durch Gerüche werden eine Vielzahl von Informationen ausgetauscht, von denen der Mensch infolge der Verkümmerung seines Geruchssinnes weitgehend ausgeschlossen ist.

Wenn die Pflanze auf dem Höhepunkt ihrer Entwicklung ist, blüht sie und strömt ihren Duft aus. Dadurch stellt sie die Verbindung mit dem Tierreich her und lockt zum Beispiel Insekten an, die sie bestäuben und so Befruchtung und Überleben der Art sichern. Die Gegenleistung der Pflanze besteht im Pollen, der von den Insekten als Nahrung geschätzt wird. Denken wir nur an die Vielfalt von Pollen, den die Bienen sammeln. Im Tierreich sind Gerüche die hauptsächlichen Informationsquellen und dienen der Erhaltung der Art, geben Aufschluß über Nahrung, Feinde und Gefahren. Während der Fruchtbarkeitsperioden stimulieren sie Geschlechtshormone und Begattung. Beim Menschen ist letztere Funktion offensichtlich verdrängt, obwohl die Beliebtheit von (meist künstlich hergestellten) Parfums ein Hinweis dafür ist, daß auch auf diesem Register gespielt wird.

Die subtile Sprache der Gerüche sollte wiederentdeckt werden. In vergangenen Zeiten war die Wertschätzung der Gerüche sowohl mit körperlicher Gesundheit als auch mit geistiger Größe verbunden: daher der Ausdruck »im Geruch der Heiligkeit«. In der Antike waren Wohlgerüche Nahrung der Götter.

Wenn ein Mensch gesund ist, riecht er gut; seine Körpersäfte und Ausdünstungen haben einen angenehmen Geruch. Ein kranker Mensch hingegen entwickelt schlechte Gerüche. So riecht zum Beispiel der bei Gartenarbeit produzierte Schweiß gut, während der Streß-Schweiß übel riecht. Der Zusammenhang mit der seelischen Verfassung ist offensichtlich, was auch durch das lateinische Wort »humor« für »Körpersaft« belegt wird. Es ist bekannt, daß Heilige angenehme Gerüche ausströmten und sich sogar im Augenblick ihres Todes Wohlgeruch verbreitete. Dies sind nur einige wenige Andeutungen, die uns die wohltuende Wirkung der pflanzlichen Aromen ahnen lassen.

Es ist paradox: Gerade unser Geruchssinn, der im Vergleich mit den anderen Sinnen gering geachtet wird, zeichnet sich durch eine sehr hohe Perzeptionsfähigkeit aus. Wir können zum Beispiel Moschus, eine Substanz, die Beziehungen zur Sexualität hat, noch in einer Verdünnung von 0,000000000003 Gramm im Kubikmeter erkennen und identifizieren. Der Mensch wäre fähig, bis zu 10 000 verschiedene Gerüche zu unterscheiden und im Gedächtnis zu behalten. Die Geruchsnerven enden direkt in den höheren Zentren des Gehirns, während die von den übrigen vier Sinnen gelieferten Informationen die Auslese- und Dekodierungszentren des Thalamus passieren müssen und erst von dort in die verschiedenen Zonen des Gehirns weitergeleitet werden. Die Identifizierung und Dekodierung der Gerüche ist Aufgabe des Rhinenzephalon. Dieses setzt auch die vom Paläenzephalon ausgehenden überlebenssichernden Instinkte mit den symbolischen Funktionen und dem bewußten Denken des Neozephalon in Beziehung, wobei man noch nicht genau weiß, wie dies geschieht.

Im Laufe der Zeitalter hat sich das Gehirn im Tierreich, besonders bei den Säugetieren, weiterentwickelt bis zum Gehirn der Primaten und des Menschen. Das Paläenzephalon (»Althirn«) mit dem Hypothalamus regelt das instinktive Verhalten, das sich auf Überleben und Erhaltung der Art bezieht. In einer späteren Entwicklungsphase bildete sich das Mesenzephalon mit dem limbischen System aus. Dieses wird gemeinhin als Sitz des affektiven Verhaltens betrachtet und spielt eine bedeutende Rolle bei der Entwicklung des Langzeitgedächtnisses. Es vermittelt die räumlich-zeitliche Verknüpfung angenehmer und unangenehmer Erfahrungen und ermöglicht die Entwicklung der Affektivität. Schließlich bildete sich – speziell beim Menschen – das Neozephalon mit dem Cortex (Hirnrinde), in dem Denken, Sprache und Bewußtsein ihren Ursprung haben.

Geruch und Geruchssinn stellen also die Verbindung her zwischen dem Althirn mit seinen animalischen Überlebensinstinkten, dem limbischen System mit seinen Beziehungen zu Gedächtnis und Affektivität und der Hirnrinde, dem Sitz des bewußten Denkens und damit dem, was das spezifisch Menschliche mit seinem kulturellen und geistigen Umfeld ausmacht.

»Die grundlegenden Regulierungsmechanismen des Organismus sind durch komplizierte Kreisläufe und Wechselwirkungen gekennzeichnet, die sich weit über die Grenzen des einzelnen Organismus hinaus ins Zentrum der Umwelt ausdehnen.«

(Joel de Rosnay)

Streß, Ängste, Frustration, Freude, Vergnügen und Wohlbefinden beeinflussen ständig unsere nervösen, hormonalen und energetischen Regulationen und sind damit Ursache spezifischer Gerüche, die sozusagen ein Spiegelbild unserer körperlichen und geistigen Gesundheit und unseres Gesamtzustandes sind. Die Forschung bestätigt, was die Mehrheit der Völker zu jeder Zeit gewußt hat: Gerüche enthüllen das Wesen der Dinge, die Seele von Pflanze, Tier und Mensch. So wird auch verständlich, daß umgekehrt Gerüche, die aus der Umgebung stammen, unsere Regulationssysteme, unser Energiepotential und damit unser Befinden beeinflussen können.

Es bleibt jedem einzelnen überlassen, seinen eigenen Geruchssinn wiederzuentdecken und zu gebrauchen, jenen Sinn, der uns ganz direkt mit der Natur in uns und um uns verbindet.

»Mit den Augen erkennt der Mensch seinen Weg,
mit der Nase begreift er ihn.«

(Hildegard von Bingen)

So können Sie den größten Nutzen aus diesem Buch ziehen

Es ist nützlich und empfehlenswert, das ganze Buch zu lesen. Um ätherische Öle mit Gewinn anwenden zu können, sollten Sie auf jeden Fall bestimmte Abschnitte aufmerksam studieren.

Kapitel I und II geben eine Einführung in die Beziehungen zwischen Mensch und Pflanzenreich und in die Regeln der vorbeugenden Hygiene.

Kapitel III, VI und VII sind den Eigenschaften und Charakteristika der ätherischen Öle gewidmet.

Kapitel V und VI müssen vor der richtigen praktischen Anwendung von ätherischen Ölen unbedingt gelesen werden.

Absatz 5 in Kapitel V erläutert die Benutzung des therapeutischen Index in Kapitel VIII.

Bitte lesen Sie

a. das Kapitel VI (Die innerliche Anwendung, 4. Zubereitung und Dosierung für die perorale Verwendung), wenn Sie ein Präparat aus ätherischen Ölen zum Einnehmen herstellen möchten. Kapitel V (Auswahl der ätherischen Öle ...) gibt Ihnen Ratschläge für die Zubereitung eines auf die persönlichen Bedürfnisse zugeschnittenen Präparates. Die Tabelle in Kapitel VII (Tabelle der ätherischen Öle ...) orientiert Sie über die gebräuchlichen und über die seltenen und teuren ätherischen Öle. Kapitel VIII (Therapeutischer Index) gibt die für die Behandlung der einzelnen Symptome oder Krankheiten geeigneten ätherischen Öle an.
b. vor der äußerlichen Verwendung ätherischer Öle zum Inhalieren oder zur Herstellung eines Parfums oder Shampoos das Kapitel VI (Die verschiedenen Arten der äußerlichen Anwendung), indem Sie die entsprechende Rubrik nachschlagen. Eine Tabelle der gebräuchlichen und seltenen ätherischen Öle finden Sie in Kapitel VII.

c. die Kapitel VI (Aromatisieren von Gebäck und Würzen von Speisen) und VII (Tabelle der ätherischen Öle ...), wenn Sie ätherische Öle in der Küche verwenden möchten.

Kapitel I

Mensch und Pflanzenreich

Die Nutzung von Pflanzen läßt sich bis zu den Ursprüngen der Menschheit zurückverfolgen

Seit den Anfängen der Menschheit lebten Menschen und Pflanzen in Symbiose. Die Pflanzen lieferten Nahrung, Kleidung, Wohnung, Feuer, Rauch, Duftstoffe für sakrale und Begräbnisriten und nicht zuletzt auch Heilmittel. Auf allen Kontinenten entwickelten die alten Kulturvölker neben Ackerbau und Viehzucht auch die Heilkunde mit Pflanzen. Eine der ersten abendländischen Abhandlungen über Pflanzenheilkunde findet sich auf einem ägyptischen Papyrus aus der Zeit um 3 000 vor Christus. Diese Therapie mit natürlichen Mitteln entwickelte sich im Laufe der Zeitalter. Man wußte auf intuitive, umfassende Art und auch durch Erfahrung um die Verbindung von Pflanze, Erde, Mensch, Welt und Kosmos und kannte ihre medizinischen und energetischen Werte. Dieses Wissen ging in neuerer Zeit weitgehend verloren. Noch bis vor ungefähr 150 Jahren war die Phytomedizin die offizielle und vorherrschende Form der Heilkunde, und die Mehrzahl der großen Ärzte der Vergangenheit waren Phytotherapeuten.

Die moderne Phyto-Aromatherapie

Es ist keineswegs nur als Modeerscheinung zu werten, wenn heute die auf Pflanzen und ätherischen Ölen basierende Heilkunde wieder zu Ehren kommt. Es ist einerseits Ausdruck eines wachsenden Unbehagens gegenüber der Unzahl von chemischen Medikamenten mit ihren vielen Nebenwirkungen und ihren für den Laien unverständlichen Namen und Zusammensetzungen, andererseits Ausdruck der Wiederentdeckung der vielfachen Bindungen und Harmoniegesetze, die den Menschen mit Natur und Kosmos verbinden.

Die Beziehungen des Menschen zur Natur

Pflanzen und Tiere können als Stufen der Entwicklung zum Menschen angesehen werden. Sie sind sozusagen unsere entfernten Verwandten, die wie wir oder sogar besser als wir den Naturgesetzen gehorchen. Die Harmonie zwischen Pflanzen- und Menschenwelt äußert sich in der Tatsache, daß beide aufeinander angewiesen sind und sich ergänzen. Betrachten wir zum Beispiel die wichtigste Vitalfunktion, die Atmung. Menschen und Tiere atmen Sauerstoff ein und Kohlendioxyd aus; die Pflanzen atmen Kohlendioxyd ein und scheiden Sauerstoff aus. Diese bekannte Tatsache hat für den Menschen weitreichende Folgen. Man weiß heute auch, daß die Pflanzen an der Ionisation der Luft beteiligt sind, und zwar hauptsächlich durch die ätherischen Öle, die sie freisetzen. Ionisation bedeutet hier Bildung von mit Elektronen (negativer Elektrizität) beladenen Sauerstoffmolekülen. Diese sind für das menschliche Leben unentbehrlich. Ausreichend ionisierte Luft fördert die Vitalität und die Gesundheit, ungenügend ionisierte kann die Ursache von Anfälligkeit und Krankheit sein.

Aus verschiedenen Forschungsarbeiten ist zu schließen, daß in den Pflanzen und in den Gewebesäften des Menschen aromatische Verbindungen von ähnlicher Konstitution vorkommen. Die belebende und harmonisierende Wirkung der pflanzlichen Aromastoffe fände damit eine Erklärung. Die Beziehungen unseres Geruchssinnes zu den Pflanzen läßt sich in dem Satz zusammenfassen: »Gerüche, die wir als angenehm empfinden, sind gut für unsere Gesundheit.«

Noch auf weiteren Gebieten äußert sich die Harmonie zwischen Pflanze und Mensch. Die Pflanzen senden Strahlen aus, die dem Menschen wohltun. Jeder kann diese Erfahrung bestätigen: Denken wir nur an das Gefühl von Harmonie und Frieden, das wir bei einem Waldspaziergang empfinden. Allerdings gilt auch das Umgekehrte: unsere positive oder negative Einstellung gegenüber den Pflanzen kann diese in positivem oder negativem Sinn beeinflussen. Jeder wahre Gärtner wird bestätigen, daß die Pflanze, der man Liebe und Aufmerksamkeit widmet, schöner und kräftiger wird als andere. In solcher Zuwendung besteht zum großen Teil das Geheimnis des »grünen Daumens« der Leute, in deren Obhut Pflanzen gut gedeihen.

Wenn Sie es selbst versuchen wollen: Stecken Sie zwei Samenkörner in die Erde und begießen Sie sie genau gleich, aber konzentrieren Sie Ihre Aufmerksamkeit auf eine von beiden Pflanzen und reden Sie nur mit ihr. Sie werden staunen über das Resultat.

Diese Wechselwirkungen erklären auch, weshalb so viele Amateurgärtner bei ihrer Arbeit Entspannung, Harmonie und Erholung finden.

Der anthroposophische Zugang

Auf Anregung von Rudolf Steiner hat die Anthroposophie weitere interessante gegenseitige Ergänzungen von Pflanze und Mensch zutage gebracht, zum Beispiel die Dreigliederung bei Mensch und Pflanze. Das Menschenwesen ist aus drei Systemen aufgebaut, und diese finden ihre Entsprechung bei der Pflanze.

1. Das rhythmische System, bestehend aus Atmung und Kreislauf beim Menschen, findet seine Entsprechung im Blattwerk der Pflanze. In den Blättern gehen Atmung und Photosynthese vor sich. Blätter und die aus ihnen gewonnenen ätherischen Öle wirken hauptsächlich bei Störungen der Atemwege, des Herzens und des Kreislaufs. Als weitere Analogie ist zu erwähnen: Chlorophyll ist der Katalysator der Photosynthese und färbt das Blatt grün. Die grüne Farbe ist der roten komplementär, sie ist die Fluoreszenzfarbe für das Rot unseres Blutes, und Rot ist die Fluoreszenzfarbe zu Grün. Chlorophyll ist zugleich ein wirksames Blutregenerierungsmittel (es aktiviert die Bildung von roten Blutkörperchen) und ein Stimulans für das Herz.

2. Das Nerven- und Sinnessystem: Der Kopf des Menschen entspricht der Wurzel bei der Pflanze. Viele Wurzelextrakte besitzen eine beachtliche Wirkung auf Gehirn und Nervensystem.

3. Das Stoffwechselsystem: Den Funktionen Verdauung, Assimilation, Ausscheidung und Vermehrung beim Menschen entsprechen Blüten und Früchte bei den Pflanzen. Samen und Blüten haben allgemein eine günstige Wirkung auf die Verdauung und den Stoffwechsel.

Das folgende Schema veranschaulicht die Wechselwirkungen Mensch zwischen Pflanze:

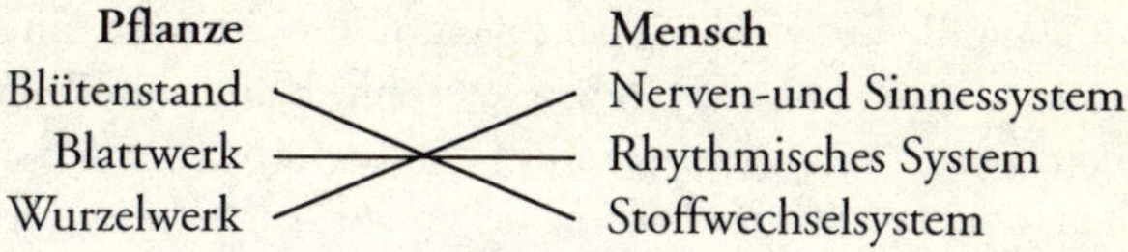

Das Schema der Dreigliederung bei Mensch und Pflanze bietet von verschiedenen Standpunkten aus interessante Ausblicke. Wir wollen uns hier auf einen Aspekt beschränken, der aber eine Fülle von Informationen und weitere Anregungen für die Forschung gibt.

Das mittlere System (bei der Pflanze das Blattwerk, beim Menschen das rhythmische System) ist ein System des Gleichgewichts, der Verbindung. Es setzt die beiden anderen Systeme zueinander in Beziehung und kann sie je nach Bedarf dämpfen oder anregen. Es verbindet Oben und Unten, terrestrische und kosmische Einflüsse, das Gasförmige, Feste und Flüssige. Und in der Tat sind es ja Kreislauf und Atmung, die Leben im Körper verteilen, Austausch, Energiezufuhr und Ausscheidung von Schlacken ermöglichen. Insbesondere die Atmung, die wir bewußt erfahren und auf die wir Einfluß nehmen können, ist ein hervorragendes Regulierungssystem und ein wichtiges Element unserer Gesundheit. Durch die Atmung kommen wir auch in Kontakt mit den belebenden Aromen der ätherischen Öle. Man kann diese Überlegung in zwei Richtungen weiter verfolgen:

1. Betrachtet man die Erde als großen Körper, so befindet sich im mittleren Teil die Zone mit mediterranem Klima. Sie ist die bevorzugte Zone der Pflanzenfamilie der Lippenblütler, die einen großen Teil der aromatischen und medizinischen Pflanzen stellt. Fast alle Lippenblütler haben einen günstigen Einfluß auf das rhythmische System beim Menschen. Diese Analogie ist kein Zufall: Die mediterranen Gebiete sind Regionen des Gleichgewichtes; hier sind terrestrische und kosmische Einflüsse (Klima, Sonne, Boden) gleich weit vom Pol wie vom Äquator entfernt. In der mediterranen Zone hat die kosmische Kraft der Wärme einen außerordentlichen Ein-

fluß auf die Entwicklung der Pflanzen. Es bildet sich ein harmonisches Gleichgewicht zwischen Wurzeln, Blättern und Blüten aus. Die mediterrane Zone kommt bei ihrer Lage zwischen dem trokken- oder feuchtheißen Klima der äquatorialen Zone und der Kälte der Polarzone in den Genuß eines langen Sommers und eines kurzen, feuchten und kühlen Winters. Die Sommerwärme und das besondere Licht der Provence wird in den aromatischen Essenzen ihrer Pflanzenwelt zu Materie. So entstehen die unvergleichlichen Aromen von Lavendel und Rosmarin und der betörende Duft der immergrünen Strauchheide. Die ätherischen Öle sind sehr reich an Wasserstoff; nach W. Pelikan ist zum Beispiel Rosmarinessenz die Substanz mit dem höchsten bekannten Gehalt an Wasserstoff. Und Wasserstoff seinerseits ist die der Hitze am nächsten verwandte Substanz auf der Erde.

2. Die Wirkung der ätherischen Öle aus Lippenblütlern beim Menschen betrifft fast immer Atmung und Kreislauf. Sie macht sich bemerkbar an Atmungsorganen und Lungen, an Sonnengeflecht, Herz und Oberbauch. Dies sind Stellen, an denen sich auch einige unserer psychischen Funktionen zeigen: das »Ich« oder der Wille am Sonnengeflecht, die Freude am Herzen, die Angst im Hals und im Oberbauch. Nun wissen wir, daß viele Lippenblütler einen Einfluß auf die Psyche haben. Rosmarin zum Beispiel ist ein Stärkungsmittel nicht nur für den Körper, sondern auch für die Psyche, er festigt den Willen und stärkt das »Ich«, die innere Einheit.

Die Strichzeichnung von W. Roggenkamp versucht, das Wesen der ganzen Familie der Lippenblütler zu verdeutlichen. Diese und einige andere Zeichnungen sind mit Genehmigung des Philosophisch-anthroposophischen Verlages in Dornach (Schweiz) dem Werk »Heilpflanzenkunde (der Mensch und die Heilpflanzen)« von W. Pelikan entnommen. Der Künstler will hier nicht das äußere Erscheinungsbild der Pflanze genau wiedergeben, sondern versucht auf seine Weise zu verdeutlichen, was die Natur verhüllt: die Kräfte, die allen Labiaten gemeinsam sind und die sich in dem außeror-

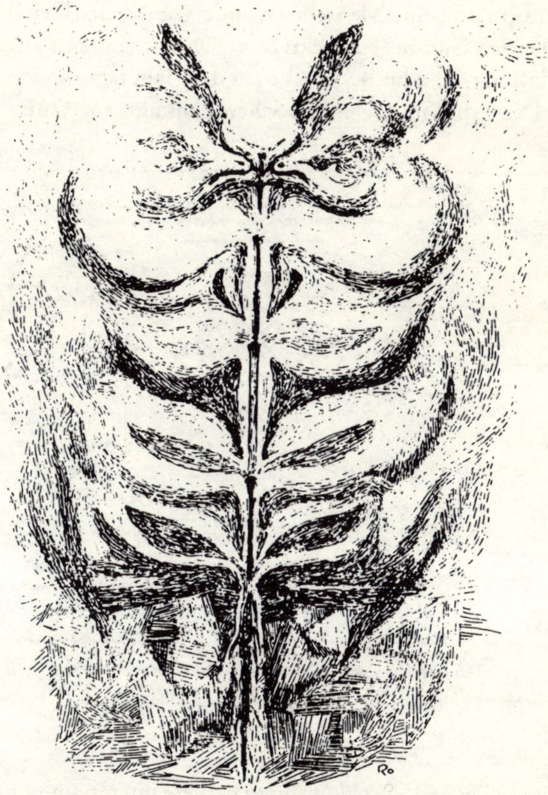

Das Wesen der ganzen Familie der Lippenblütler (Strichzeichnung von W. Roggenkamp) – mit freundlicher Genehmigung des Philosophisch-Antroposophischen Verlages, Dornach (Schweiz)

dentlichen Reichtum und der Vielfalt dieser ätherisches Öl bildenden Pflanzenfamilie mit ihren etwa 3 000 medizinisch genutzten Arten zeigen. Eine weitere Beziehung zwischen Pflanzen und ihrer Einflußsphäre beim Menschen wurde vom deutschen Biologen Dr. Dietrich Gümbel entdeckt: Seine Untersuchungen zeigen, daß die Wirkung der ätherischen Öle auf der Haut bestimmten Regeln folgt. Diese sind im folgenden Schema zusammengefaßt:

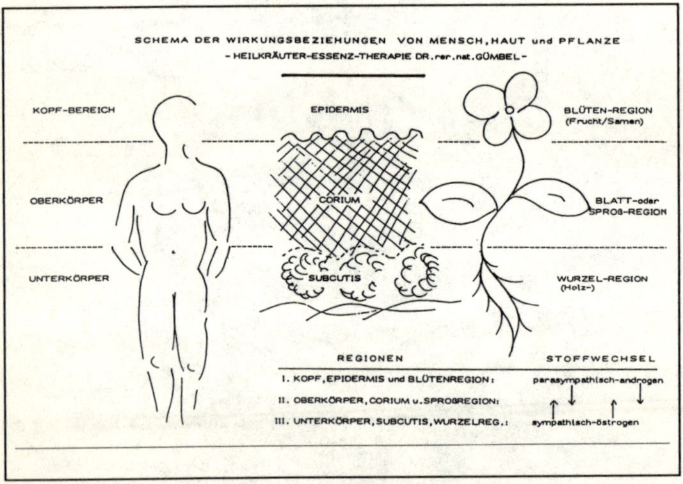

Abdruck aus: Gümbel, „Gesunde Haut mit Heilkräuter-Essenzen", mit freundlicher Genehmigung des Karl F. Haug Verlages, Heidelberg

Es wäre sicher von Vorteil, wenn man diese interessanten Resultate über die selektive Wirkung der ätherischen Öle auf die verschiedenen Hautschichten und Körperzonen in Heilkunde und Körperpflege berücksichtigte.

Von der Pflanzenalchimie zur Aromatherapie

Bei näherer Betrachtung der Pflanzen offenbart sich, welch großartiges Laboratorium sie darstellen. Wie alle Lebewesen ernährt sich die Pflanze von den Elementen ihrer Umgebung. Sie nimmt das Wasser des Bodens samt den darin enthaltenen Mineralsalzen auf, die Luft mit ihrem Kohlendioxyd und besonders die Sonnenenergie. Dank ihrer Fähigkeit zur Photosynthese kann die Pflanze die Energie des Sonnenlichtes einfangen und mit Hilfe des Chlorophylls in physiologisch verwertbare Energie umformen.

Die Photosynthese ermöglicht der Pflanze die Atmung und die Umbildung einfacher, energiearmer Substanzen in komplexere mit höherem Energiegehalt. Aus den Kohlenhydraten (Zuckern), den Produkten der Photosynthese, bildet sie die Stützsubstanzen, die ihre äußere Form bestimmen. Ebenfalls aus Kohlenhydraten bildet sie Heteroside, organische Säuren und Fettsäuren, die ihrerseits zu Fetten und Ölen führen. Außerdem werden Terpene und aromatische Verbindungen gebildet, aus denen die ätherischen Öle entstehen. Diese Öle sind sehr komplex zusammengesetzt. Sie enthalten 50 bis 250 verschiedene Substanzen.

Schließlich produziert die Pflanze mit Hilfe von Enzymen auch Aminosäuren und Proteine (Eiweiß), Alkaloide, Hormone und so weiter. Die Pflanzen enthalten also viele lebensnotwendige Substanzen und viele, die zu medizinischen Zwecken genutzt werden, wie Zucker und Stärkearten, Fettstoffe, Proteine, Vitamine, Mineralsalze, Spurenelemente, ätherische Öle, Antibiotika, Hormone, Milchsäuren und so weiter.

Die Pflanzen ziehen Vorteile aus der Vielfalt der Natur. Die in ihnen enthaltenen organischen Substanzen wirken in physiologischen Dosen und sind leichter assimilierbar und aktiver als chemisch synthetisierte von gleicher Konstitution, weil sie unter natürlichen Bedingungen in lebendem Milieu aufgebaut werden. So ist zum Beispiel das synthetische Vitamin C (das sogenannte Antiskorbut-Vitamin) auch in hohen Dosen nicht imstande, Skorbut zu heilen, während die Heilung mit dem in Zitronen oder Kohl enthaltenen natürlichen Vitamin C leicht gelingt. Die Pharmaindustrie ist sich dessen wohl bewußt, denn sie stellt Vitamin-C-Tabletten in der Dosis von 1 000 mg her, die ein- bis zweimal pro Tag genommen werden müssen. Vergleichsweise beträgt der Tagesbedarf des Erwachsenen an Vitamin C ca. 75 mg, und diese Menge ist in einer einzigen Orange enthalten!

Ganz allgemein kann der Mensch als ein Teil der Natur Produkte, die aus der Natur stammen, leichter verwerten als künstlich erzeugte. Prof. Lucienne Béranger-Beauquesne spricht diese Überzeugung aus, wenn sie sagt: »Alle Biosynthesen des Pflanzen- und Tierreiches laufen unter Mitwirkung derselben Enzyme ab und haben gleiche oder ähnliche Rezeptoren, während synthetisch erzeugte Substanzen im allgemeinen dem menschlichen Organismus fremd sind.«

Viele Forschungsarbeiten sind den mannigfaltigen Wirkungen der ätherischen Öle im allgemeinen und den einzelnen Essenzen im besonderen gewidmet (siehe Kapitel IV, VII und Bibliografie). Die Wirkung der ätherischen Öle geht über die bloße Symptombekämpfung einer Krankheit hinaus. Es werden Abwehrkräfte stimuliert, der ganze Organismus wird gestärkt. Bei richtiger Anwendung sind ätherische Öle in der Lage, das »Terrain« günstig zu beeinflussen, das heißt, vorübergehende oder dauernde Einwirkungen, die ein Organ oder eine Funktion schwächen und so zur Krankheit disponieren, unschädlich zu machen. Es lohnt sich, Pflanzen und ihre ätherischen Öle kennenzulernen, um mit Bedacht aus der großen Apotheke der Natur wählen zu können. Alle Kenner der Pflanzenheilkunde und der Aromatherapie sind sich darin einig, daß trotz der komplexen Zusammensetzung die ganze Pflanze oder das ganze ätherische Öl den isolierten Einzelbestandteilen vorzuziehen ist, weil ihre Wirkung besser und ausgeglichener ist. Dr. P. Belaiche bestätigt in seinem wichtigen Werk zur Phytotherapie und Aromatherapie: »Die Pflanze als Ganzes bietet sehr viele verschiedene Möglichkeiten der Einwirkung. Dies erklärt die vollständigere, umfassendere Wirkung auf das Terrain des Kranken.«

Wenn die Qualität der Pflanzen beziehungsweise der ätherischen Öle einwandfrei, die Indikation genau gestellt ist und korrekte Dosen angewendet werden, sind keine unerwünschten Nebenwirkungen zu erwarten.

Bei der Aromatherapie stehen die Essenzen oder ätherischen Öle im Mittelpunkt der Therapie. Diese Art der Heilkunde stützt sich auf jahrtausendealte Erfahrung und auf viele moderne Forschungsarbeiten, die im Laufe der letzten Jahrzehnte an verschiedenen Stellen in Gang kamen. Sie hat gute Aussichten, eine Therapieform der Zukunft zu werden, eine Alternative zur Chemotherapie und eine Hoffnung für die vielen Kranken, die die klassische Medizin nicht heilen kann.

> *»Jeder Kranke trägt seinen eigenen Arzt in seinem Inneren. Wir können das Beste tun, indem wir diesem inneren Arzt die Möglichkeit zum Handeln geben.«*
>
> (Dr. Albert Schweitzer)

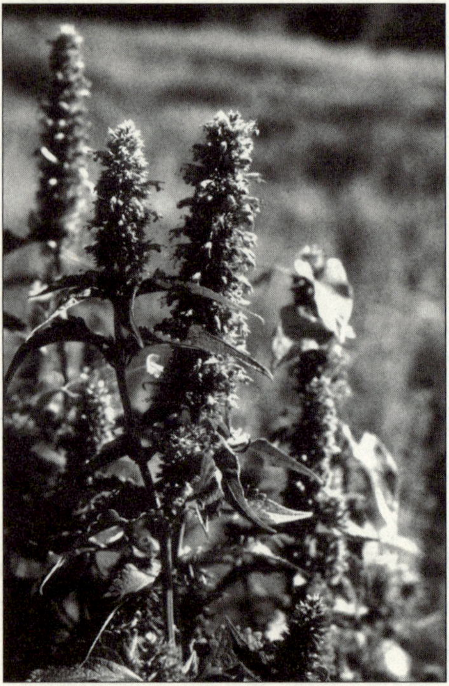

Agastache

Kapitel II

Die Selbstverantwortung für die eigene Gesundheit

Medizin: Weisheit oder Technik?

Die Medizin früherer Zeiten gründete auf Weisheit, Wissen und Erfahrung. Heute ist sie vor allem eine Summe von hochspezialisierten Techniken. Anscheinend hat die Menschheit die Grundlage für das Verständnis von Krankheit – nämlich den Prozeß der Gesundheit, der Grundlage unseres Lebens – vergessen. Wir müßten zuerst wissen, was unser Wohlbefinden und unsere Harmonie fördert oder stört. Um Heilung oder Besserung eines gestörten Gleichgewichtes zu erlangen, kann man unter vier Möglichkeiten wählen:

- der spezialisierten allopathischen Medizin;
- der »Terrain-Medizin«: das heißt einigen umfassenderen Richtungen der offiziellen Medizin, wie Homöopathie, Phytotherapie, Aromatherapie, Oligotherapie, orientalische Medizin und so weiter;
- der psychosomatischen oder holistischen Medizin; sie versucht, den Menschen als Ganzes zu verstehen;
- der Kunst, in Harmonie mit den Lebensgesetzen zu leben.

Auf den ersten Blick scheinen diese vier verschiedenen Wege in einander entgegengesetzte Richtungen zu verlaufen. In der Praxis der Therapie wird aber öfters von mehreren Möglichkeiten zugleich

Gebrauch gemacht. Da gibt es einerseits die starke, oft vollständige Abhängigkeit von der modernen, extrem spezialisierten Medizin. Krankheiten, Fälle, Symptome werden mit großem Aufwand an Technik und Labor studiert: die Analyse von Lebensprozessen.

Auf der anderen Seite steht die Autonomie einer Lebenshaltung, die versucht, nach vernünftigen Regeln selbst- und umweltbewußt zu leben und dadurch fähig zu werden, ohne äußerliche Hilfe, nur durch Befolgung bestimmter Lebens- und Ernährungsregeln, ein momentan gestörtes Gleichgewicht wiederherzustellen.

Natürlich liegt ein weiter Abstand zwischen Tablettenkonsum und Lebenskunst. Aber nichts hindert uns, uns in Richtung Lebenskunst auf den Weg zu machen, zum Beispiel indem wir Medikamente meiden, die mehr schaden als nützen, und solche bevorzugen, die unsere eigenen Abwehrkräfte anregen.

Das Wissen um die Lebenshygiene

Wenn wir uns für eine Therapie mit Pflanzen entscheiden, wählen wir Natur – Natur, zu der wir gehören. Wir beschreiten damit einen Lebensweg, der medizinische Krücken, zumindest solche chemischer Art, zu vermeiden sucht. Wer also seine Gesundheit selbst in die Hand nehmen möchte, muß sich in erster Linie (und zugleich mit einer eventuellen Therapie) mehr als bisher mit Lebenshygiene befassen. Diese Art der Prävention ist hervorgehoben, weil uns ihre scheinbar einfachen und alltäglichen Anforderungen leicht lästig fallen und wir ihrer überdrüssig werden. Und doch sind gerade sie für unseren Zustand, ob krank oder gesund, für unser »Terrain« entscheidend.

1. Die Atmung

Besser und tiefer atmen, indem wir uns bewußt machen, wie unsere Lungen den Sauerstoff aufnehmen, der das Blut und alle Zellen mit Leben erfüllt. Beim Atmen dringt die Luft in unsere Lungen ein und wird von dort aus unter Mitwirkung von 100 m^2 Lungenschleimhaut im Körper verteilt. Fünf Liter Blut werden in ungefähr einer Minute regeneriert. Diese Tatsachen machen die zentrale Bedeutung der Atmung und der Luftqualität als Grundlage der menschlichen Gesundheit deutlich.

Sauerstoff und die übrigen Elemente der Luft sind die Hälfte der Nahrung unseres Körpers. Es tut gut, zum Beispiel die Hatha-Yoga-Atmung täglich ein- bis zweimal in entspannter Haltung zehn Minuten lang zu üben: so tief wie möglich zuerst durch den Bauch, dann durch die Lungen einatmen. Dann mit angehobenen Schultern die Luft einen Moment lang anhalten, und langsam, zuerst durch die Lungen, dann durch den Bauch ausatmen. »Beim Atmen nehmen Sie Ihre beste Mahlzeit zu sich«, sagt O. M. Aivanhov. Im Orient gibt es sogenannte »Atemschulen«, wo die meisten Krankheiten durch Therapien, die hauptsächlich auf Atmung basieren, mit Erfolg behandelt werden.

2. Die Nahrung

Ernähren wir uns besser, das heißt, lernen wir, darauf zu achten, was unser Organismus braucht, und was ihm schädlich ist. Entdekken wir die Grundlagen der Ernährung: Essen wir mehr Früchte, Rohkost und Vollgetreide, weniger Fleisch, Fett (besonders hoch erhitztes ist zu meiden) und Zucker. Machen wir uns klar, daß Früchte und rohes Gemüse im Darm verdaut werden und deswegen am Beginn der Mahlzeit stehen sollten, während Eiweiß, Milchprodukte und Öle im Magen, stärkehaltige Nahrungsmittel wie Brot und Getreideprodukte zum Teil schon im Mund durch Einwirkung von Speichel und Kauen verdaut werden. Süßigkeiten am Ende einer Mahlzeit verlangsamen die Verdauung und verursachen Gärungen und Blähungen. Bitte bedenken Sie: unser Körper besteht zu 1/4 aus sauren und zu 3/4 aus basischen Elementen. Das Verhältnis der sauren und basischen Elemente in unserer Nahrung ist dagegen meistens gerade umgekehrt, denn sie besteht üblicherweise zu:

- ca. 3/4 aus säurebildenden Nahrungsmitteln wie Fleisch, erhitzten Fetten, erhitzten Milchprodukten und Käse, ergänzt durch chemisch behandelte, industriell erzeugte Produkte wie Weißmehl, Dosenkonserven und so weiter. Zu den Säurebildnern zählen auch alle Süßigkeiten, alle sauren Früchte, mit Ausnahme von Zitronen, die im Magen eine alkalisierende Wirkung haben.
- ca. 1/4 aus basenbildenden Nahrungsmitteln wie frischem Gemüse, Rohkost, rohen Milchprodukten, gewissen Früchten. Zu den Basenbildnern gehören auch die Vollwertgetreide (eventuell angekeimt zu genießen) sowie einige Ölsamen wie Sesam, Haselnüsse und Mandeln.

Bei den Eßgewohnheiten unserer westlichen »Zivilisation« versucht unser Körper dauernd mit großem Aufwand, das so wichtige Säuren-Basen-Gleichgewicht aufrechtzuerhalten. Es ist kein Wunder, daß bei der dauernden Mißachtung wichtiger biologischer Gesetze bei der Mehrheit der Bevölkerung mit der Zeit eine Übersäuerung der Gewebe auftritt; sie legt den Grundstein für viele sogenannte Zivilisationskrankheiten (Verdauungsstörungen, Kreislauf- und nervöse Störungen) und degenerative Erkrankungen (Rheuma, Arthrosen, Störungen des Immunsystems, Krebs).

Schließlich sollte Wert darauf gelegt werden, die Mahlzeiten in Ruhe und in gelöster Atmosphäre einzunehmen oder zumindest zu innerer Ruhe zu kommen.

3. Bewegung

Mehr Bewegung tut uns not, nicht bloße Betriebsamkeit, sondern die unserem Körper gemäße rhythmische Bewegung, die Übereinstimmung zwischen Muskeltätigkeit, Atmung und Herzschlag. Diese harmonische Bewegung entsteht zum Beispiel beim Laufen, Wandern, Schwimmen, Skifahren, bei Yoga-Übungen. Solche Art von Bewegung wirkt belebend, die Atmung wird tiefer, der Geist geläutert. Entspannung und guter Schlaf sind die Folgen.

4. Das Denken

Entdecken wir die Grundlagen unseres Lebens wieder, und überlassen wir uns mit Vertrauen unserem eigenen inneren Sein und Wesen und dem, was uns mit allen Geschöpfen, den Kräften der Natur und des Kosmos verbindet. Derart grundlegende Erfahrungen verhelfen uns zu positiven Gedanken und sind eine ungeahnte Kraftquelle.

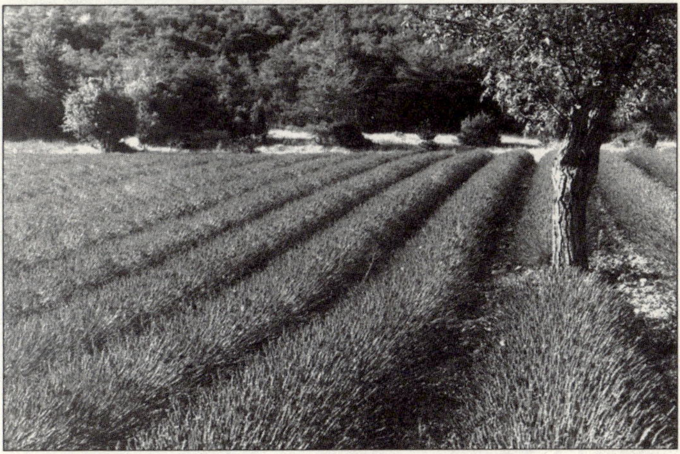

Der Lavendel mit seinen blauen Blüten und seinem zugleich leichten, belebenden wie durchdringenden Duft ist eine wichtige Heilpflanze. Er wirkt bei Krankheiten, die durch einen in Unordnung geratenen Stoffwechsel verursacht sind, er regt Atmung, Kreislauf und Verdauung an und beruhigt Herz und Nerven. Lavendelbäder heilen bei Ischias, Gicht, Rheuma und gewissen Lähmungen. Lavendel heilt Wunden (auch Brandwunden), Insektenstiche und so weiter.

Die Natur als Arzt

Die Verfechter aller Richtungen der Heilkunst müssen zugeben, daß es die Natur ist, die Heilung bringt, und daß jede Therapie und jedes Medikament die Natur nur unterstützen kann.

Die Fähigkeit, gesund zu werden, ist in uns, nicht außerhalb von uns. Dies ist auch der Sinn des bekannten Ausspruchs von Pasteur: »Die Mikrobe ist nichts, das Terrain ist alles«. So gesehen, ist jede Heilung Selbstheilung, der Organismus stellt das gestörte Gleichgewicht wieder her. In größerem Zusammenhang: Die Einheit von Körper, Seele und Geist findet ihre innere Harmonie wieder.

Es kann gefährlich sein, nur Symptome zu beseitigen (sie sind Ausdruck des Verteidigungswillens unseres Organismus), ohne den eigentlichen Ursachen einer Krankheit nachzugehen. Jede Krankheit ist ein Alarmsignal, das bedeutet, daß der Mensch sich gegen grundlegende Naturgesetze vergeht. Nicht das Signal muß ausgeschaltet werden, sondern seine Ursache, der Fehler. Die wahre Heilung erfolgt nur in Beobachtung der biologischen Gesetze. Daraus folgt: Um unserem Organismus die Selbstheilung zu ermöglichen, müssen wir unseren Lebensstil ändern und als Hilfsmittel natürliche, atoxische Heilmittel und Therapien einsetzen.

Kapitel III

Besondere Eigenschaften und Vorzüge der ätherischen Öle

Definition

Ätherische Öle oder aromatische Essenzen sind die von Pflanzen gebildeten, flüchtigen, wohlriechenden Substanzen von öliger Konsistenz. Sie sind mehr oder weniger flüssig, gelegentlich harzartig, oft gefärbt von blaßgelb über smaragdgrün und blau bis zum dunklen Rotbraun. Abgesehen von ganz wenigen Ausnahmen sind sie leichter als Wasser und besitzen eine Dichte von 0,75 bis 0,98 g/cm^3. Von den festen und flüssigen Fettstoffen unterscheiden sie sich durch ihre Flüchtigkeit, die mit steigender Temperatur zunimmt: Ein von einem ätherischen Öl auf Papier verursachter Fleck verschwindet innerhalb kurzer Zeit. Die ätherischen Öle gehen demnach rasch vom flüssigen in den gasförmigen Zustand über, sie sind leicht entflammbar und brennen mit leuchtender Flamme. Sie besitzen eine Diathermie genannte physikalische Eigenschaft, das heißt, im gasförmigen Zustand vermehren die ätherischen Öle ihr energetisches Potential, indem sie das Licht durchlassen, aber dessen kalorische Energie absorbieren.

Zwar enthält die Mehrzahl der Pflanzen ätherische Öle, aber oft in so geringer Konzentration, daß sich die Extraktion nicht lohnt beziehungsweise der Preis des ätherischen Öles extrem hoch wird. Nur die sogenannten aromatischen Pflanzen produzieren ätherisches Öl in ausreichender Menge. Diese Pflanzenarten finden sich vornehmlich in den Familien Labiatae (Lavendel, Thymian, Bohnenkraut, Salbei, Minze), Umbelliferae (Kümmel, Anis, Fenchel),

Myrtaceae (Eukalyptus, Kajeput, Niaouli), Coniferae (Pinie, Zeder, Zypresse, Wacholder), Rutaceae (Orange, Zitrone, Bergamotte) und Lauraceae (Zimt, Borneokampfer, Sassafras). Die ätherischen Öle sind hauptsächlich in Blüten und Blättern enthalten. Sie finden sich aber auch in Hölzern, Früchten und ihren Schalen, Samen und Wurzeln. Die Sekretzellen der aromatischen Pflanzen bilden die ätherischen Öle mit Hilfe der Sonnenenergie. Die Pflanze speichert es in drüsenartigen Sekretbehältern, die zum Beispiel beim Zerreiben eines Blattes zerstört werden und so ihr Aroma freigeben. Auf diese einfache Art unterscheidet man zwischen aromatischen und nicht-aromatischen Pflanzen.

Die ätherischen Öle sind in Alkohol, Äther und Ölen löslich, in Wasser jedoch praktisch unlöslich und nur mit Hilfe von Emulgatoren dispergierbar.

Extraktion

Die meisten ätherischen Öle werden durch Destillation der Pflanzen mit Wasserdampf gewonnen. Das übliche Verfahren ist eigentlich eher eine »Dampfpassage« als eine Destillation. Dabei sind folgende Punkte zu beachten:

a. die optimale Erntezeit für die Pflanze,
b. die Behandlung der Pflanze vor der Destillation,
c. die Destillationsdauer, die die beste Ausbeute ergibt,
d. das Verhältnis Druck/Temperatur im Destillierkessel,
e. spezielles »Know-how«, bei gewissen Pflanzen ist es zum Beispiel vorteilhaft, mehrmals mit bestimmten Pausen zu destillieren.

Manche ätherische Öle gewinnt man auch durch einfaches Auspressen, zum Beispiel bei Gewürznelken und aus den Schalen der Zitrusfrüchte. Das ätherische Öl der Zitrusfrüchte wurde früher

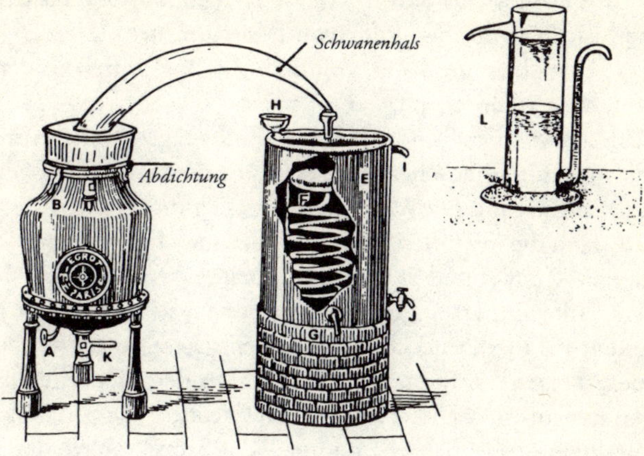

Dampfdestillierkessel System Egrot

A. Dampfeinlaß • B. Destillierkessel aus verzinktem Kupfer zur Aufnahme der Pflanzen. • C. Deckel aus verzinktem Kupfer. • D. Schwanenhals. • E. Kühlermantel aus Blech. • F. Kühlschlange aus verzinktem Kupfer. • G. Auslaß für essenzhaltiges Wasser. • H. Einfülltrichter. • I. Überlauf. • J. und K. Entleerungshähne. • L. Florentiner Flasche zur Trennung von Essenz und Wasser.

(und heute noch in Sizilien) mit einer speziellen Technik gewonnen: man schabte die Fruchtschalen und fing das ätherische Öl mit einem Schwamm auf.

Bei einigen Bäumen wie Commiphora (Myrrhe), Guyana-Lorbeer oder Borneokampfer setzt man Schnitte in den Stamm, um die harzartige Essenz zu gewinnen.

Schließlich gibt es verschiedene ätherische Öle, die man mit Hilfe von Hitze aus dem rohen Harz gewinnt, zum Beispiel Terpentin aus Kiefernharz. Es gibt noch andere Extraktionsverfahren, die in gewissen Fällen die Gewinnung der ätherischen Öle erleichtern oder die Ausbeute verbessern, allerdings oft auf Kosten der Reinheit. Dazu taucht man die Pflanzen in chemische Lösungsmittel, um die flüchtigen Substanzen zu erhalten. Die so gewonnenen ätherischen Öle sind mit dem Lösungsmittel innig gemischt, sie müssen nachträglich durch fraktionierte Destillation oder andere Techniken wieder davon getrennt werden, was aber nie befriedigend ist: Es verbleiben Reste von Lösungsmitteln (Hexan, Aceton, Methanol, Isopropanol, chlorierte Lösungsmittel) in den so gewonnenen ätherischen Ölen.

Ähnlich ist auch die Methode der »Enfleurage«. Dabei wird ein Fettkörper mit ätherischem Öl gesättigt und nachher das ätherische Öl abgetrennt. Die Methode eignet sich für kosmetische Produkte, denn die mit ätherischem Öl beladenen Fette lassen sich zu Balsamen, Cremes und so weiter verarbeiten.

Mit Hilfe von Lösungsmitteln gewonnene ätherische Öle sollten nicht für therapeutische oder hygienische Zwecke verwendet werden. Fragen Sie Ihren Lieferanten nach den Herstellungsverfahren der entsprechenden ätherischen Öle, besonders bei solchen mit geringer Ausbeute (siehe Kapitel VII – Zum Problem der Ausbeute bei Pflanzen mit wenig ätherischem Öl).

Konzentration

In den ätherischen Ölen sind die Kräfte der aromatischen Pflanzen in hochkonzentrierter Form gespeichert. So können zum Beispiel aus 100 kg Frischpflanzen folgende Mengen an ätherischen Ölen destilliert werden:

Rosen, Veilchen	3 - 8 g
Melissa officinalis	15 - 20 g
Bergamotte, Geranium, Rosenholz, Thymus vulgaris	100 - 300 g
Wermut, Majoran, Ysop, Muskatnuß Myrte, Petersilie, Salvia officinalis	300 - 400 g
Wacholderbeeren, Lorbeer, Patchouli, Lavandula officinalis, Sassafrasholz	1 000 - 1 200 g
Zypresse, Eukalyptus	2 000 - 3 000 g

Die hohen Konzentrationen ziehen folgendes nach sich:

- Ätherische Öle sind kostbar und sollen mit Sorgfalt ausgewählt, behandelt und aufbewahrt werden.
- Ätherische Öle mit geringer Ausbeute sind sehr teuer. Qualitativ hochstehende, reine, unverfälschte ätherische Öle können nicht billig sein, noch weniger, wenn sie aus biologischem Anbau oder von Wildpflanzen stammen. Geringer Preis deutet in diesem Fall auf Verschnitt. Es ist verwerflich, ätherische Öle zu verschneiden, aber leider nur allzu gebräuchlich. Die Mischung kann, je nach dem zugesetzten Produkt oder dem Verwendungszweck, nur störend, aber auch schädlich und gefährlich sein. Es ist deshalb sehr wichtig, daß sich der Verbraucher über die Qualität der gekauften ätherischen Öle informiert.
- Wegen der hohen Konzentration müssen ätherische Öle vor dem Gebrauch in jedem Fall verdünnt werden (siehe „Die Anwendung der ätherischen Öle", Seite 87 ff). Die hohe Konzentration bietet für die Praxis auch einige Vorteile. Ätherische Öle brauchen wenig Platz, können ohne großen Aufwand transportiert werden und lassen sich einfach handhaben. Sie können auf mannigfaltige Art miteinander kombiniert werden und lassen sich zu Präparaten mit den verschiedensten Verwendungszwecken verarbeiten. Sie verderben nicht und können drei bis fünf Jahre lang aufbewahrt werden, vorausgesetzt, daß sie rein, natürlich und gut gefiltert sind und in Glasfläschchen vor Licht und Wärme geschützt aufbewahrt werden.

In Kapitel VI werden wir noch ausführlich auf die Konsequenzen der hohen Konzentration für die Therapie eingehen.

Chemotypen

Um Verwechselungen zu vermeiden, wird der Name des ätherischen Öles vom botanischen Namen der Stammpflanze abgeleitet. Sowohl die zunehmend verfeinerte Art der Anwendung in der Therapie als auch eine vertiefte Pflanzenkenntnis lassen erkennen, daß von gewissen Planzen derselben Art Varietäten mit abweichenden Zusammensetzungen des ätherischen Öls existieren. Man spricht hier von chemischen Rassen oder Chemotypen. Ein typisches Beispiel ist Thymian (Thymus vulgaris). Von ihm sind in neueren Forschungen sieben Haupt-Chemotypen festgestellt worden; die Hauptbestandteile ihrer ätherischen Öle liegen in wechselnden Mengen (zwischen 30 % und 90 %) vor.

Beim Thymian nun gibt es Chemotypen, in deren ätherischem Öl je eine der folgenden Substanzen vorherrscht: Cineol, Geraniol, Linalool, Terpineol, Thujanol, Thymol oder Carvacrol. Thymol- oder carvacrol-dominante Rassen sind die Thymol-Thymiane oder starken Thymiane (die Destillatoren nennen die thymol-dominante Art »thym rouge« und die carvacrol-dominante »thym noir«). Sie wachsen hauptsächlich an den Südhängen der Kalkhügel nahe dem Mittelmeer. Ihre Blätter sind gräulich, Geruch und Geschmack ziemlich scharf und stechend. Diese Thymol-Thymiane sind sehr wirksam bei akuten Infektionskrankheiten. Sie haben aber zwei Nachteile:

1. Sie wirken leicht ätzend auf der Haut und sind bei hoher Dosierung und längerem Gebrauch leicht hepatotoxisch (leberschädigend). Reine Thymol-Thymiane sollen deshalb nicht direkt auf die Haut gebracht werden. Auch bei den anderen phenolhaltigen ätherischen Ölen, wie denen aus Bohnenkraut, Origano, Gewürznelke, Zimt, Muskat und Rosmarin, ist diesbezüglich Vorsicht am Platz.

2. Thymol-Thymiane sollen innerlich nur über kurze Zeit oder in schwachen Dosen verwendet werden, oder man sollte auf die milden Thymianarten ausweichen.

Die fünf zuerst erwähnten Thymianarten nennt man »milde Thymiane« (oder »thyms jaunes«). Geraniol-dominanter Thymian (Zitronen-Thymian) wirkt fast gleich stark antibakteriell wie Thymol-Thymian. Linalool-Thymian (zum Beispiel eine Rasse namens »pégase«) hat einen milden, nuancenreichen Geschmack und Geruch. Die spanischen Thymianarten mit vorherrschendem Cineol oder Eucalyptol schließlich sind ganz atoxisch.

Auch bei anderen Pflanzen gibt es verschiedene Chemotypen, zum Beispiel bei Rosmarin, Origano und Eukalyptus. Für den Nicht-Spezialisten genügt es, bei der Anwendung zwischen ätherischen Ölen mit hohem und niedrigem Phenolgehalt zu unterscheiden beziehungsweise die Anweisungen des Aromatherapeuten zu befolgen. In den meisten Fällen genügt der botanische Name der Pflanze zur hinreichenden Kennzeichnung und richtigen Anwendung des ätherischen Öles. Bei gewissen Pflanzen und ätherischen Ölen, von denen es mehrere Varietäten oder Chemotypen gibt, stellt man fest, daß die therapeutischen Indikationen sich mehr oder weniger gleich bleiben. Zum Beispiel sind die desinfizierenden Eigenschaften, die lindernde und expektorierende Wirkung auf die Atemwege und die wundheilende Wirkung bei allen Eukalyptusarten dieselben.

Qualitätsmerkmale für den Verbraucher

Die Bezeichnung »rein und natürlich« ist die Garantie dafür, daß das betreffende ätherische Öl nur von der auf dem Etikett genannten Pflanze stammt und daß es nicht mit anderen Substanzen gemischt oder verschnitten wurde. Diese Qualität ist die Minimalanforderung, denn es gibt zahlreiche Verfälschungen, vom »Strecken« des ätherischen Öls bis zum 100%ig synthetischen Produkt.

Die Bezeichnung »biologisch« garantiert darüber hinaus, daß das Öl frei von Pestiziden und unerwünschten Mineralien ist. Abgesehen davon sind Qualität und Strahlungskraft bei ätherischen Ölen von Pflanzen aus biologischem Anbau oder von Wildpflanzen besser, ihre Verwendung wird zum Gebrauch in der Aromatherapie wärmstens empfohlen. Der höhere Preis ist durch größeren Aufwand an manueller Tätigkeit bedingt.

Die Bezeichnung »total« gibt an, daß bei der Destillation Wert auf Gewinnung der unveränderten, ganzen Essenz mit all ihren

Bestandteilen gelegt wurde, wobei manchmal mehrere Stunden lang destilliert werden muß.

Die Bezeichnungen »für Lebensmittelzwecke« und »für pharmazeutische Zwecke« sind eigentlich überflüssig: sie fügen den obengenannten Qualitätsbezeichnungen nichts hinzu.

Zusammenfassend läßt sich sagen, daß sich der Verbraucher folgende Garantien geben lassen sollte:

- Zertifikat bezüglich Stammpflanze (botanischer Name), eventuell Chemotyp.
- Garantie für die Gewinnung mittels Wasserdampfdestillation bei niedrigem Druck.
- Aussagen über die Kultivierungsmethode, zum Beispiel »biologisch« oder »von Wildpflanzen«.

Qualitätskontrolle beim Hersteller, im Labor, in der Apotheke

1. Prüfung über die Sinne

– Die *Farbe* verändert sich je nach Alterungs- und Oxydationsgrad oft in Richtung bräunlich.

– Der *Geruch* ist spezifisch für jedes ätherische Öl (und sogar für jede Provenienz, dies ist allerdings nur mit gut entwickeltem Geruchssinn feststellbar).

– Der *Geschmack* ist ebenfalls für jedes ätherische Öl spezifisch und ein guter Indikator. Verfälschte ätherische Öle oder solche von minderer Qualität haben oft einen unangenehmen Geschmack, der sich mit dem Altern noch verstärkt.

2. Physikalische Prüfungen

– Durch den *Löslichkeitstest* in Äthylalkohol lassen sich gewisse häufige Verfälschungen nachweisen, zum Beispiel Verschnitt mit Terpentin, Terpenen, Pflanzenölen oder Petroleum.

- Die Bestimmung der ***optischen Drehung*** (Polarisation) gibt Aufschluß über die Reinheit eines ätherischen Öles.
- Die ***Dichte*** muß auf 3 Stellen nach dem Komma genau bestimmt werden.
- Der ***Refraktionsindex*** muß bei 20 °C auf 3 Stellen nach dem Komma genau bestimmt werden.

3. Chemische Analysen

- Bestimmung von ***Säurezahl, Esterzahl und Hydroxylzahl.***
- Bestimmung des Gehaltes an ***Phenolen, Terpenen, Ketonen, Cineol*** geben Aufschluß über die Zusammensetzung des ätherischen Öls.

4. Apparative Laboranalysen

- ***Spektrometrie*** und ***Spektrographie*** erlauben die genaue Bestimmung der Zusammensetzung eines ätherischen Öls.
- Durch ***Dünnschichtchromatographie*** und ***Flüssig- und Gaschromatographie*** lassen sich in geringer Menge vorhandene Bestandteile feststellen und auch die ganze Zusammensetzung erfassen. Mit Hilfe der apparativen Analysen können Fremdsubstanzen leicht festgestellt werden; sie sind aber relativ kostspielig.

5. Messungen mit dem Bio-Elektronimeter von Vincent

Sehr interessant sind die Arbeiten von Louis Claude Vincent. Mit seiner Methode kann man nicht nur ***Qualität*** und ***Charakteristika*** einer Flüssigkeit bestimmen, sie gibt auch wertvolle Aufschlüsse über das ***biologische Terrain*** eines Menschen, über sein ***Gleichgewicht***, seinen ***Intoxikationsgrad***, sein wahres physiologisches ***Alter***. Diese Messungen erlauben eine Art Bilanz über den Gesundheitszustand. L. C. Vincent präzisiert: »Mit Hilfe der Bio-Elektronik wird klar, daß jedes Lebewesen und jede Mineralstofflösung durch

3 Faktoren genau definiert wird: nämlich pH, rH_2 und spezifischer Widerstand.«

Alle drei Meßwerte leiten sich von den Eigenschaften des Wassers her, das ja am Anfang allen Lebens steht. Im Wasser gibt es dissoziierte Moleküle, einerseits OH-Ionen, welche den Wasser alkalischen Charakter geben, andererseits H-Ionen, die für den sauren Charakter verantwortlich sind.

1. Der ***pH-Wert*** (Wasserstoffionenkonzentration) mißt die Anzahl H^+-Ionen und damit den Säuregrad einer Lösung auf einer Skala von 0 bis 14. Bei einem pH von 7 ist die Lösung neutral, bei einem pH unter 7 sauer, bei einem pH über 7 alkalisch. Qualitativ hochstehende ätherische Öle haben einen pH-Wert um 5 (maximal 5,8), sind also leicht sauer.

2. Der ***rH-Wert*** (Redoxpotential) mißt das Potential der Elektronenübertragung einer Lösung auf einer Skala von 0 bis 42. Der Neutralpunkt liegt bei 28. Bei einem rH_2 unter 28 wirkt die Lösung reduzierend und ist elektronegativ, beim rH_2 über 28 ist sie oxydierend und elektropositiv. Die Mehrzahl der ätherischen Öle besitzt ein rH_2 um 15 (maximal 24). Sie wirken demnach reduzierend. Es gibt einige Ausnahmen: Oleum menthae piperitae (Pfefferminzöl) zum Beispiel wirkt oxydierend.

3. Der ***Faktor R*** (spezifischer Widerstand) mißt den Widerstand, den eine Lösung dem Durchfluß des elektrischen Stromes entgegensetzt, und wird in Ohm (Ω) gemessen. Je reiner eine Lösung ist, desto mehr Widerstand setzt sie dem elektrischen Strom entgegen. Die ätherischen Öle zeichnen sich durch hohe Widerstandswerte aus: R liegt über einigen tausend Ohm. Da die Ergebnisse verschiedener Analysen nicht übereinstimmen, verzichten wir vorläufig auf Zahlenangaben. Der spezifische Widerstand scheint aber ein wichtiger Faktor für die Beurteilung der Qualität ätherischer Öle zu sein.

Die drei Meßgrößen sind bei frisch destillierten ätherischen Ölen genügend konstant, um die Qualität zu attestieren beziehungsweise Hinweise für Veränderungen oder Verfälschungen zu geben. Zur Zeit laufen Versuche, diese Messungen soweit zu verfeinern, daß mit ihnen nachgewiesen werden kann, ob die Stammpflanze »biologisch« oder »chemisch« kultiviert wurde.

Noch ein Wort zur Bedeutung dieser Meßwerte für die Therapie mit ätherischen Ölen. Der saure pH der ätherischen Öle erklärt zum Teil ihre bakteriziden Eigenschaften, es begünstigt die Sterilisation des Milieus, während ein alkalischer pH dem Wachstum der meisten Mikroorganismen förderlich ist. Zudem ist das saure Milieu wichtig für das Zustandekommen der Vitaminwirkung. Es setzt auch den rH-Wert des Blutes herab, der normalerweise bei 22 liegen sollte. Beim Neutralpunkt $rH_2 = 28$ kann das Blut keinen Sauerstoff mehr fixieren, Thrombosen und Asthmaanfälle können die Folge sein. Das Reduktionsvermögen der ätherischen Öle erklärt teilweise auch ihre antivirale und antidegenerative Wirkung. Der außerordentlich hohe spezifische Widerstand der ätherischen Öle ist im Zusammenhang mit der Wirkung bei Infektionen und Intoxikationen interessant.

Gefährlichkeit und Toxizität der ätherischen Öle

Es soll hier nicht von den konzentrierten ätherischen Ölen die Rede sein. Sie müssen auf jeden Fall vor dem Gebrauch verdünnt und in angemessener Dosis verwendet werden.

> *»Alles ist Gift, und nichts ist ohne Gift, allein die Dosis macht, daß ein Ding kein Gift sei.«*
>
> (Paracelsus)

Die angemessene Dosis ist von der mittleren Dosis aus unter Berücksichtigung der individuellen Empfindlichkeit festzulegen. Die besten Dinge können schädlich wirken, wenn sie in zu großer Menge oder zum falschen Zeitpunkt genommen werden. Honig zum Beispiel ist ein wundervolles Nähr- und Heilmittel, wenn er in kleinen Mengen und außerhalb der Mahlzeiten genossen wird. Nimmt man ihn hingegen nach einer reichlichen Mahlzeit, so stört er die Verdauung und verursacht ganz besonders lästige Gärungen.

Die Aromatherapie ist eine natürliche Heilmethode, die bei richtiger Anwendung sehr wirkungsvoll ist und keine Gefahren birgt. Der Aromatherapeut kann die Dosierung sehr fein abstufen und sie damit leichten Fällen ebenso wie schweren und akuten Krankheiten, die ein rasches und effektives Eingreifen erfordern, optimal anpassen. Entsprechend kann die Aromatherapie aber bei unsachgemäßer Anwendung auch unerwünschte Wirkungen haben, ja sogar gefährlich sein. Dr. Valnet sagt: »Jede wirksame Therapie kann eben wegen ihrer Wirkung im gleichen Maß, wie sie wirkt, auch schaden.« Man darf sich nicht auf Verallgemeinerungen versteifen, wie: »Alles Natürliche ist gut, alles Chemische ist schlecht.« Es gibt auch giftige Pflanzen und ungiftige, nützliche synthetische Arzneimittel.

Einige ätherische Öle besitzen bei längerem Gebrauch oder bei hoher Dosierung eine gewisse Toxizität. Dies ist hauptsächlich der Fall bei ätherischen Ölen, die Ketone enthalten (Kampfer, Thujon, Carvon), wie Wermut, Ysop, Salbei, Thuja, Anis, Fenchel, Kümmel, Rosmarin und Minze. Diese können bei empfindlichen Personen nervöse Störungen, Krämpfe, bei entsprechend Veranlagten auch epileptische Anfälle auslösen.

Die von verschiedenen Ärzten erwähnten Zwischenfälle waren immer durch zu hohe Dosen beziehungsweise zu lange Behandlungsdauer (über Monate und Jahre hinweg) verursacht worden. Zudem betrafen sie meistens Personen mit Neigung zu nervösen Störungen. Auch die Qualität der ätherischen Ölen erwies sich in mehreren dieser Fälle als sehr zweifelhaft. Wenn man sich an die empfohlene Dosierung hält und die eintretende Wirkung aufmerksam beobachtet, läuft man praktisch keine Gefahr, durch ätherische Öle Schaden zu nehmen.

Die Techniken und Werkzeuge der modernen Wasserdampfdestillation

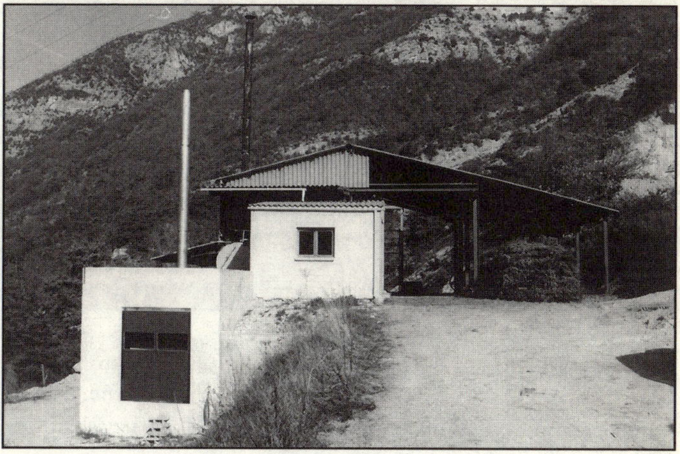

Zur Illustration dienen einige Aufnahmen der Destillerie „Sanoflore". Diese hochmoderne Destillieranlage, die vollständig aus rostfreiem Stahl besteht, wurde von Rodolphe Balz nach mehreren Jahren der Forschung in ganz Europa und der Welt entwickelt. Daraus ist ein Prototyp entstanden, der eine Synthese zwischen dem altüberlieferten und traditionellen Wissen der Destillationskunst und den wissenschaftlichen Erkenntnissen der modernen Technologien darstellt. Das Ergebnis daraus ist eine vielseitig verwendbare Destillieranlage (denn man kann darin mehr als hundert Arten von Duftpflanzen, Bäumen, Früchten usw. destillieren). Dazu wird Quellwasser aus den Bergen benutzt, das mit Niederdruck in Wasserdampf verwandelt und aus mehreren Richtungen durch die Pflanzen geleitet wird, die destilliert werden sollen.

Die drei hauptsächlichen Methoden sind daher auf derselben Apparatur durchführbar. Dies ermöglicht einerseits, die beste Me-

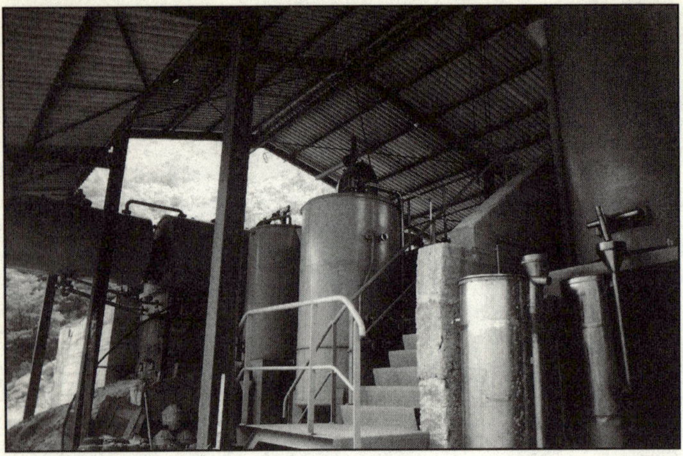

thode zu wählen, um die optimale Qualität und den größtmöglichen Ertrag eines ätherischen Öls zu erhalten, und andererseits, Vergleiche und Forschungen durchzuführen, die wissenschaftliche Gültigkeit besitzen.

a) ***Die klassische Methode:*** Der Wasserdampf dringt von unten in das Gefäß (Alambic), steigt durch die Pflanzen auf und verläßt das Gefäß oben durch das „Kopfstück“ oder den „Schwanenhals“ (Bezeichnung des Deckels wegen seiner Form, die den Dampf bei den traditionellen Destillierapparaten in die Kühlschlange lenkt).

Diese Methode ist aus der uralten Beobachtung entstanden, daß der Dampf in die Luft steigt; die Tatsache, daß dies bei Pflanzen offenkundig so nicht der Fall ist, gab den Anlaß für die Forschungen über die zweite Methode.

b) ***Die „Hydrodiffusion“*** (diese Methode wird manchmal aufgrund ihrer Patentanmeldung in der Schweiz so genannt) kehrt die Fließrichtung des Dampfes um und läßt ihn im Gefäß von oben nach unten durch die Pflanzen passieren. Bei bestimmten Pflanzen nimmt dadurch der Ertrag an ätherischem Öl zu, und dies begünstigt die Gewinnung des vollständigen ätherischen Öls, das auch seine schweren Teile enthält. Außerdem ermöglicht diese Methode einen ökonomischen Umgang mit Energie, da die Destillation mit einem noch niedrigeren Druck als die klassische Methode stattfindet.

Diese Technik beruht auf der Feststellung, daß sich der Wasserdampf im Kontakt mit der Pflanze ein wenig abkühlen wird, dikkere „Tröpfchen" bildet und sich mit den wasserlöslichen Eigenschaften der Pflanzen auflädt; er folgt damit dem Gesetz der Schwerkraft, was bei der ersten Methode durch eine Druckerhöhung ausgeglichen werden muß.

c) ***Die Kohobation***: Diese Methode ist von den Alchimisten und der spagyrischen Heilkunst nach Paracelsus angewendet worden. Sie besteht darin, das Hydrolat (aromatisches Blütenwasser), wenn es einmal von dem ätherischen Öl getrennt ist, beim Verlassen der Essenzflasche wiederzuverwenden, indem man es nochmals verdampfen läßt und ein zweites Mal oder mehrfach nach der klassischen Methode oder der Hydrodiffusion durch die Pflanzen passieren läßt.

Das Hydrolat wird sich bei jedem Durchgang mit wasserlöslichen Eigenschaften aufladen und dadurch hyperkonzentriert werden; doch bei jedem Durchgang in der Essenzflasche wird sich das „mitgerissene" ätherische Öl weiter dekantieren.

Die Kohobation ermöglicht es damit, die Gewinnung von ätherischen Ölen bei aromatischen Pflanzen zu erhöhen, die davon wenig enthalten, wie beispielsweise Spierstaude, Johanniskraut und Melisse, die bei der Destillation praktisch keinen Ertrag ergeben. Selbst mit der Methode der Kohobation sind sieben Tonnen frische blühende Pflanzen notwendig, um ein Kilogramm ätherisches Öl zu extrahieren. So kann man den kostbaren Charakter des ätherischen Öls aus dieser wichtigen Heilpflanze einschätzen, weshalb die Melisse auch den berechtigten Beinamen „Jahrhundertkraut" trägt.

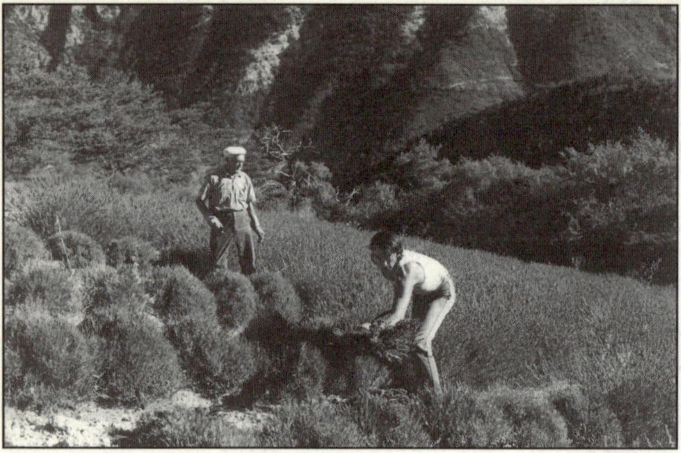

Lavendelernte auf den Feldern bei der Destillerie „Sanoflore"

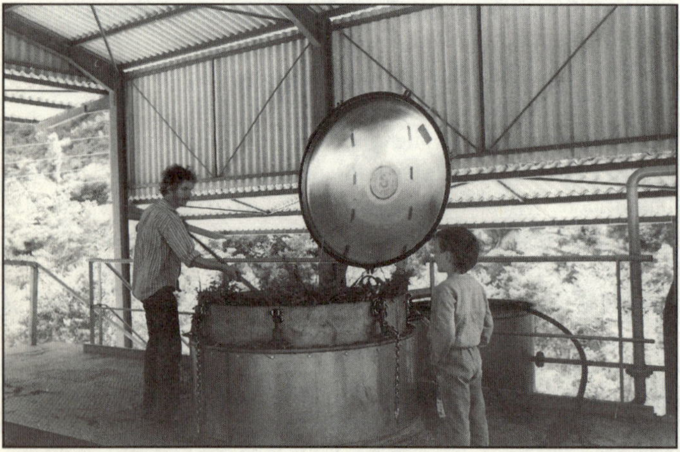

Rodolphe Balz hat gerade ein Destillationsgefäß mittleren Fassungsvermögens mit Zitronenminze aufgefüllt.

Die Erzeugung von Dampf aus Quellwasser wird, je nach Fall und den besonderen Erfordernissen für die Pflanzen, die destilliert werden sollen, in drei verschiedenen Dampfkesseln durchgeführt:

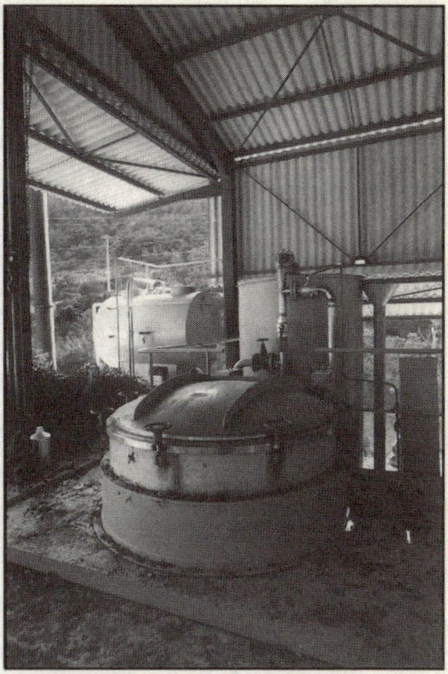

Wenn die Pflanzen einmal gut zusammengedrückt sind, wird das Gefäß (hier mit 5.000 Litern) durch acht „Sicherheitsventile" hermetisch verschlossen.

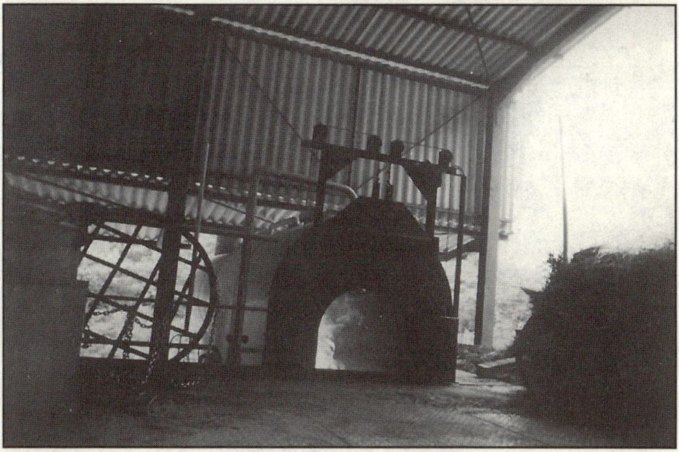

Dampfkessel auf Stroh- und Holzbasis, der es ermöglicht, einen Teil des „Strohs" (Rückstände) der destillierten Pflanzen zu verbrennen; er erfordert jedoch ein etwa zweistündiges Anheizen, bevor ausreichend Dampf erzeugt wird, um mit der Destillation beginnen zu können.

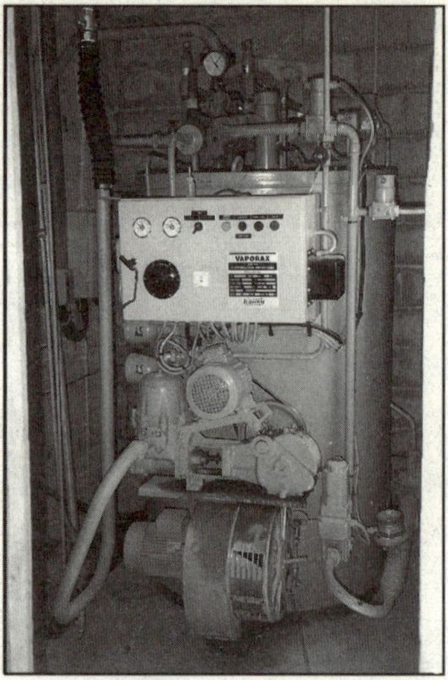

Der kleine Gasdampfkessel (Vaporax). Er arbeitet sehr geschickt und ermöglicht die sofortige Dampfgewinnung.

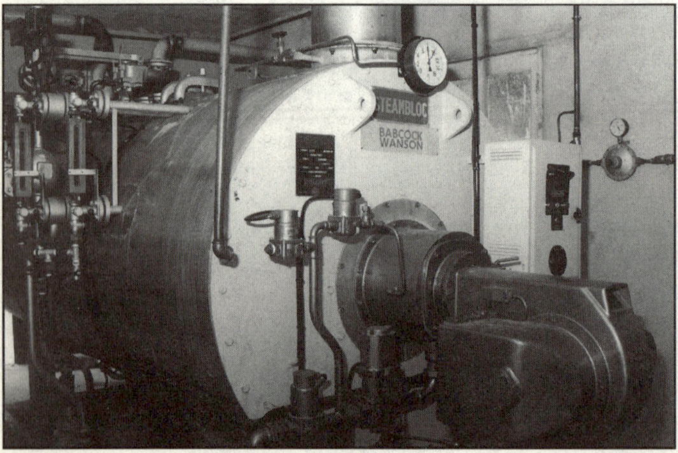

Der große Gasdampfkessel mit beträchtlichen Vorräten, der große Durchflußmengen bei Destillationen über einen längeren Zeitraum zuläßt (wie die Destillation von Petersiliensamen, die 25 Stunden braucht).

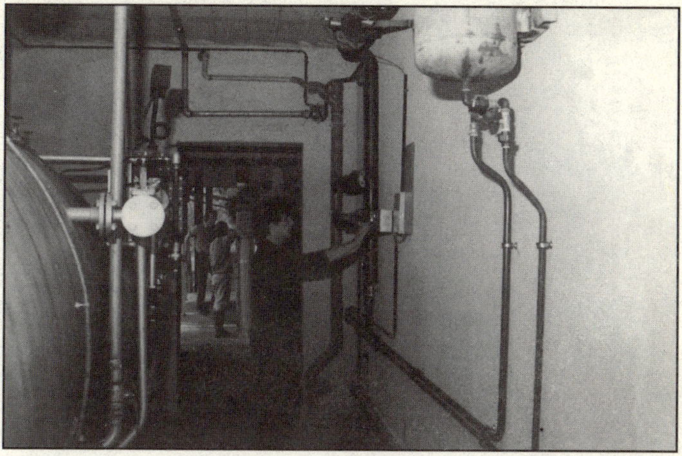

Die Dampfkessel und ihre Installationsanlagen ermöglichen vielfältige Regulierungen und Kontrollen: Druck, Durchflußmenge, Temperatur, Feuchtigkeitsgrad des Wasserdampfes usw.

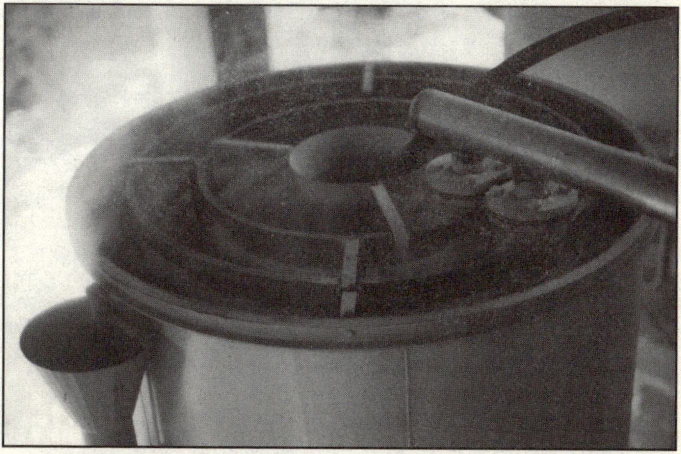

Der Dampf strömt durch die Pflanzen und zieht die ätherischen Öle heraus. Am Ausgang des Gefäßes kühlt er sich ab und kondensiert in der doppelten oder dreifachen Kühlschlange, die in den Kühlkessel hinabführt. Dieser Kühlkessel ist mit Wasser gefüllt, das ständig durch kaltes Wasser ersetzt wird.

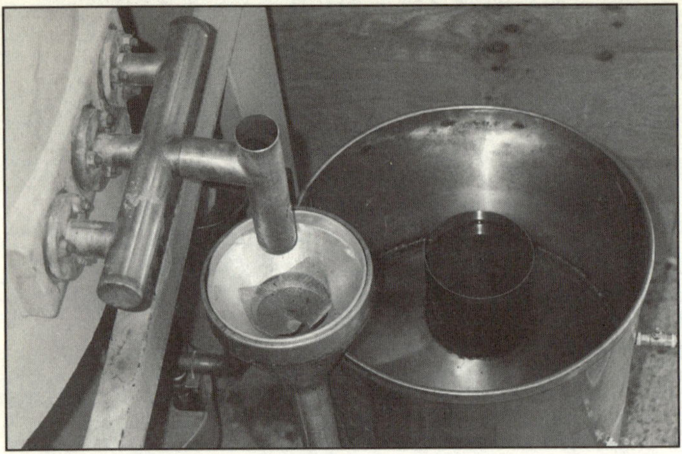

Die Essenzflasche (oder florentinische Flasche) unterhalb des Kühlkessels nimmt das Kondensat auf, das sich aus ätherischem Öl und Wasserdampf zusammensetzt, der auf seinem Weg in Blütenwasser oder aromatisches Hydrolat umgewandelt wird, indem er sich mit all dem auflädt, was in den Pflanzen wasserlöslich ist. Auf diese Art und Weise nehmen die Hydrolate einen Teil der aromatischen und medizinischen Eigenschaften der Pflanzen auf.

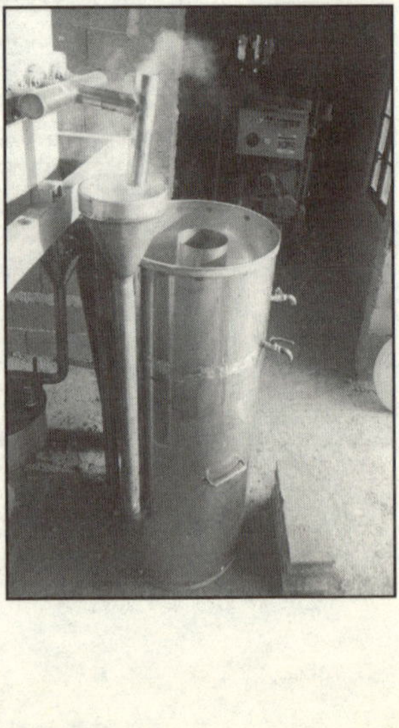

Das ätherische Öl ist der leichteste Bestandteil des Kondensats. Es schwimmt – bei der überwiegenden Mehrheit der Pflanzen – oben auf dem Hydrolat und setzt sich nach und nach ab. Es wird am oberen Rand der Essenzflasche separat gesammelt.

Einige ätherische Öle sind schwerer als Wasser – beispielsweise das ätherische Öl der Gewürznelke – und brauchen zu diesem Zweck eine besonders konstruierte Essenzflasche. Andere, wie das ätherische Öl aus Petersiliensamen, haben einen Anteil an ätherischem Öl, der schwerer als Wasser ist, und einen Anteil, der leichter als Wasser ist.

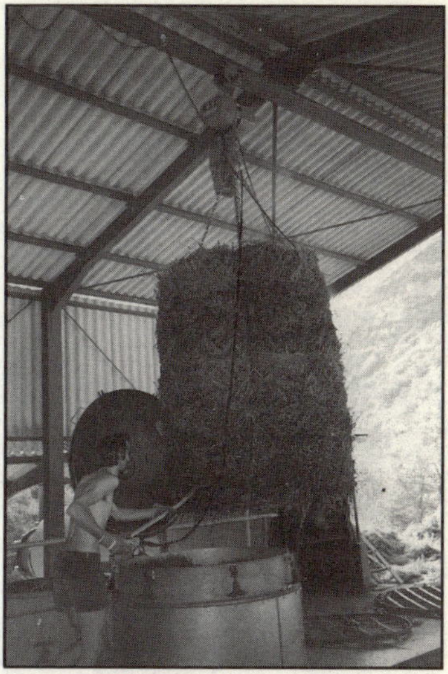

Der Korb mit der „Kerze“ der destillierten Pflanzen wird von einem Helfer aus dem Destillationsgefäß herausgeholt.

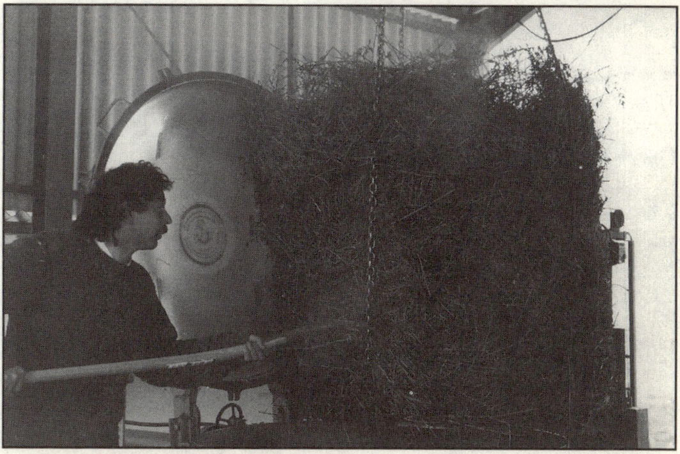

Franck, der verantwortliche Leiter der Destillerie „Sanoflore“, entscheidet, ob das „Stroh“ aus den destillierten Pflanzen auf den Kompost kommt oder als Heizmaterial für den Dampfkessel Verwendung finden wird.

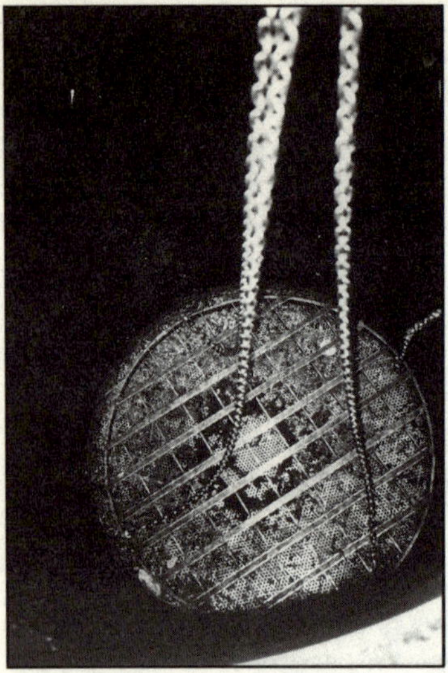

Der leere „Korb“ oder Gitterrost wird wieder an den Grund des Destillationsgefäßes herabgelassen, um den nächsten „Durchgang“ aufnehmen zu können.

Eine Versuchsdestillieranlage, nach dem Modell der großen konstruiert, jedoch im Maßstab 1 : 100 (50 Liter = 5.000 Liter), ermöglicht die Durchführung von Versuchsdestillationen nach den drei dargestellten Methoden, um neue Pflanzen zu prüfen, den Ertrag einschätzen zu können oder das optimale Stadium für den Schnitt (die Ernte) zu bestimmen, um qualitativ und quantitativ das beste ätherische Öl zu gewinnen. Eric, der verantwortliche Leiter der Versuchsfarm „Sanoflore“, reguliert gerade die letzten Einstellungen vor der Destillation.

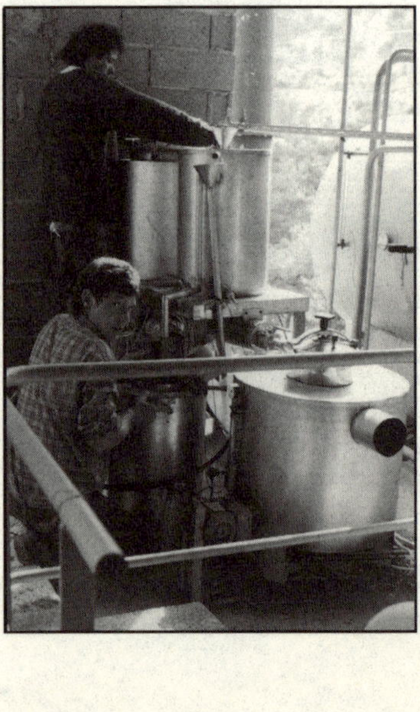

Diese Versuchsanlage wird durch mehrere medizinische Labordestillationsgeräte aus Glas vervollständigt, mit denen einige hundert Gramm an Pflanzen destilliert werden können.

Chemie der ätherischen Öle und medizinische Eigenschaften

Die moderne Aromatherapie – und besonders die Ärzte und Forscher – haben zwei sich scheinbar widersprechende Vorgehensweisen entwickelt, die sich in Wirklichkeit jedoch gegenseitig ergänzen:

Die analytische Vorgehensweise besteht darin, die Hauptwirksamkeit der ätherischen Öle auf ihren verschiedenen biochemischen Bestandteilen zu begründen und besonders darin, die Verbindung Aufbau und Wirkung durch die chemische Familie näher zu bestimmen. In der Hydroxylgruppe (Wasserstoff-Sauerstoff- oder OH-Gruppe) mit C9- und C10-Struktur beispielsweise zeigt die Analyse der Wirkungsweise der aromatischen Phenole, die sich als starke Mittel gegen Infektionen erwiesen haben, eine direkte Wirkung auf die Krankheitserreger, die von ihnen unschädlich gemacht werden, und eine indirekte Wirkung auf das „Terrain" oder Immunsystem, das sie kräftigen und anregen.

Diese Vorgehensweise hat für die Therapie, die sich auf die Chemotypen stützt und sich auf das quantitativ oder qualitativ dominierende Molekül eines bestimmten ätherischen Öls bezieht, zu interessanten und genaueren Angaben geführt.

Die analytische Vorgehensweise, die von zahlreichen Hochschullehrern und namentlich von P. Franchomme und D. Pénoël vertreten wird, kann die chemische Familie genau zerlegen und die Eigenschaften jedes Moleküls durch Reagenzglas-Test im Detail untersuchen.

Die synthetische Vorgehensweise geht von der Feststellung aus, daß die analytischen Ergebnisse aus Reagenzglastests „in vitro" sich häufig von klinischen, am lebenden Objekt beobachteten Ergebnissen

„in vivo" unterscheiden. Dieser Unterschied scheint von dem komplexen Aufbau der ätherischen Öle herzurühren, deren unterschiedliche Moleküle ausgleichende oder synergistische Wirkungsweisen entwickeln, die von dem Terrain oder Immunsystem des Kranken beeinflußt werden. Beispielsweise kann das isolierte Thymol mit Konzentrationen in einer Größenordnung von 1 : 1.000.000 eine eitrige Blasenentzündung nicht heilen, während dies dem vollständigen ätherischen Öl des (roten) Thymians gelingt. Auch das reine Eucalyptol-Molekül gelangt bei bestimmten Erkrankungen der Atemwege nicht ans Ziel, während das ätherische Öl aus dem Eucalyptus globulus zur völligen Heilung führt. Für diese Vorgehensweise sind die Ärzte Valnet, Lapraz, Duraffourd, Belaiche und andere eingetreten, die einen Teil ihrer Arbeiten auf die Ergebnisse des Aromatogramms stützen, das die Bedeutung des Terrains oder Immunsystems des Patienten im Verhältnis zu der Wahl von ätherischen Ölen hervorhebt.

Eine gute Kenntnis dieser beiden Vorgehensweisen eröffnet den „mittleren Weg", der die ganzheitliche und für den Menschen notwendige Betrachtungsweise berücksichtigt und die ätherischen Öle wie kostbare Hilfsmittel für die Gesundheit verwendet, die im Detail zu kennen nützlich ist.

Somit ist *eines* der Elemente, das die Wahl von diesem oder jenem ätherischen Öl zur Behandlung einer Erkrankung beeinflußt, mit seiner chemischen Zusammensetzung verbunden. Diese Kenntnis der ätherischen Öle nach Chemotypen kann ausschlaggebend für die Wirksamkeit einer Behandlung werden, besonders dann, wenn die genau bestimmten botanischen Arten bedeutende chemische Variabilitäten bieten: Thymus vulgaris, Rosmarinus officinalis, Melaleuca quinquenervia (Niaouli) und so weiter.

Es folgt eine Übersicht über die wichtigsten chemischen Familien, aus denen sich die ätherischen Öle zusammensetzen, mit ihren kennzeichnenden therapeutischen Eigenschaften.

Hauptbestandteile der ätherischen Öle

Biochemische Elemente und Therapeutische Eigenschaften

Die Hauptbestandteile der ätherischen Öle sind Terpen-Kohlenwasserstoffe mit der allgemeinen Formel $C_{10}H_{16}$ und ihre Derivate, die durch Oxydation entstehen. Bei stärkerer Oxydation enstehen Terpenoide.

1. Terpene, Terpenkohlenwasserstoffe oder Sesquiterpene

sind sehr verbreitet in einer großen Anzahl ätherischer Öle. Aus Kohlenstoff und Wasserstoff zusammengesetzt, sind die beiden Hauptgruppen nach der Länge der Kohlenkette: die Monoterpene C_{10}+10.

Beispiele für Terpene: Pinen, Kamphen, Phellandren, Limonen, Silvestren, Terpinen, Myrcen, Fenchen und andere.

Pflanzen mit reichem Vorkommen an diesen Bestandteilen: Eine große Anzahl von Koniferen, bestimmte Umbelliferen und Zitrusfrüchte u.a. Zypresse, Tanne, Kiefer, Eukalyptus, Koriander, Zitrone, Kreuzkümmel, Karotte, Rosmarin, Melaleuca.

Wirkungen und therapeutische Eigenschaften: Allgemeine Stärkungs- und Anregungsmittel, antiseptisch für die Luft (was in Nadelwäldern auf natürliche Weise durch die ständige Diffusion von Terpenen erreicht wird). Das Limonen vermindert die hautreizende Wirkung der Citrale (deshalb wirkt das ätherische Öl der ganzen Zitrone 4mal weniger aggressiv als das ätherische Öl der Zitrone ohne Terpengehalt. Hormonähnliche Eigenschaften: Bestimmte Koniferen und ihre Harzöle, beispielsweise die Gemeine Kiefer und die Schwarzfichte, haben eine anregende Wirkung auf die Verbindung Hypophyse-Nebennierenrinde.

Nebenwirkungen: Reizen in hoher Dosierung; revulsive Wirkung auf die Haut. Im Falle der Hautreizung Anwendung eines pflanzlichen Öls, das diese Wirkung rasch lindert. Die ätherischen Öle von Terpentin und Wacholderzweigen reizen die Nieren; innerliche Anwendung dieser ätherischen Öle nur für kurze Heilbehandlungen oder in schwacher Dosierung.

Besondere Hinweise: Die Terpene bilden das Kohlenstoffgerüst der ätherischen Öle. Diese Moleküle können gesättigt, nicht gesättigt oder mehrfach ungesättigt sein und sind mehr oder weniger komplex aufgebaut. Von Natur aus kristallisieren sie nicht, doch als Kohlenwasserstoffe polymerisieren sie durch Oxydation; deshalb ist es wichtig, die ätherischen Öle geschützt vor Luft, Licht und Wärme aufzubewahren. Die Terpene sind leicht positiv zu ionisieren. Bei der Dislozierung (räumliche Verteilung) wird die „Elektronenwolke“ vom Kohlenstoffkern angezogen, und so entsteht eine „elektrisch positive“ Peripherie.

2. Sesquiterpene C_{15}-H_{25}; Diterpene C_{20} und Triterpene

sind selten.

Beispiele für Terpene: Cadinen, Selinen, β-Caryophyllin, Humulen, Cedren, Chamazulen, Farnesen, Puberulen, Germacren, Guajen u.a.

Pflanzen mit reichem Vorkommen an diesen Bestandteilen: Galgantwurzel, Sellerie, Gewürznelke, Wacholder, Zeder, Echte Kamille, Schafgarbe, Hopfen, Origanum vulgaris.

Wirkungen und therapeutische Eigenschaften: Allgemeine Stärkungs- und Anregungsmittel, antiseptisch für die Luft. Entzündungshemmende und auf das Immunsystem einwirkende Eigenschaften der mehrfach ungesättigten Sesquiterpene, wie Chamazulen, Puberulen und Germacren. Die Terpene der Grünen Zypresse verbinden ihre entzündungshemmende Wirkung mit einer Senkung des Gehaltes an γ-Globulinen und d-α-Globulinen.

Nebenwirkungen: Reizen in hoher Dosierung.

Besondere Hinweise: Die transkutane Anwendung ist eine interessante Art der Verabreichung: 20 % ätherisches Öl wird mit pflanzlichem Öl vermischt und entlang der Wirbelsäule einmassiert.

3. Aromatische Phenole

Beispiele für Terpene: Carvacrol, Eugenol, Thymol, Guajakol.

Pflanzen mit reichem Vorkommen an diesen Bestandteilen: Ätherische Öle, die große Mengen an Phenolen enthalten: Origano, Thymian, Gewürznelke, Zimt, Guajak, Bohnenkraut usw. Ätherische Öle, die geringe Mengen an Phenolen enthalten: Rosmarin, Minzen, Anis, Fenchel, Dill, Sassafras.

Wirkungen und therapeutische Eigenschaften: Als Stärkungsmittel mit antiseptischer, antiinfektiöser, bakteriostatischer und keimtötender Wirkung sind die Phenole die „Speerspitze" der antiinfektiösen Wirksamkeit von ätherischen Ölen. Sie wirken direkt auf die Krankheitskeime (Bakterien, Viren, Pilzerreger), die sie unschädlich machen. Sie regen das Immunsystem an (starke Vermehrung an α-Globulinen). Die Phenole regen durch ihre stimulierende Wirkung eine allgemeine Aktivität vom Typus „Hyper" an (hyperthermisch, Hypertonie); allgemein anregend für Nervensystem, Kreislauf, Leber und Verdauung und so weiter.

Nebenwirkungen: Ätzend für die Haut, in hoher Dosierung toxisch für die Leber. Ihre Wirkungsweise mit breitem Spektrum und großer Effizienz erfordert die genaue Beachtung der Dosierung und gewisse Vorsichtsmaßnahmen bei der Anwendung.

Besondere Hinweise: Bei innerlicher Anwendung: richtig verdünnen für kurzen Gebrauch (ein bis drei Wochen) oder in schwacher Dosierung für längere Heilbehandlung. Bei äußerlicher Anwendung: Verdünnung mit etwa 5 % in einem pflanzlichem Öl, die Schleimhäute und den Augenbereich meiden.

4. Aromatische Alkohole

Beispiele für Terpene: Terpineol, Citronellol, Thujanol, Cedrol u.a. Man kann unterscheiden: Monoterpen-Alkohole: Borneol, Menthol, Linalool, Geraniol, Nerol usw. Diterpen-Alkohole: Salviol, Sclareol usw. Sesquiterpen-Alkohole: Carotol, Santalol, Viridiflorol usw.

Pflanzen mit reichem Vorkommen an diesen Bestandteilen: Zitronellgras, Zitrone, Marjoran, Thymian, Lavendel, Orange, Rosmarin, Ravensara u.a. Minze, Rosengeranie, Thymian u.a. Salvia off., Muskatellersalbei u.a. Karotte, Sandelholz, Melaleuca u.a.

Wirkungen und therapeutische Eigenschaften: Allgemeine Anregungsmittel, stimulierend für die Immunabwehr, bakteriostatisch, keimtötend, ausgleichend. Individuellere Wirkung bei der Terrainbehandlung: Hormonregulierend, ähnlicher Aufbau wie die Geschlechtssteroide des Menschen. Viridiflorol ist östrogenähnlich und venenstärkend.

Nebenwirkungen: Wohltuend. Weder bei innerlicher noch bei äußerlicher Anwendung toxisch.

Besondere Hinweise: Die Alkohole sind bei normaler Dosierung nicht toxisch (Versuch mit Mäusen: Bei einer Dosis von 1 ml/kg von Thymus vulgaris, Thujanol 4-Chemotyp, nach 14 Tagen keine Mortalität). Ihre bemerkenswerten und vielfältigen Eigenschaften machen aus ihnen wirksame Medikamente und unterstützende Mittel für die Gesundheit bei Kindern und Erwachsenen.

5. Aromatische Oxyde

sind aus Phenol-Methyl-Äther-Verbindungen hervorgegangen.

Beispiele für Terpene: 1-8-Cineol (das am häufigsten vorkommende Oxyd bei den ätherischen Ölen), Linalooloxyd, Menthofuran, Ascaridol, Bisaboloxyd, Piperitonoxyd, Safrol.

Pflanzen mit reichem Vorkommen an diesen Bestandteilen:. Eukalyptus, Minze, Kardamon, Speik-Lavendel, Niaouli, Kajeput, Rosmarinus off., Lavendelblättriger Gartensalbei.

Wirkungen und therapeutische Eigenschaften: Stärkend für die Atemwege, schleimlösend, beruhigend, gegen Allergien und Asthma: Linalooloxyd (Kriechender Ysop, Inula graveolens); krampflösend, schmerzstillend, für Knochen und Gelenke, gegen Parasiten (Läusebefall, Krätzemilben), gegen Pilze (Boldo).

Nebenwirkungen: Wohltuend bei äußerlicher Anwendung. Bestimmte Arten können bei innerlicher Anwendung in starker Dosierung reizen (Betäubungsmittel).

Besondere Hinweise: Safrol, das im Verdacht steht, beim Menschen eine kanzerogene Wirkung zu haben (und deshalb z.B. in der Schweiz ein Verkaufsverbot hat), zeigt bei Ratten toxische und Mutationen auslösende (Karzinom) Wirkungen auf die Leber, die mit Hydroxylmetaboliten und Epoxysafrol in Zusammenhang stehen. Es ist dagegen erwiesen, daß diese karzinogene Wirkung sich nicht auf den Menschen übertragen läßt. Tatsächlich verhindert das Leber-Enzym-System des Menschen die Entstehung von Epoxysafrol oder wandelt es in Dihydroxysafrol und dann in Trihydroxysafrol um, das keine Mutationen auslöst (laut P. Franchomme, D. Pénoël).

6. Aromatische Äther

Beispiele für Terpene: Methylchavicol, Methylsalicylat, Methylcinnamat, Methyleugenol, Transanethol, Methyläther (Myrtenocarvacrol, Thymol).

Pflanzen mit reichem Vorkommen an diesen Bestandteilen: Basilikum, Estragon, Gaultheria, Zypresse, Anis-Ravensara, Gewürznelke, Lorbeer.

Wirkungen und therapeutische Eigenschaften: Ausgleichend, krampflösend, beruhigend, gegen Angstzustände und Depressionen.

Nebenwirkungen: Wohltuend bei äußerlicher Anwendung. Können bei innerlicher Anwendung in hoher Dosierung reizen und betäubend wirken.

7. Terpen-Ester und nicht-terpenhaltige Ester

Die Ester „überholen" häufig die in den ätherischen Ölen vorhandenen Alkohole. Sie sind elektronegativ und erzeugen positiv geladene Ströme.

Beispiele für Terpene: Linalylazetat, Bornylazetat, Zimtazetat, Geranylazetat, Terpenylazetat, Nerylazetat, Myrtenylazetat, Menthylazetat, Eugenylazetat.

Pflanzen mit reichem Vorkommen an diesen Bestandteilen: Lavendel, Bergamotte, Rosmarin, Kiefer, Zimt, Eukalyptus, Zypresse, Birke, Sassafras, Helichrysum italicum, Myrte, Pfefferminze, Gewürznelke.

Wirkungen und therapeutische Eigenschaften: Beruhigend und lindernd, ausgleichend, krampflösend und schmerzstillend (Wirkung auf die Muskeln und das Nervensystem), entzündungshemmend.

Nebenwirkungen: Wohltuend, nicht toxisch.

Besondere Hinweise: Die Kombination der drei Anwendungsformen (über die Geruchsnerven, transkutan – auf dem Plexus – und oral) ist im Falle der Ester, wie bei den Alkoholen, besonders zu beachten.

8. Aromatische und terpenhaltige Aldehyde

Beispiele für Terpene: Benzoealdehyd, Cuminaldehyd, Anisaldehyd, Zimtaldehyd, Citrole, Citronellol, Vanillin, Myrtenal, Neral, Citral.

Pflanzen mit reichem Vorkommen an diesen Bestandteilen: Lorbeer, Patchouli, Kreuzkümmel, Anis, Rosmarin, Zimt, Zitrone, Lemongrass, Melisse, Vanille, Verveine, Benzoe, Fenchel, Katzenmelisse, Bergamotte, Zitronellgras, Eucalyptus citriodora.

Wirkungen und therapeutische Eigenschaften: Nervenberuhigend, lokal entzündungshemmend, kraftvolle Wirkung gegen Infektionen wegen der aromatischen Aldehyde (besonders Zimtaldehyd), antiseptisch für die Luft, Wirkung auf das Immunsystem, steinauflösend (Blasen- und Nierensteine), antiviral (Herpes).

Nebenwirkungen: Nicht toxisch; jedoch ist besonders eine tränen- und hustenerregende Reizung sowie eine Reizung der Schleimhäute und der Haut durch das Zimtaldehyd der Rinde des Ceylon-Zimts festzustellen.

Besondere Hinweise: Eine richtige Dosierung bei der innerlichen Anwendung und Vorsicht bei ätherischen Ölen mit Citralen und Zimt vermindert die Risiken erheblich.

9. Aromatische Ketone (Ketoxyd-Wirkung)

Eine Äthylenverbindung bindet Sauerstoff an Kohlenstoff. Es gibt mehrere Typen von Ketonen: – Mono- und Diketone – Terpenketone – cyclische und acyclische Ketone

Beispiele für Terpene: Carvon, Thujon, Camphon, Verbenon, Crypton, Pinocamphon, Borneon, Fenchon.

Pflanzen mit reichem Vorkommen an diesen Bestandteilen: Dill, Kümmel, Minze, Thuja, Salvia off., Eukalyptus, Japan-Kampfer, Zimt, Verveine, Rosmarin, Ysop, Weißtanne, Helichrysum, Beifuß, Artemisia, Stöchas-Lavendel.

Wirkungen und therapeutische Eigenschaften: Schleimlösend, leicht betäubend, regenerierend-wundheilend für Haut- und Schleimhautgewebe, gegen Blutergüsse, gegen Viren, Bakterien, Pilzerreger und Parasiten (wurmabtreibend, wurmtötend).

Nebenwirkungen: In hoher Dosierung neurotoxische Wirkung vom Typus „Epilepsie"; menstruationsfördernd mit abortivem Risiko.

Besondere Hinweise: Allgemeine Anregungsmittel, und besonders für das Nervensystem, in schwacher Dosierung (1-2 Tropfen unverdünntes ätherisches Öl); bei höherer Dosierung kehrt sich die Wirkung um und wird schließlich toxisch. Kumulatives Risiko bei Anwendung, selbst in schwacher Dosierung, über längere Zeiträume. Für Kinder und schwangere Frauen vorzugsweise über die Haut oder die Luft anzuwenden.

10. Aromatische, aliphatische, terpenhaltige Säuren

Die Säuren sind stark oxydierte Substanzen, relastiv wasserlöslich und reagieren auf Alkohole mit der Bildung von Ester. Im allgemeinen sind sie in kleiner Menge vorhanden, außer in den Harzölen. Sie haben eine starke Wirkung.

Beispiele für Terpene: Benzoesäure, Cuminsäure, Phenylessigsäure, Salicylsäure, Geraniolsäure, Isovaleriansäure, Laurinsäure, Myristinsäure, Camphonsäure, Citronellolsäure.

Pflanzen mit reichem Vorkommen an diesen Bestandteilen: Ylang-Ylang, Orange (Blüten), Kreuzkümmel, Birke, Wintergrün, Rosengeranie, Spierstaude, Baldrian, Lorbeer, Muskatnuß, Wacholder u.a.

Wirkungen und therapeutische Eigenschaften: Beruhigend, entzündungshemmend, blutdrucksenkend, hypothermisch, anregend für das Zellwachstum.

Nebenwirkungen: Nicht toxisch.

Besondere Hinweise: Die Säuren sind relativ wasserlöslich; daher findet sich ein großer Teil von ihnen in den Hydrolaten wieder.

11. Sesquiterpen-Lactone

sind in geringer Menge in ätherischen Ölen vorhanden (0 - 3 %)

Beispiele für Terpene: Alantolactone (=Helenin), α-Santonin, Iridon.

Pflanzen mit reichem Vorkommen an diesen Bestandteilen: Inula graveolens, Inula helenium, Gewöhnlicher Rainfarn, Beifuß, Artemisia, Lorbeer, Petasites off., Kamillen u.a.

Wirkungen und therapeutische Eigenschaften: Schleimlösend, gegen Infektionen, Wurmmittel, leberanregend (Bitterstoffe), krampflösend, entzündungshemmend, blutgerinnungshemmend, hypothermisch.

Nebenwirkungen: Neurotoxische Wirkung bei mittlerer bis starker Dosierung; ruft bei Anwendung auf der Haut allergische Reaktionen hervor.

Besondere Hinweise: In Anbetracht des geringen Anteils an Lactonen in ätherischen Ölen ist die toxische Wirkung schwach bis Null, wenn die Präparate richtig verdünnt und in normaler Dosierung eingenommen werden. Bei äußerlicher Anwendung richtig verdünnen.

12. Kumarine

Beispiele für Terpene: Angelicin, Bergapten, Xanthyletin, Limetin, Visnadin, Herniarin, Scopoletin.

Pflanzen mit reichem Vorkommen an diesen Bestandteilen: Engelwurz, Bergamotte, Zitrone, Beifuß, Petersilie, Limette, Ammi visnaga, Lavendel, Melisse u.a.

Wirkungen und therapeutische Eigenschaften: Blutgerinnungshemmend, Nervenberuhigungsmittel, mindert die reflektorische Reizbarkeit, krampflindernd, blutdrucksenkend, hypothermisch.

Nebenwirkungen: Photosensibilisierung bei Anwendung auf der Haut.

Besondere Hinweise: Die Furokumarine und die Pyrokumarine zeigen bei innerlicher oder äußerlicher Anwendung eine Wirkung der Photosensibilisierung, wenn man sich in den folgenden Stunden der Sonne aussetzt (es entstehen dadurch „weinrote“ Flecken). Diese Wirkung verstärkt sich noch bei gleichzeitiger Transpiration.

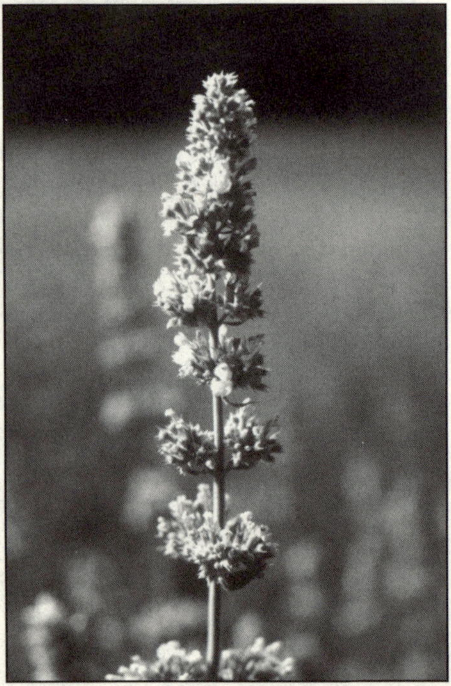

Katzenmelisse

Kapitel IV

Allgemeine Eigenschaften der ätherischen Öle

Die desinfizierenden Eigenschaften: einige Beispiele

Es können hier die vielfältigen Eigenschaften der ätherischen Öle nicht im Detail behandelt werden. Deshalb nennen wir einige Beispiele für ihre erstaunlichen antiseptischen und bakteriziden Wirkungen; sie stammen zur Hauptsache aus dem Buch »Aromatherapie« von Dr. J. Valnet.

- Ätherisches Öl aus *Zimt* tötet Typhusbakterien in der Verdünnung 1 : 300.
- Ätherisches Öl aus *Kamille* verdankt seinem Gehalt an Azulen eine beachtliche bakterizide Aktivität. Azulen wirkt in der Verdünnung 1 : 2 000 gegen Staphylococcus aureus, β-hämolytische Streptokokken (den Erregern von Scharlach und akutem Gelenkrheumatismus) und Proteus vulgaris. Infizierte Wunden wurden durch Anwendung der Verdünnung 1 : 17 000 (bis 1 : 180 000) geheilt.
- Auch ätherisches Öl aus *Zitronen* besitzt bemerkenswerte Eigenschaften. Die Arbeiten von Morel und Rochais weisen nach, daß die Dämpfe dieses ätherischen Öls Meningokokken, Typhusbazillen, Pneumokokken, Staphylococcus aureus und βhämolytische Streptokokken innerhalb kurzer Zeit neutralisieren. Dieses ätherische Öl tötet Typhusbazillen und Staphylokokken in 5 Minuten, Diphtheriebazillen innerhalb von 20 Minuten. Einige Tropfen Zitrone auf Austern befreien diese in 15 Minuten von 92 % ihrer Mikroben (C. Richet).

Im Zusammenhang mit diesen Versuchen ist zu bemerken, daß die antiseptischen und bakteriziden Eigenschaften der ätherischen Öle anders und stärker sind, wenn sie am Menschen (»in vivo«) als wenn sie im Reagenzglas (»in vitro«) getestet werden. Clavel ermittelt in seinen Arbeiten die kleinste Menge ätherischen Öls, die die Vermehrung der Mikroben in einem Liter mit Wasser aus einer Klärgrube beimpfter Fleischbrühe verhinderte. Es wurden benötigt:

0,7 ml ätherisches Öl von Thymian
1,0 ml ätherisches Öl von Origano
1,6 ml ätherisches Öl von Verveine
1,7 ml ätherisches Öl von Chinazimt
1,8 ml ätherisches Öl von Rosen

Um den gleichen Effekt zu erzielen, brauchte man 5,6 ml Phenol (älteres Desinfektionsmittel der Krankenhäuser), das in dieser Liste erst an 25. Stelle steht – hinter vielen ätherischen Ölen. Zur Abtötung von Bakterien in der Luft vernebelte Prof. Griffon Mischungen verschiedener ätherischer Öle in einem Raum. Vor und nach dem Vernebeln wurde die Entwicklungsfähigkeit der in der Luft suspendierten Keime geprüft. Vor dem Test fand man 210 Keime, davon 12 Schimmelpilze und 8 Staphylokokken. Die ätherischen Öle vernichteten innerhalb von 30 Minuten alle Schimmelpilze und Staphylokokken, von den übrigen Keimen waren noch 8 lebensfähig. Damit bestätigt sich die Wirksamkeit der Zerstäubung von ätherischen Ölen zu prophylaktischen Zwecken in Krankenzimmern, am Arbeitsplatz, in der Wohnung. In diesem Zusammenhang ist es interessant zu erfahren, daß zum Beispiel in einem Wald der Keimgehalt der Luft 4 bis 5/m^3 beträgt, in einer Stadtwohnung um 20 000/m^3, in einem großen Kaufhaus mehrere Millionen. Auf der Fläche eines Arbeitstisches fand man 5 Millionen Keime pro m^2 und ca. 9 Millionen pro m^2 auf einem viel begangenen Teppichboden.

Überblick über die allgemeinen Eigenschaften der ätherischen Öle

Die ätherischen Öle gehören zu den äußerst komplex zusammengesetzten Substanzen, die die Aromapflanzen auf dem Höhepunkt ihrer Entwicklung bilden. Sie enthalten eine große Anzahl medizinisch wirksamer Verbindungen; daraus erklären sich ihre vielseitigen Anwendungsmöglichkeiten in der Therapie. Der folgende kurze Überblick über die Eigenschaften der ätherischen Öle ist nicht vollständig, sondern wird je nach den Ergebnissen weiterer Untersuchungen und neuer Anwendungsarten ergänzt werden müssen.

1. Physikalische Eigenschaften

Hohes Diffusions- und Penetrationsvermögen, das sicher mit dem hohen Schwingungsvermögen der ätherischen Öle in Zusammenhang steht. Sie senden elektromagnetische Strahlen von verschiedener Wellenlänge aus und sind in der Lage, Schwingungsdefizienzen gewisser Organe und des Nervensystems auszugleichen (Laville und Lakhovsky). *Indizierte ätherische Öle:* alle.

2. Desinfizierende und resistenzsteigernde Eigenschaften

- Antiseptische Wirkung (hemmen die Entwicklung von Mikroben und töten sie ab). *Indizierte ätherische Öle:* die meisten.
- Bakteriostatische und bakterizide Wirkung (hemmen die Vermehrung von Bakterien und töten sie). *Indizierte ätherische Öle:* die meisten.
- Antibiotische Wirkung. *Indizierte ätherische Öle:* insbesondere Eibe, Klette, Zypresse, Geißblatt, auch Salbei, Lavendel, Rosmarin, Petersilie (durch Modifikation des Terrains).
- Antivirale Wirkung: Die Erreger von Gürtelrose, Herpes, Grippe und Schnupfen können erfolgreich mit gewissen ätherischen

Ölen behandelt werden. *Indizierte ätherische Öle:* speziell Zitrone, Kiefer, Lavendel, Thymian, Rosmarin, Salbei, Niaouli.

- Antimykotische und fungizide Wirkung (entwicklungshemmend und abtötend auf Pilze, auch Schimmelpilze). *Indizierte ätherische Öle:* besonders Zeder, Lorbeer, Lavendel, Bohnenkraut, Senf, Thymian, Teebaum.
- Wundheilende, vernarbungsfördernde Wirkung (auch bei Verbrennungen). *Indizierte ätherische Öle:* namentlich Kamille, Zitrone, Eukalyptus, Geranium, Lavendel, Myrrhe, Niaouli, Rosmarin, Salbei.

3. Anregende Wirkung, Förderung des funktionellen Gleichgewichts

- Antitoxische, entgiftende Wirkung, speziell durch Stimulierung der Ausscheidungsorgane Haut, Nieren, Lungen, Darm, Leber und Bauchspeicheldrüse. Aufgrund der entschlackenden Wirkung Anwendung gegen Rheuma, Steinleiden, zur Blutreinigung und so weiter. *Indizierte ätherische Öle:* sehr viele, besonders Knoblauch, Zitrone, Kamille, Zypresse, Eukalyptus, Wacholder, Origano, Rosmarin, Salbei, Thymian, Terpentin.
- Gefäßwirkung: Einige ätherische Öle stärken die Gefäßwände und regen die zentrale und kapillare Durchblutung an. Die Folgen für die Zellen sind verbesserte Ernährung, Sauerstoffsättigung und Ausscheidung. *Indizierte ätherische Öle:* namentlich Knoblauch, Anis, Sternanis, Birke, Zimt, Kümmel, Karotte, Sellerie, Zitrone, Zypresse, Minze, Muskat, Orangenblüte, Zwiebel, Origano, Rosmarin, Salbei, Thymian.
- Regulierende Wirkung auf die Herztätigkeit, auf den Blutdruck. *Indizierte ätherische Öle:* s. therapeutischer Index.
- Verdauungsfördernde Wirkung: Ätherische Öle fördern die Darmbewegungen und regen die Tätigkeit von Leber und Galle an, wirken blähungswidrig. *Indizierte ätherische Öle:* speziell

Knoblauch, Zwiebel, Anis, Karotte, Zitrone, Fenchel, Wacholder, Rosmarin, Thymian.

- Remineralisierende und katalytische Wirkung: Versorgung der Zellen mit Vitaminen, Spurenelementen, seltenen Metallen und damit Förderung von Stoffwechsel und Zellteilung. *Indizierte ätherische Öle:* besonders Karotte, Zitrone, Salbei.

- Zellprotektive Wirkung und Anregung der körpereigenen Abwehrkräfte, namentlich durch Förderung der Leukozytose (Bildung von weißen Blutkörperchen, die in den Organismus eingedrungene Fremdkörper unschädlich machen). *Indizierte ätherische Öle:* speziell Kamille, Zitrone, Thymian.

4. Stärkende und harmonisierende Wirkung auf das biologische Terrain durch Regulierung des neuroendokrinen Systems, von dem Stoffwechsel und Vitalfunktionen abhängig sind

- Bioenergetische Aufladung des Nervensystems über die Nervenenden in Nase, Zunge und Haut.

- Ausgleichende Wirkung auf das autonome Nervensystem durch Stimulierung beziehungsweise Dämpfung des Sympathikus und Parasympathikus. *Indizierte ätherische Öle:* s. therapeutischer Index.

- Ausgleichende Wirkung auf die endokrinen Drüsen durch Phytohormone (Pflanzenhormone) von langer Haltbarkeit. »Sie wirken nicht als Ersatz für ungenügend arbeitende Drüsen, sondern stärken diese. Es handelt sich um eine stimulierende physiologische Therapie« (Dr. J. Valnet). Diese Therapie wird je nach Bedarf die Aktivität einer Drüse anregen oder dämpfen und fördert so das hormonale Gleichgewicht. *Indizierte ätherische Öle:* s. therapeutischer Index.

- Antidegenerative Wirkung als Folge der Stimulierung verschiedener Anregungs- und Ausgleichsmechanismen. Untersuchungen über die Wirkung bei Tumoren und Krebs zeigten ermutigende Ergebnisse. *Indizierte ätherische Öle:* besonders Buchs, Kardamom, Zypresse, Kerbel, Estragon, Wacholder, Liebstökkel, Polei-Minze, Roß-Minze, Orangenblüte, Petersilie, Balsamtanne, Rose, Quendel, Salbei, Thuja (und Mistel in der anthroposophischen Medizin).

5. Psychosomatische Wirkung und Beeinflussung des Zentralnervensystems

Untersuchungen auf diesem Gebiet sind schwierig durchzuführen. Immerhin lehren uns alltägliche und auch klinische Erfahrungen, daß gewisse ätherische Öle einen Einfluß auf die Stimmung und das physische und psychische Wohlbefinden haben, zum Beispiel Mandarine, Kamille, Thymian, Salbei, Orange, Lemongrass, Orangenblüte, Majoran, Basilikum, Estragon, Melisse und Lavendel. Sie wirken beruhigend bei Angstzuständen und Schlaflosigkeit, stärken Schwache und Deprimierte, entspannen bei Nervosität, Aufregung und Gereiztheit. Gewisse ätherische Öle haben auch eine anregende Wirkung auf die intellektuellen und spirituellen Fähigkeiten. Man verwendet sie auf spirituellem Gebiet zur Erweckung höherer Bewußtseinszentren. Schon in der Antike galten Nektar und Ambrosia als Götternahrung, und noch heute salben sich im Orient gewisse Sanyas die Stelle des dritten Auges mit Sandelholzöl.

In neuerer Zeit läßt sich eine Weiterentwicklung der Heilkunde in zwei Richtungen beobachten. Noch vor 50 Jahren gab es praktisch nur »natürliche« Heilmethoden, doch seither zeichnet sich eine zunehmende Tendenz zur Spezialisierung in Richtung Technologie und Chemie ab. Diese Tendenz gipfelt in der Entwicklung synthetischer Medikamente, die selektiv nur einen Aspekt oder ein Symptom einer Krankheit behandeln. Alles wird, zwecks besseren Verstehens, in immer noch kleinere Teile zerlegt, sogar der Mensch.

Auf der anderen Seite drang es immer mehr ins Bewußtsein, daß die Forschung nicht zum Ziel führen kann, wenn man den Menschen nicht als Ganzes betrachtet, wie man es früher tat. Die

Folge war eine Besinnung auf die sogenannte natürliche Heilkunde, man suchte vermehrt nach globalen, psychosomatischen und holistischen Zugängen. Die wiederentdeckten alten Heilmethoden sind natürlich in dem Sinne, daß sie jeden Menschen in seiner eigensten Natur und in seinem Umfeld zu erfassen suchen und ihm eine aktive, autonome Rolle bei der Wahrung seiner Gesundheit zumuten.

Gesundheit wie Krankheit sind Folgen des Lebensstils: Das ist vielleicht die wichtigste Erkenntnis, die zu dieser Umkehr geführt hat. Von diesem Standpunkt aus kann jeder und jede etwas zur Vorbeugung unternehmen, den eigenen Zustand, die eigene Krankheit zu verstehen versuchen, die eigene Genesung in die Wege leiten. Die Eigenverantwortung wieder wahrnehmen, nachdem 50 Jahre medizinischer Hochtechnologie den Menschen zum passiven Studienobjekt der Spezialisten und ihrer Institutionen gemacht haben.

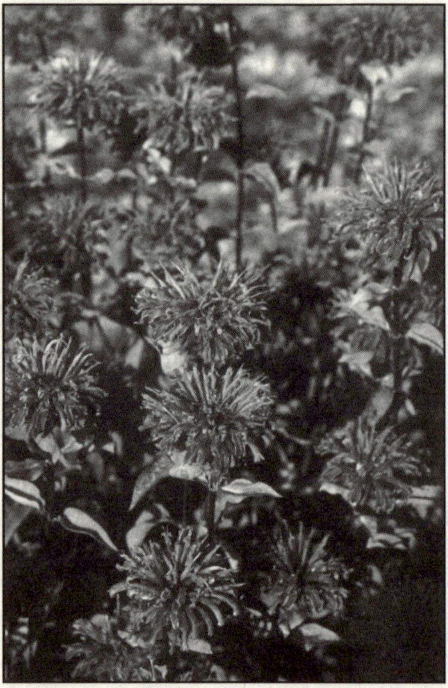

Goldmelisse (Monarda didyma) – wurde im Experiment destilliert und ergab sehr wenig ätherisches Öl.

Kapitel V

Die Selbstbehandlung und ihre Grenzen

Die Selbstbehandlung

Die Selbstbehandlung ist Gegenstand mancher Kontroversen. Es gibt sie auch auf allopathischem Gebiet: Gewisse Apotheken entwickeln sich immer mehr zu Supermärkten. Andererseits ist eine ständig steigende Zahl von Menschen von der offiziellen Medizin enttäuscht und sucht mehr Autonomie im Gesundheitssektor. Verglichen mit dem Hermetismus der Allopathie haben die natürlichen Heilmethoden den Vorteil, leichter zugänglich zu sein und die Beziehungen zwischen Krankheitsursache, Medikament und Patient besser verständlich zu machen.

Natürlich birgt diese Art des Vorgehens auch ihre Gefahren. Viele Ärzte, besonders Spezialisten, stehen ihr ablehnend gegenüber und warnen vor ihr. Die Verflechtung der Medizin mit allen Lebensgebieten und ihr Monopol, wie wir es heute kennen, hat zur Folge, daß man die Gesamtheit der Bevölkerung als unwissend auf dem Gebiet der Medizin ansieht und ihr das Recht abspricht, eigene Verantwortung wahrzunehmen. Diese Einstellung führte zur Hypertrophierung des medizinischen Apparates und des Gesundheitsbudgets ohne eine entsprechende Verbesserung des allgemeinen Gesundheitszustands. Weitere Folgen sind Unwissenheit und mangelndes Verantwortungsbewußtsein in der Öffentlichkeit sowie die so verbreitete Mißachtung elementarer lebenshygienischer Vorsichtsmaßregeln. Unser Standpunkt bezüglich Selbstbehandlung läßt sich so präzisieren: einerseits gesunder Menschenverstand und Information, andererseits Vorsicht und maßvolles Experimentieren. Ein altes griechisches Sprichwort sagt: »Obwohl man beim Laufenlernen gelegentlich umfällt, wird niemand das Laufen verbieten.« Es ist wichtig, daß jedermann wieder die elementaren Regeln und Gesetze kennenlernt, die dazu dienen, unsere Gesundheit und unser Gleichgewicht aufrechtzuerhalten, und daß jeder, wenn er im Fall einer gesundheitlichen Störung einer natürlichen Therapie den Vorzug geben möchte, sich seriös informieren lassen kann.

Der Neurobiologie Henri Laborit zieht aus seinen Beobachtungen folgende Schlüsse: Wenn der Mensch auf Anforderungen seines Körpers oder seiner Umgebung hin dringend handeln sollte, es aber nicht tut, so führt diese Handlungsverweigerung über kurz oder lang zu Störungen. Diese können sich auf psychischem oder auf physischem Gebiet äußern; endokrine Veränderungen haben die Freisetzung von Kortikoiden zur Folge, und diese wiederum haben eine Rückwirkung auf das Immunsystem. So gesehen, betrifft der Entschluß zur selbstverantworteten Gesundheitspflege die Ganzheit einer Person und stellt an sich schon einen ersten Schritt zur Heilung dar. In der Praxis sind für eine vernünftige Selbstbehandlung ausreichende Kenntnisse auf folgenden Gebieten nötig:

- der Krankheiten und ihrer Symptome,
- der Diagnose, der Ursachen von Terrainveränderungen,
- der Heilmittel (in unserem Fall der ätherischen Öle).

In erster Linie muß die Diagnose richtig sein. Im Zweifelsfall oder bei chronischen Symptomen sollte ein Arzt oder Heilpraktiker konsultiert werden. Falls ätherische Öle angewendet werden, muß der Patient auf jeden Fall die Anwendungsregeln und empfohlenen Dosen, wie sie in den folgenden Kapiteln beschrieben sind, beachten beziehungsweise sich an die Anordnungen des Therapeuten halten. Zur Erweiterung des Wissens können die in der Bibliografie erwähnten Bücher über Aromatherapie nützlich sein.

Terrain und Aromatogramm

1. Das Terrain

Die Beschäftigung mit dem Terrain spielt in der Geschichte der Medizin eine große Rolle. Von der Beschreibung der vier Temperamente durch Hippokrates über die Forschungen Paracelsus', der Entwicklung der Homöopathie durch Hahnemann und derjenigen der Bakteriologie durch Pasteur: immer schon versuchten die Menschen, über die verschiedenen Gleichgewichtszustände und Regulierungsmechanismen des menschlichen Organismus Klarheit zu erhalten.

Für das Verständnis des Folgenden kann der Vergleich mit dem Boden in der Landwirtschaft nützlich sein. Zusammensetzung und Struktur des Bodens sind wichtig für die Entwicklung der Pflanzen, fördern die einen, hemmen andere. Mangelndes Gleichgewicht in der Bodenzusammensetzung begünstigt das Auftreten ganz bestimmter »Unkräuter«, die einen kompensatorischen Versuch zur Wiedergewinnung des Gleichgewichts darstellen; sie sind Indikatorpflanzen für den biologischen Landbau. Auf schlecht ausgewogenem Boden gewachsene Pflanzen sind schwächer und anfälliger für Krankheiten und Parasiten.

Auf ähnliche Weise sucht man in der Humanmedizin durch das Studium des Terrains nach Ungleichgewichten, die das Entstehen von Krankheiten und Infektionen begünstigen. Daher auch der Ausspruch von Pasteur: »Die Mikrobe ist nichts, das Terrain ist alles.« In der modernen Phytoaromatherapie haben verschiedene Forscher Beiträge zur Erweiterung unserer Kenntnisse auf diesem Gebiet geleistet (s. Bibliografie). Im Rahmen dieses Buches können wir nur einen kurzen Überblick geben, der aber alle an ihrer Gesundheit Interessierten anregen möchte, selbst an der Quelle zu schöpfen und sich bei Praktikern und Forschern zu orientieren. Man muß allerdings einige Zeit aufwenden können, wenn man sich mit diesem Zweig der Heilkunde befassen will. Zum Erarbeiten einer wirksamen Therapie sind oft mühsame Recherchen erforderlich. Fortschritte im Verständnis dieser Methoden setzen minutiöse Selbstbeobachtung voraus, genauso wie Weiterbildung durch Lektüre und eigene Forschung auf dem entsprechenden Gebiet. Doch die eigene Gesundheit ist den Aufwand sicher wert.

Für den Phytoaromatherapeuten umfaßt das Terrain (auch neuroendokrinologisches Terrain genannt) drei große Regulierungssysteme:

1. **Das Zentralnervensystem ist** das Bewußte, durch den Charakter des einzelnen geprägt. Es herrscht über das neurovegetative System, wird aber seinerseits von diesem beeinflußt.

2. **Das neurovegetative System** es regelt die unbewußten, automatischen Vitalfunktionen wie Atmung, Kreislauf, Herztätigkeit, Verdauung und besteht aus zwei sich ergänzenden Reglersystemen:
   - dem sympathischen System, das die Vitalfunktionen beschleunigt.
   - dem parasympathischen System, das die Vitalfunktionen dämpft.

   Daraus ergeben sich vier Möglichkeiten:
   - das sympathische System ist übererregt oder verlangsamt,
   - das parasympathische System ist übererregt oder verlangsamt.

   Den funktionellen Zuständen des Neurovegetativums entsprechend gibt es vier Patiententypen und ebenso viele ihnen zugeordnete Gruppen von ätherischen Ölen (siehe therapeutischer Index).

3. **Das endokrine Drüsensystem:** Es umfaßt alle innersekretorischen Drüsen und die von ihnen gebildeten Hormone. Dies sind: Epiphyse, Hypothalamus, Antehypophyse, Posthypophyse, Schilddrüse, Thymusdrüse, Nebenschilddrüsen, Nebennierenrinde, Nebennierenmark, Bauchspeicheldrüse, Genitaldrüsen (Testikel und Ovarien). Die Hypophyse ist den meisten anderen endokrinen Drüsen übergeordnet und stimuliert oder hemmt

deren Funktion. Die von den endokrinen Drüsen gebildeten Hormone werden in den Blutkreislauf ausgeschüttet und regeln eine Fülle von verschiedenen Funktionen. So reguliert das Hormonsystem alle Stoffwechselvorgänge und ist daher die Basis unserer physiologischen, physischen und psychischen Reaktionen. Die Phytoaromatherapie verwendet Pflanzen und ätherische Öle, die gewisse hormonale Aktivitäten ins Gleichgewicht bringen, anregen oder hemmen. (Einige Beispiele finden sich im therapeutischen Index.)

Die Komplexität und Vielschichtigkeit der Terraintherapie wird in der Möglichkeit der Beeinflussung aller drei Systeme deutlich. Es gibt nun aber eine einfache Analysentechnik, die das Auffinden geeigneter ätherischer Öle für einen bestimmten Krankheitsfall erlaubt, das sogenannte Aromatogramm. Daneben darf allerdings die grundlegende Abklärung der Terrainbedingungen nicht vernachlässigt werden.

2. Das Aromatogramm

Genauso wie beim Antibiogramm die Wirkung von Antibiotika getestet wird, so werden beim Aromatogramm ätherische Öle auf ihre wachstumshemmende Wirkung gegenüber Krankheitserregern geprüft. In diesem Test werden verschiedene ätherische Öle mit den von einem Kranken isolierten Mikroben in Kontakt gebracht. Jede Keimart wird separat auf feste Nährböden in Petrischalen geimpft. Auf die Oberfläche des Nährbodens legt man kleine Papierblättchen, die mit den verschiedenen ätherischen Ölen getränkt wurden. Dann wird bebrütet. Nach ca. 24 Stunden haben sich die Keime auf der Nährbodenoberfläche zu einem Bakterienrasen entwickelt, und man sieht im Falle einer Hemmung durch das ätherische Öl eine wachstumsfreie Zone rund um das Blättchen. Die Größe der Hemmzone ist ein Maß für die Wirksamkeit des ätherischen Öles und wird mit 0, +, + +, + + + bewertet. Dieser Labortest ist zuverlässig und reproduzierbar. Er ergibt für gleiche ätherische Öle (und zwar nicht nur von derselben Art, sondern auch von der gleichen Provenienz) übereinstimmende Resultate.

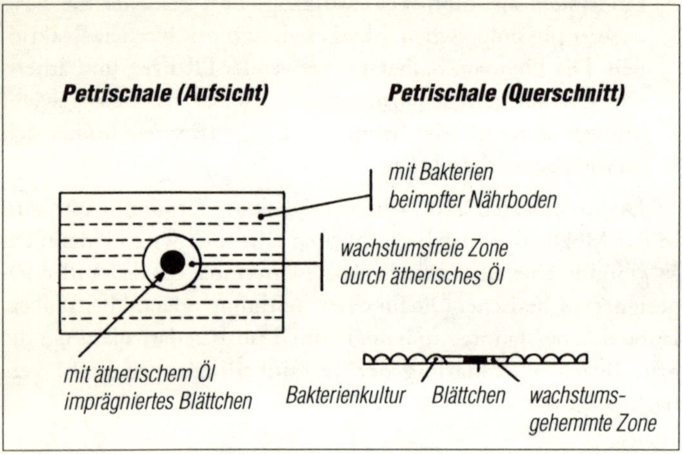

Nun sind die Auskünfte über die Wirkung der ätherischen Öle auf einen gewissen Keim zwar interessant, sie sind aber nicht die wichtigste Information, die das Aromatogramm liefert. Im Laufe von ausgedehnten Versuchen hat sich gezeigt, daß nicht immer diejenigen ätherischen Öle, deren starke desinfizierende Wirkung bekannt ist, durch das Aromatogramm angezeigt werden. Dies galt auch für Fälle, bei denen die Krankheit auf den ersten Blick ein rein infektiöser Prozeß zu sein schien. Warum also hob das Aromatogramm nicht diejenigen ätherischen Öle hervor, deren bakterizide und antibiotische Wirkung durch eine Vielzahl von Forschungsarbeiten und Veröffentlichungen belegt ist?

Hier zeigt sich nun ein ganz neuer Aspekt des Aromatogramms. Die ätherischen Öle, die es anzeigt, können als Terrain-Essenzen bezeichnet werden, da sie in erster Linie ausgleichend auf das (zum Beispiel diabetische, arthritische oder neurohormonale) Terrain wirken; der desinfizierende und antibiotische Effekt entsteht sekundär durch Drainage, ausgleichende Wirkung auf das Terrain. Man könnte glauben, daß die ätherischen Öle in diesem Test in erster Linie auf den vom Kranken stammenden Keimträger (wie Abstrich, Auswurf, Urin, Blut), der ja eine Schädigung des physiologischen Terrains aufdeckt, einwirken und daß die desinfizierenden Eigenschaften sekundär durch Sanierung des Terrains zur Geltung kommen.

So kommt es bisweilen vor, daß im Aromatogramm ganz unerwartete, nicht unbedingt zu den Symptomen passende ätherische Öle angezeigt werden, die sich dann aber durch den in Gang gebrachten Prozeß als wirksam erweisen; zum Beispiel konnte in einem Fall ein prädiabetisches Terrain saniert und zugleich eine Infektion durch die ätherischen Öle von Fenchel und Wacholder (die an sich kaum desinfizierend wirken) geheilt werden.

Das Aromatogramm erlaubt demnach eine Verfeinerung der Diagnostik und zugleich ein besseres Verständnis der Wirkungsweise ätherischer Öle. Auch kann ein Überhandnehmen pathogener Keime und das Auftreten resistenter Varianten erkannt und verhindert werden.

Auswahl der ätherischen Öle unter Berücksichtigung ihrer Haupt- und Nebeneigenschaften

Die im folgenden vorgeschlagene Art des Vorgehens ist eine Kombination dessen, was Dr. Carillon symptomatische Aromatherapie nennt, und der Drainage-Aromatherapie. Sie versucht, die Behandlung auf den einzelnen Fall abzustimmen. Die dritte Richtschnur der Phytoaromatherapie ist die Terrainbehandlung, von der weiter oben die Rede war.

Alle ätherischen Öle haben eine, zwei oder auch drei Haupteigenschaften und mehrere Nebeneigenschaften. Diese verschiedenen Eigenschaften bilden ein Ganzes und wirken gemeinsam in der Therapie. Will man für die Behandlung zwei oder drei ätherische Öle miteinander kombinieren, so muß man diese Fakten berücksichtigen. Wir empfehlen folgendes Vorgehen:

1. Denken Sie zuerst über Ihre Krankheit nach und versuchen Sie, sie genau zu definieren. Überlegen Sie dann, wo Ihre etwaigen weiteren schwachen Punkte liegen. Dazu lassen Sie im Geist die verschiedenen Körperfunktionen an sich vorbeiziehen: Atmung, Herz und Kreislauf, Verdauung, Leber, Darm, Nervensystem und Schlaf, Nieren und Blase, Haut, rheumatische Erscheinungen und so weiter.

2. Notieren Sie Ihre Hauptsymptome (oder Krankheiten) und darunter die für deren Behandlung geeigneten ätherischen Öle in Form einer Liste.

3. Wählen Sie – wenn möglich – diejenigen, die in jeder Liste vorkommen. Die verschiedenen Symptome haben im allgemeinen eine Beziehung zueinander und sind Ausdruck tieferliegender Dysfunktionen. Mit der Auswahl von zwei oder drei ätherischen Ölen, die die verschiedenen Symptome »abdecken«, vergrößert man die Chance, eine Krankheit zu überwinden, und tut etwas für die Sanierung des Terrains.

Ein Beispiel erläutert dieses Vorgehen: Ein Patient leidet hauptsächlich an rheumatischen Erscheinungen. Daneben besteht noch eine Tendenz zu hohem Blutdruck, und von Zeit zu Zeit hat er Leberbeschwerden. Wir halten also diese drei Symptome fest und notieren uns dazu die therapeutisch wirksamen ätherischen Öle.

Rheuma	**Hoher Blutdruck**	**Leber**
Borneol	Knoblauch	Anis
Birke	Karotte	Birke
Kamille	***Zitrone***	Boldo
Kajeput	***Wacholder***	Kamille
Zitrone	***Lavendel***	Karotte
Zypresse	Majoran	***Zitrone***
Estragon	Ylang-Ylang	Fenchel
Eukalyptus		***Wacholder***
Wacholder		***Lavendel***
Lavendel		Pfefferminze
Niaouli		Rosmarin
Origano		Salbei
Kiefer		Thymian
Rosmarin		
Sassafras		
Salbei		
Quendel		
Thymian		
Wintergrün		

Wir finden drei ätherische Öle, die in allen drei Listen auftreten und der Gesamtheit der Symptome entsprechen, nämlich Zitrone, Wacholder und Lavendel. Aus diesen dreien stellen wir ein den persönlichen Bedürfnissen entsprechendes Präparat her. Die Vorteile dieser einfachen Methode liegen auf der Hand: Sie erlaubt die Zusammenstellung einer Mischung mit gesteigerter und umfassender Wirkung und hilft, Irrtümer infolge von Sekundäreffekten der ätherischen Öle zu vermeiden. Wenn in dem erwähnten Beispiel die Wahl auf Rosmarin und Thymian gefallen wäre, die ja für rheumatische Krankheiten und Leberprobleme sehr geeignet sind, wären vielleicht mit der Zeit Schwierigkeiten mit dem Blutdruck aufgetreten, denn beide Essenzen wirken blutdrucksteigernd.

Wer also unter anderem Probleme mit dem Blutdruck hat, wird dies bei der Wahl des ätherischen Öls berücksichtigen, indem er die Rubriken Hyper- beziehungsweise Hypotonie im therapeutischen Index zu Rate zieht. Es ist sehr wichtig, daß wir uns jedesmal, bevor wir eines oder mehrere ätherische Öle zur Behandlung einer Krankheit, sei sie nun leicht oder schwer, auswählen, über alle unsere schwachen Punkte Rechenschaft ablegen. Wenn man zum Beispiel eine Bronchitis oder Migräne behandeln möchte, wird man auch eine Tendenz zu Nervosität, zu Verdauungsstörungen, Verstopfung oder Leberstörungen berücksichtigen und im Index unter den entsprechenden Rubriken nachschlagen.

Dauer der Behandlung

Die durchschnittliche Behandlungsdauer bei der Selbstbehandlung liegt zwischen zwei Wochen und zwei Monaten, länger sollte sie nicht dauern wegen der Gefahr einer negativen Beeinflussung des Terrains durch ein schlecht gewähltes oder zu lange angewendetes ätherisches Öl. Bei akuten, gutartigen und wohlbekannten Krankheiten behandelt man nach Eintritt der Besserung noch eine Woche lang, dann können die Dosen nach und nach herabgesetzt werden. Eine Kur oder die Behandlung von chronischen Krankheiten wie Rheumatismus sollte nicht länger als zwei bis drei Monate dauern und von einer gleich langen Behandlungspause gefolgt sein. Danach kann eventuell eine neue Kur mit sich in der Wirkung ergänzenden ätherischen Ölen eingeleitet werden.

Kapitel VI

Die Anwendung der ätherischen Öle

Bei der Anwendung der ätherischen Öle sollte man, um unangenehme Nebenerscheinungen zu vermeiden, die folgenden Grundregeln beachten:

1. Ätherische Öle sind hoch konzentriert und müssen vor jeder Anwendung, sei sie innerlich oder äußerlich, mit einer geeigneten Substanz verdünnt werden. (Auf einige wenige Ausnahmen werden wir später zurückkommen.)
2. Ätherische Öle sind von öliger Konsistenz und mit Wasser oder wäßrigen Lösungen ohne Emulgator nicht mischbar. Der Emulgator bewirkt eine sehr feine Verteilung des ätherischen Öls in Wasser und begünstigt die Bildung einer Emulsion. Je nach Verwendungszweck können folgende Emulgatoren und Verdünnungsmittel eingesetzt werden: „Disper", ein Emulgator auf Basis von Pflanzenzellen, 70- bis 95%iger Alkohol, pflanzliche Öle, Honig, Joghurt und so weiter.
3. Ätherische Öle dürfen nicht in Kontakt mit den Augen kommen. Bitte vermeiden Sie die Berührung der Augengegend, nachdem Sie ätherische Öle auf die Finger gebracht haben. Besonders bei Kindern ist hier Vorsicht geboten. Ätherische Öle können schmerzhafte Reizzustände an der Bindehaut des Auges verursachen. Die Ohren sind in dieser Hinsicht weniger empfindlich. Trotzdem sollen bei Entzündungen des Ohres höchstens die ätherischen Öle von echtem Lavendel oder Eucalyptus radiata in konzentrierter oder leicht verdünnter Form angewendet werden. Andere ätherische Öle sollen nur auf ausdrückli-

che Anweisung eines Aromatherapeuten ins Ohr geträufelt werden.

4. Die Anleitungen für die Herstellung von Präparaten sowie für die Einnahme und Dosierung von ätherischen Ölen in Kapitel V und VI sind zu beachten.

5. Abkürzungen und Maßeinheiten:
   1 ml = 1 Milliliter = 1 ccm = 1 cm^3
   1 g = 1 Gramm
   1 Tr = 1 Tropfen
   Bei Wasser ist 1 ml = 1 g
   Bei ätherischen Ölen ist 1 ml etwas weniger als 1 g. Je nach Art des ätherischen Öls gehen 25 - 35 Tropfen auf 1 ml, bei sehr leichtflüchtigen ca. 35, bei weniger leichten ca. 25. Die Werte schwanken je nach der Art des ätherischen Öls, der Temperatur und natürlich auch je nach der Art des verwendeten Tropfenzählers. Einzelne ätherische Öle sind sehr viskös und lassen sich nicht mit dem Tropfenzähler handhaben (Vetivergras, Sandelholz), andere wiederum sind balsamartig, harzartig oder fest (Perubalsam, Guajak, Borneokampfer).

Die innerliche Anwendung

1. Die perorale Anwendung (Einnahme durch den Mund)

Die schnellste und wirksamste Darreichungsart für ätherische Öle ist die Einnahme durch den Mund, sie ist allerdings auch die heikelste. Sie sollten auf gar keinen Fall die vom Aromatherapeuten verschriebenen beziehungsweise die weiter unten empfohlenen Dosen überschreiten.

2. Individuelle Ansprechbarkeit

Jeder Mensch hat seine ihm eigene Empfindlichkeit und Ansprechbarkeit. Die Behandlung sollte immer mit niedrigen Dosen beginnen und je nach Wirkung bis zu mittleren Dosen gesteigert werden.

3. Auswahl der ätherischen Öle

Alle ätherischen Öle sind in mehreren Richtungen therapeutisch wirksam. Es ist wichtig, die Wahl so zu treffen, daß möglichst viele ihrer Eigenschaften zu unseren gesundheitlichen Störungen und Schwächen passen. Es können zwei bis drei ätherische Öle, die in der gleichen Richtung wirksam sind und sich ergänzen, miteinander kombiniert werden. Zum Beispiel zur Behandlung eines grippalen Infekts sind die ätherischen Öle von Zitrone, Eukalyptus und Thymian einzusetzen, bei Verdauungsstörungen nervöser Art die von Basilikum, Kümmel und Bohnenkraut.

4. Zubereitung und Dosierung für die perorale Verwendung

Die wirksamste Art der Zubereitung ist folgende:

1. Ein, zwei oder drei ätherische Öle den Symptomen entsprechend auswählen.

2. Ein Tropffläschchen füllen
   a) zu 1/10 mit dem oder den gewählten ätherischen Öl(en),
   b) zu 9/10 mit dem Emulgator oder Lösungsmittel (»Disper«, reiner 95%iger Alkohol, eventuell Traubenkernöl),
   c) gut schütteln, um den Inhalt zu mischen und zu emulgieren.

Von dieser Mischung nimmt der Patient, je nach Schwere der Erkrankung, zwei-, drei- oder viermal täglich 8 - 15 Tropfen in einem Glas Wasser oder Kräutertee. Man beginnt am besten mit 8 Tropfen und steigert eventuell die Dosis, je nach der eintretenden Wirkung. Besonders empfindliche Leute sollten die Behandlung mit noch kleineren Dosen, 4 - 6 Tropfen, beginnen.

Auch die erste Dosis am Morgen, die nüchtern eingenommen wird, kann kleiner gewählt werden, weil die Wirkung dann stärker ist. Hauptsächlich Kinder und alte Leute empfinden die Verdünnung mit Wasser oft als zu stark. In diesen Fällen kann man, wenn es sich um eine leichte Erkrankung handelt, ebenfalls die Dosis reduzieren, für die Behandlung von akuten Fällen sollte man die Tropfen in etwas Frucht- oder Gemüsesaft oder in Kräutertee (Verveine, Anis) nehmen lassen.

Es gibt noch eine andere einfache Methode für die Mischung der ätherischen Öle mit Hilfe eines Tropfenzählers. Hier ein Beispiel für drei Flaschengrößen: Zur Behandlung einer banalen Grippe ohne Komplikationen möchten Sie zum Beispiel aus den ätherischen Ölen von Lavendel, Thymian, Zimt und Eukalyptus ein Präparat herstellen.

- **15 ml**: Das Fläschchen füllen Sie zu 9/10 mit »Disper« oder Alkohol und geben von jeder Essenz 10 Tropfen (im ganzen 40 Tropfen) dazu und schütteln gut.
- **50 ml**: Das Fläschchen füllen Sie zu 9/10 mit Emulgator, geben 25 Tropfen von jeder Essenz (im ganzen 100 Tropfen) zu und schütteln.
- **100 ml**: Das Fläschchen füllen Sie zu 9/10 mit Emulgator, geben 50 Tropfen von jeder Essenz (insgesamt 200 Tropfen) zu

und schütteln. Falls Sie nur eine oder zwei Essenzen verwenden wollen, fügen Sie im ganzen immer die gleiche Anzahl Tropfen zu:

- 15 ml: 40 Tropfen
- 50 ml: 100 Tropfen
- 100 ml: 200 Tropfen.

Im Beispiel mit dem Fläschchen zu 15 ml ist der Anteil an ätherischem Öl verhältnismäßig etwas größer, dies aus zwei Gründen: die kleine Flasche wird vermutlich für eine kurze Behandlungsdauer bei einer akuten Krankheit benötigt, zudem ist die Emulsion in einer so kleinen Menge Emulgator etwas weniger wirksam als bei größeren Quantitäten.

Zugabe von einer oder zwei Urtinkturen (= alkoholische Pflanzenauszüge)

Es besteht die Möglichkeit, der Mischung Urtinkturen beizufügen, das heißt, die Wirkung mit Extrakten aus nicht aromatischen Pflanzen zu ergänzen, in dem oben erwähnten Fall von Grippe zum Beispiel mit Huflattich. Man gibt dann zum Fläschchen von 15 ml 50 Tropfen Urtinktur, zu demjenigen von 50 ml 100 Tropfen, zu demjenigen von 100 ml 200 Tropfen. In allen diesen Fällen wird entsprechend weniger Emulgator benötigt.

Informationen über Urtinkturen finden sich in den Werken über Phytotherapie (siehe Bibliografie). Im therapeutischen Index dieses Buches haben wir in einigen Fällen nicht aromatische Pflanzen, deren Wirkungen die der ätherischen Öle ergänzen, mit dem Vermerk »Phyto« gekennzeichnet.

Eine weitere Möglichkeit der Einnahme von ätherischen Ölen besteht darin, 1 - 3 Tropfen davon mit einem Löffel voll Honig gut zu verrühren, so daß eine weißliche Emulsion entsteht. Diese Emulsion wird mit einem Glas Wasser oder Kräutertee verdünnt. Die für eine Kur benötigte Menge von aromatisiertem Honig können

Sie im voraus zubereiten, indem Sie sorgfältig die benötigte Anzahl Tropfen der Essenz und die Löffel voll Honig abzählen und mischen.

In dringenden Fällen können Sie auch 1 - 3 Tropfen ätherisches Öl mit Joghurt, Milch oder Pflanzenöl mischen, zur Not auch (zum Beispiel auf Reisen) einige Male mit dem Finger ganz wenig auf die Zunge geben und Wasser nachtrinken (Vorsicht, sehr stark!).

Die oft geübte Methode, ätherische Öle auf Zucker zu nehmen, ist nicht zu empfehlen. Zum einen ist Zucker kein Emulgator, und die ätherischen Öle kommen in diesem Fall praktisch unverdünnt in Kontakt mit der Magenschleimhaut, was Reizungen zur Folge haben kann. Außerdem ist auf diese Art der therapeutische Effekt der ätherischen Öle viel geringer, als wenn sie zusammen mit einem guten Emulgator genommen werden, der die Kontaktflächen vergrößert und damit auch die Assimilation wesentlich verbessert.

Dasselbe gilt für die Einnahme ätherischer Öle in Gelatinekapseln, mit Brotkrumen und so weiter: sie ist nicht zu empfehlen. Ist es einmal unumgänglich, ätherische Öle auf diese Weise zu nehmen, so sollten Sie unbedingt unmittelbar danach ein Glas Wasser trinken.

5. Dosierung für Kinder

a) Säuglinge sollen nicht mit ätherischen Ölen behandelt werden. (Ausnahme: einige Tropfen in den Luftbefeuchter oder Zerstäuber zur Reinigung der Zimmerluft). Für die Behandlung der Kleinsten ist die Phytotherapie vorzuziehen; gut geeignet sind verdünnte Aufgüsse: 1 Teil Aufguß auf 4 - 6 Teile Wasser. Auch mit Homöopathie hat man gute Erfolge. Für die Kleinsten (wie für die Großen!) ist die Nahrung grundlegendes Medikament und Regulator! Bei Verdauungsproblemen sind leichte Massagen angezeigt.

b) Für Kinder (und übrigens auch für Tiere) berechnet man die Dosis nach dem Körpergewicht, indem man die Dosis für einen

Erwachsenen von 60 kg als Grundlage nimmt. Es ergeben sich etwa folgende Dosierungen für ätherische Öle, Tinkturen und Kräutertees:

- 1 - 3 Jahre: 1/6 der Erwachsenendosis
- 3 - 7 Jahre: 1/4 - 1/3 der Erwachsenendosis
- 7 - 12 Jahre: 1/3 - 1/2 der Erwachsenendosis
- 12 - 18 Jahre: 1/2 - 3/4 der Erwachsenendosis

6. Zeitpunkt der Einnahme

Die wichtigste Gabe ist die am Morgen beim Aufstehen auf nüchternen Magen. Wenn nur noch eine Erhaltungsbehandlung nötig ist, wird sie oft genügen oder kann durch eine Gabe am Abend vor dem Schlafengehen ergänzt werden. Anregende Essenzen wie Zimt, Zitrone, Ingwer, Gewürznelke, Rosmarin oder Bohnenkraut sollten allerdings abends gemieden werden. Tagsüber nimmt man die Tropfen zwischen den Mahlzeiten, zum Beispiel 30 Minuten vor dem Essen, mit Ausnahme der verdauungsfördernden Zubereitungen, die nach den Mahlzeiten zu nehmen sind. Leute, die an Schlafstörungen leiden, sollten am späteren Nachmittag oder abends keine Präparate mit anregenden Essenzen einnehmen oder zweierlei Mischungen, eine für den Morgen und eine für den Abend (diese ohne anregende ätherische Öle) benützen.

Die verschiedenen Arten der äußerlichen Anwendung

Ätherische Öle werden dank ihres guten Penetrationsvermögens, ihrer Leichtflüchtigkeit und Diffusionsfähigkeit sowohl durch Atemwege und Lungen als auch durch die Haut leicht aufgenommen. Von der Haut werden sie innerhalb von 20 bis 80 Minuten resorbiert; Kapillargefäße und Blutstrom befördern sie zu den Organen, wo sie wirken sollen, und verteilen sie im ganzen Körper. Viele Naturärzte halten die äußerliche Anwendung für das eigentliche Hauptanwendungsgebiet der ätherischen Öle, wobei sich das Angenehme mit dem Nützlichen verbinden läßt. Nachfolgend einige Beispiele für die äußerliche Anwendung:

1. Gesundheits- und Körperpflege

a) Inhalation

Sie ist eine einfache und wirkungsvolle Behandlungsmethode bei Schnupfen, Bronchitis, Sinusitis und so weiter. Sie geben zum Beispiel 5 - 10 Tropfen Essenz von Salbei, Kiefer und Lavendel (2 - 3 Tropfen von jeder) in ein Gefäß mit sehr heißem, aber nicht kochendem Wasser, bedecken Kopf und Gefäß mit einem Tuch und inhalieren den Dampf 10 bis 15 Minuten lang, dies zwei- bis dreimal pro Tag. Wie früher schon erwähnt, sollten Sie bei jeder Anwendung von ätherischen Ölen auch ihre Nebenwirkungen in Betracht ziehen. Im obigen Fall wird man also, falls man zu Nervosität und Schlafstörungen neigt, die Inhalation etwa mit Salbei, Lavendel und Thymian ausführen. Ist man dagegen eher müde und erschöpft, so wählt man besser anregende ätherische Öle wie Rosmarin, Kiefer und Zypresse.

b) Gesichtssauna

Sie pflegt die Haut und reinigt die Atemwege. Das Vorgehen ist dasselbe wie bei der Inhalation. Wärme, Feuchtigkeit und ätherische Öle wirken gemeinsam auf die Haut. Augen geschlossen halten.

- Bei *fettiger Haut*: ätherische Öle von Zitrone und Lavendel oder Minze oder Salbei oder Karotte.
- Bei *trockener, lebloser Haut*: ätherische Öle von Rosmarin und Zitrone oder Melisse oder Verveine oder Origano.
- Bei *Akne und Mitessern*: ätherische Öle von Lavendel, Kajeput und Wacholder oder Salbei oder Kamille oder Geranium.
- Zur *Reinigung und Pflege der Haut*, gegen Falten: ätherische Öle von Zitrone und Karotte oder Kamille oder Orange oder Patchouli.

c) Mischungen für Taschentuch oder Kopfkissen

Geben Sie einige Tropfen auf das Taschentuch und atmen Sie die ätherischen Öle von Zeit zu Zeit tief ein. Oder Sie geben für die Nacht einige Tropfen auf das Kopfkissen, zum Beispiel bei Grippe oder Schnupfen ätherische Öle von Eukalyptus, Thymian und Lavendel, bei Hustenanfällen diejenigen von Anis, Zypresse oder Baldrian.

d) Kompressen oder Gesichtsmaske

Eine halbe Tasse voll Tonerde mit Kräutertee nach Wahl anrühren. Die Mischung einige Stunden, möglichst in der Sonne, stehen lassen, dann 5 - 15 Tropfen ätherisches Öl nach Wahl zugeben und gut umrühren. In dünner Schicht auf die Haut auftragen und trocknen lassen, dann abwaschen und eventuell ein Massageöl einreiben. Ausgezeichnet für Gesichts- und Hautpflege, aber auch zur Behandlung von Prellungen und Verstauchungen. Im letzteren Fall gibt man der Tonerde 30 Tropfen Arnikatinktur und je 5 Tropfen

Essenz von Salbei, Wacholder und Kamille bei, mischt gut und trägt die Mischung auf. Eventuell mit einem Tuch abdecken und mit einer Binde fixieren. Zwei- bis dreimal täglich über einige Tage anwenden.

e) Behandlung und Massage mit reinen ätherischen Ölen

In gewissen Fällen können Sie ätherische Öle direkt auf die Haut aufbringen, zum Beispiel zur Behandlung von Wunden, Ekzemen, gewissen Krämpfen, Neuralgien und Rheumatismus. Hierfür sind folgende ätherische Öle angezeigt: Lavendel, Kamille, Salbei, Eukalyptus, Wacholder, Zitrone, Orange und so weiter. Zu meiden sind: Thymian, Origano, Bohnenkraut, Nelke und Muskat. Sie sind zu stark für die unverdünnte Anwendung auf der Haut. Sie können die eigene Empfindlichkeit testen, indem Sie einen Tropfen ätherisches Öl auf die Innenfläche des Handgelenks geben: Wenn innerhalb von 24 Stunden keine Reizerscheinungen auftreten, so wird das ätherische Öl gut vertragen.

f) Zum Desinfizieren, Entgiften, zur Förderung der Vernarbung

Zur Verwendung kommen ätherische Öle von Lavendel, Eukalyptus oder Geranium: 1 - 2 Tropfen direkt auf die Wunde oder den Insektenstich.

g) Zur Behandlung von Verbrennungen

Essenzen von Kamille, Lavendel, Zitrone, Eukalyptus, Niaouli, Salbei und Wacholder zu gleichen Teilen mischen. Einige Tropfen dieser Mischung direkt auf Verbrennungen ersten bis zweiten Grades geben. Am ersten Tag mehrere Male, dann sukzessive weniger häufig. Der Schmerz läßt sehr rasch nach, und die Haut heilt in Rekordzeit.

h) Massageöl für Therapie und Hautpflege

Ein hautpflegendes Massageöl setzt sich aus einem oder mehreren hautfreundlichen Pflanzenölen (Avocado, Olive, Mandeln, Sesam, Weizenkeime) und 3 - 5 % ätherischem Öl nach Wahl zusammen. Ein Massageöl für therapeutische Zwecke dagegen enthält 10 - 15 % ätherisches Öl. Es dient zur Massage und Pflege eines kranken oder geschwächten Gliedes oder Organs. Im Fall von Leberkongestion zum Beispiel wirkt eine leichte, 10minütige Massage der Lebergegend mit einem Massageöl aus Olivenöl mit Essenzen von Rosmarin und Zitrone sehr günstig.

i) Reinigende und anregende oder beruhigende Abreibung

Abreibungen von Körperteilen oder des ganzen Körpers wirken belebend, erfrischend oder beruhigend, je nach dem verwendeten ätherischen Öl. Man tränkt einen Wattebausch mit einem Kräutertee oder einer Körpermilch und gibt zum Erfrischen einige Tropfen Zitronensaft und ätherisches Öl von Rosmarin, Kiefer oder Zitrone darauf. Damit reibt man den ganzen Körper (ohne Augengegend) ab. Wenn eine beruhigende Wirkung erwünscht ist, nimmt man ätherisches Öl von Lavendel und Kamille oder Majoran oder Melisse. Diese Behandlung wirkt rasch und kann bei Beschwerden fast jeder Art zusätzlich zu anderen Therapien angewendet werden.

j) Heilbäder

Heilbäder nehmen in der Naturheilkunde einen wichtigen Platz ein, sei es in Form von Vollbädern oder in den weniger aufwendigen Hand- oder Fußbädern. Sie alle haben einen heilenden Effekt. In der Haut der Hände und Füße laufen die Nervenenden aus dem ganzen Körper zusammen, daher die große Wirkung dieser einfachen Behandlungsmethode (vergleiche Reflexologie). Für ein Vollbad braucht man 20 - 30 Tropfen ätherisches Öl, für ein Hand- oder Fußbad etwa die Hälfte. Da die ätherischen Öle sich kaum mit Wasser mischen, fügen Sie sie am besten einer Badelotion, die einen Emulgator enthält, zu.

k) Haarpflege und Shampoo

Man gibt seinem üblichen Shampoo oder einem milden Babyshampoo je nach Beschaffenheit des Haares 1 - 3 Tropfen der folgenden ätherischen Öle zu:

- Bei fettem Haar: Zeder, Lavendel, Zitrone, Kiefer
- Bei trockenem Haar: Rosmarin, Quendel, Geranium, Melisse, Ylang-Ylang
- Bei normalem Haar: Salbei, Thymian
- Gegen Schuppen: Lavendel, Kadeöl (0,5 %)
- Bei blondem Haar: Kamille, Zitrone
- Gegen Läuse, Nissen, Haarausfall (bei Mensch und Tier): Lavendel, Minze, Kadeöl.

l) Gegen Stechmücken

Zum Fernhalten von Fliegen und Mücken eignen sich die Essenzen von: Zitronellgras, Lemongrass, Eukalyptus, Geranium, Minze. Geben Sie die ätherischen Öle direkt auf die Haut oder mischen Sie sie zu gleichen Teilen mit 70%igem Alkohol oder Olivenöl.

2. Diffusion aromatischer Essenzen

Ländliche und mehr noch gebirgige Gegenden werden von alters her gerne zur Erholung und Heilung von Krankheiten aufgesucht: man atmet dort leichter, die Luft ist besser. Die aromatischen Pflanzen produzieren ihr ätherisches Öl mit Hilfe der Sonnenenergie, der Wind verteilt die wunderbaren Düfte in allen Richtungen. Es bildet sich ein natürliches Aerosol mit ionisiertem Sauerstoff, die Atmosphäre wird gereinigt, die Körper von Mensch und Tier erfrischt und neu belebt. Die mit flüchtigen Aromen angereicherte, elektrisch geladene Luft wirkt keimtötend und belebend auf die Atmung und den ganzen Organismus.

2.1. Aerosoltherapie

Die Aerosoltherapie nutzt ätherische Öle zu Heilzwecken. Die Flüchtigkeit und die ionisierenden Eigenschaften der ätherischen Öle werden auf verschiedene Arten angewendet.

a) Verdampfung

Es gibt viele Möglichkeiten, ätherische Öle verdampfen zu lassen, zum Beispiel kann man einige Tropfen in einen Wasserverdunster oder Wasserzerstäuber geben. Ist kein solches Gerät vorhanden, so kann man auch einige Tropfen auf ein Tuch geben und dieses um eine Glühbirne binden, die man einige Minuten brennen läßt. Oder man kann auch ganz einfach einige Tropfen auf ein Taschentuch, aufs Kopfkissen, auf eine Decke geben.

b) Zerstäuben

Man gibt 5 % ätherisches Öl in Wasser oder denaturierten Alkohol in einen Zerstäuber, schüttelt gut durch, bevor man nach oben gerichtet zerstäubt. Verwendet werden: Eukalyptus, Lavendel, Rosmarin, Salbei, Kiefer, Zypresse, Patchouli, Lemongrass rein oder in Mischung. Die ätherischen Öle reinigen und desinfizieren die Luft. Sie zerstören die Keime ansteckender Krankheiten. Darüber hinaus bringen sie angenehme, natürliche Düfte ins Haus.

c) Diffusion

Im Handel werden elektrisch betriebene Diffusoren angeboten, die ohne Heizen und ohne Trägergas echte Aerosole produzieren. Ein guter Diffusor verteilt das ätherische Öl in sehr kleine Tröpfchen und vergrößert damit die Oberfläche um mehr als das Zehntausendfache. Dadurch wird die aromatisierende und ionisierende Wirkung verstärkt und die Kondensation verhindert. Ätherische Öle haben, wenn sie auf diese Art diffundiert werden, ein beachtliches Penetrationsvermögen, sie gehen durch die Poren der Haut. Sie erreichen die hintersten Winkel der Wohnungen und desinfizieren sie: daher die Anwendung bei ansteckenden Krankheiten und Epidemien.

d) Kuren mit aromatisierter Luft

Hierzu atmet man zweimal täglich in einem geschlossenen Raum 15 Minuten lang oder mehrmals täglich mit einigen tiefen Atemzügen das aromatische Aerosol aus einem Diffusor ein. Derartige Kuren sind nicht nur für Asthmatiker und Leute mit Erkrankungen der Atemwege von Nutzen. Sie haben eine belebende und entgiftende Wirkung auf den ganzen Körper und sind bei vielen Krankheiten, funktionellen und psychosomatischen, eine hilfreiche, milde und natürliche, ergänzende Therapie.

2.2 Wohltuende Parfums

»Parfum« verstehen wir hier nicht im kosmetischen, mondänen Sinn. Wir sehen die Duftstoffe alter Tradition getreu, als Seele und Quintessenz der Pflanzen, speziell der Blüten. Aromen und Parfums verfügen über ungeahnt heilsame, belebende und verjüngende Kräfte. Parfums und Aromen sind mit der Geschichte der Menschheit seit ihren Anfängen eng verbunden. In religiösen Riten, in der Heilkunde, in der Hygiene, in der Küche: Überall finden sich ihre Spuren. Man könnte ein umfangreiches Werk zu diesem Thema schreiben. Erinnert sei zum Beispiel an die Tatsache, daß die großen Seuchenzüge in Europa fast systematisch Parfu meure und ihre Werkstätten verschont haben. Aus neueren Forschungen geht hervor, daß strukturelle Beziehungen zwischen den aromatischen Ketten der ätherischen Öle und denjenigen menschlicher Gewebesäfte existieren. Blut, Lymphe, Speichel und Schweiß riechen angenehm, wenn man gesund und in Hochform ist; sie riechen übel, wenn man in schlechter Verfassung ist. Diese Feststellung wird jeder schon gemacht haben.

Die Aromastoffe der Pflanzen haben eine Wirkung auf Zellen in menschlichen Gewebesäften; sie fördern die Wiederherstellung der Gesundheit. Ein Geruch, den wir angenehm finden, ist auch wohltuend und therapeutisch wirksam. Parfums von natürlicher Herkunft und guter Qualität sind durchaus auch Hilfsmittel der Gesundheitspflege.

a) Zur Verwendung als Parfum geeignete ätherische Öle

Viele ätherische Öle können auch als Parfum verwendet werden. Beispiele sind Bergamotte, Zimt, Zeder, Zitrone, Zitronelle, Zypresse, Elemi, Weihrauch, Eukalyptus, Geranium, Gewürznelke, Lavendel, Lavandin, Lemongrass, Mandarine, Majoran, die Minzenarten, Muskat, Palmarosa, Myrrhe, Orange, Kiefer, Grapefruit, Patchouli, Rosmarin, Rose, Rosenholz, Sandelholz, Heiligenkraut, die Salbeiarten, die Thymianarten, Vetivergras, Ylang-Ylang, Verveine.

b) Herstellung eines persönlichen Parfums

Es ist recht interessant, Mischungen auszuprobieren und mit Hilfe des Geruchssinnes herauszufinden, welche davon einem entsprechen und gefallen. Dazu verwenden Sie am besten reine ätherische Öle oder Verdünnungen mit mindestens 70 % Alkohol.

c) Mischungsverhältnisse für Parfums, Eaux de toilette und so weiter

Eau de Cologne:	3 % ätherisches Öl + Alkohol (70 %ig)
Eau de toilette:	6 % ätherisches Öl + Alkohol (70 %ig)
Parfum:	20 % ätherisches Öl + Alkohol (90 %ig) oder 20 % ätherisches Öl + Pflanzenöl (Olive, Mandel, Sesam).
Rasierwasser:	Man gibt zu einem *Eau de toilette* etwas Glyzerin.

d) Fixieren von Parfums

Gewisse ätherische Öle können ein Parfum fixieren, das heißt, wenn sie in kleiner Menge einer Mischung zugegeben werden, fixieren sie die flüchtigen Stoffe und lassen sie länger haften. Solche ätherischen Öle sind zum Beispiel Muskat, Gewürznelke, Rosenholz, Sandelholz, Muskateller-Salbei, Vetivergras.

Aromatisieren von Gebäck und Würzen von Speisen

Gewisse ätherische Öle werden auch in der Küche gebraucht, besonders bei der Herstellung von Gebäck. Sie sollten dabei allerdings vorsichtig vorgehen und die Konzentration der Essenzen berücksichtigen. Als Verdünnungsmittel kommen in Frage: hochprozentiger Alkohol, Öle und Fette, eventuell Joghurt, Rahm, Honig oder Eigelb (das geschlagen werden muß, um eine stabile Mischung zu erhalten). Von den ätherischen Ölen aus Zitrone, Orange, Mandarine, Grapefruit gibt man 10 - 30 Tropfen auf 1 kg Teig für Feingebäck. Im gleichen Mengenverhältnis können Cremes, Puddings, Eis und so weiter aromatisiert werden. Essenzen aus Zimt, Kümmel, Anis, Fenchel oder Gewürznelken verwenden Sie in der Dosis von 1 - 5 Tropfen pro kg für entsprechende Rezepte.

Wer selbst Brot backt, kann es zum Beispiel mit Kümmel auf angenehme und gesunde Weise aromatisieren. Zum Würzen von allerlei Gerichten eignen sich die ätherischen Öle von Küchenkräutern in der Dosis von 1 - 3 Tropfen, mit 1 - 2 Löffeln Öl verdünnt.

Ein Tropfen Petersilienöl gibt einer Salatsauce das »gewisse Etwas«, frische Kräuter allerdings bleiben unersetzlich. Auch Honig können Sie aromatisieren. 3 - 5 Tropfen Lavendel- oder Rosmarinöl werden mit 1 kg Honig gut gemischt. 2 - 3 Tropfen Basilikumöl genügen für eine »Sauce au pistou«. Probieren Sie selbst aus, was Ihnen am besten zusagt!

Kapitel VII

Verzeichnis der ätherischen Öle und ihrer Eigenschaften

Zum Problem der Ausbeute bei Pflanzen mit wenig ätherischem Öl

Eine strikte Trennung zwischen aromatischen (ätherisches Öl produzierenden) und nicht-aromatischen (kein ätherisches Öl enthaltenden) Pflanzen existiert nicht. Es gibt eine Zwischengruppe von Pflanzen mit sehr geringem Gehalt an ätherischem Öl, die medizinisch ebenfalls interessant ist. Bei der Destillation von Pflanzen mit sehr kleiner Ausbeute an ätherischem Öl stellt sich die Aufgabe, eine qualitativ hochwertige Essenz zu erhalten, die noch bezahlbar ist.

Bei der gängigen Methode gewinnt man das ätherische Öl durch Ausziehen mit Lösungsmitteln. Das ist relativ billig und effektiv. Leider bleiben, wie wir schon früher gesehen haben, Reste vom Lösungsmittel im Endprodukt, die es für die Anwendung in der Aromatherapie ungeeignet machen.

Ein wegen der hohen Herstellungskosten nur selten angewendetes Verfahren ist die Destillation unter hohem Druck mit Hilfe eines Flüssiggases anstelle von Wasserdampf. Sie liefert qualitativ gute, aber sehr kostspielige Produkte.

Als Ausweg bietet sich eine dritte Methode an: Destillation mit »synergistischem Mitreißen«. Es geht dabei um eine doppelte Synergie, in technischer und medizinischer Hinsicht. Für eine Pflanze mit schlechter Ausbeute an ätherischem Öl sucht man eine oder zwei andere, die

- bei gemeinsamem Destillieren die Ausbeute der ersten verbessern,
- deren therapeutische Eigenschaften in die gleiche Richtung gehen und
- deren Einzelwirkungen sich in der Mischung ergänzen, eventuell verstärken.

Derart gewonnene ätherische Öle dürfen nicht als »rein« bezeichnet werden, da sie von zwei bis drei Pflanzen zugleich erhalten wurden. Die Zugaben müssen im Klartext (oder codiert) deklariert werden. Einige Beisiele für diese Methode:

- Lindensplint wird mit Birke destilliert,
- Melisse wird mit Lemongrass destilliert,
- Spierstaude wird mit Provence-Rosmarin destilliert.

Wenn wir uns bewußt machen, daß zur Gewinnung von einem Liter ätherischem Öl zum Beispiel von Melisse 7 Tonnen Frischpflanze und von Veilchen 20 Tonnen Frischpflanze benötigt werden, verstehen wir, weshalb diese Essenzen so teuer sind und daß die Versuchung zu Verfälschung und Verschnitt sehr groß ist.

Begünstigt durch den heutigen Trend »zurück zur Natur«, trifft man auch gewisse Scharlatane, die schamlos alles, was von Pflanzen stammt, in jeder Form und zu jedem Zweck verkaufen, wenn es nur Geld einbringt.

Gegen diese Art des Mißbrauchs schützt man sich am besten durch gründliche, seriöse Information, und indem man seinen gesunden Menschenverstand walten läßt.

In diesem Kapitel folgt nun ein alphabetisches Verzeichnis von ungefähr 150 ätherischen Ölen.

Der letzte Teil dieses Kapitels gibt eine Klassifizierung der ätherischen Öle nach der Häufigkeit ihrer Verwendung (gebräuchlich – selten) und ihrer Preise (günstig – teuer). Diese Übersicht erleichtert die Auswahl geeigneter ätherischer Öle nach dem therapeutischen Index in Kapitel VIII.

Verzeichnis der ätherischen Öle

Legende für die verwendeten Pflanzenteile:

B	–	Blüten
Bl	–	Blätter
gPf	–	ganze Pflanze
H	–	Harz
Ho	–	Holz
N	–	Nadeln
R	–	Rinde
S	–	Samen
Sch	–	Schale
W	–	Wurzel

Achillea ligustica:
Achillea ligustica AILL. (gPf + B) – Asteraceae
Eigenschaften: Beruhigend und entspannend, entzündungshemmend, Antihistaminikum; wirkt anregend auf Leber und Galle: fördert die Gallenproduktion und die Entleerung der Gallenblase; wirkt gegen Katarrh und Rheuma.
Indikationen: Nervosität, Nervenschwäche, Neuralgien, entzündliche Prozesse und Allergien; Leber-Gallen-Insuffizienz; Bronchitis; Rheuma.
Hauptbestandteile: Chamazulen, 1-8-Cineol, Kampfer, Thujon.
Kontraindikationen, Nebenwirkungen: Wirkt abtreibend und als Nervengift, wenn bei innerlicher Anwendung die Dosis überschritten wird.

Agastache:
Agastache foeniculum (gPf + B) – Labiatae
Eigenschaften: Krampflösend, nervenregulierend, entzündungshemmend, schmerzstillend; stauungslösend in Venen und Prostata; gegen Infektionen.
Indikationen: Aerophagie, Gastritis, Hepatitis, Magen-Darm-Krämpfe; Spasmophilie, Nervenschwäche, Angstzustände, Asthenie; kongestive Prostataentzündung; venöse Kreislaufstörungen, Krampfadern; Polyarthritis.
Hauptbestandteile: Methylchavicol, Limonen, β-Caryophyllin, Germacren, Menthon.
Kontraindikationen, Nebenwirkungen: Bei normaler Dosierung keine bekannt.

Alant:
Inula helenium L. (W) – Asteraceae/Compositae
Eigenschaften: Antiseptisch, beruhigend, fördert die Lebertätigkeit, harntreibend (fördert die Ausscheidung von Harnstoff und Chloriden), antiasthmatisch, hustenlindernd, verdauungsfördernd, menstruationsfördernd, gegen Eingeweidewürmer, vernarbungsfördernd.

Indikationen: Bronchitis, Insuffizienz von Leber und Galle, Gicht, Nierensteine, Asthma, Husten, Verdauungsbeschwerden, ausbleibende oder schmerzhafte Monatsblutung, Darmparasiten.
Hauptbestandteile: Alantolacton, Alantol-Säure.
Kontraindikationen, Nebenwirkungen: Bei äußerlicher Anwendung allergische Reaktion. Bei innerlicher Anwendung die Dosierung genau einhalten.

Ammi:
(Khella) Ammi visnaga L. (gPf + S) – Apiaceae/Umbelliferae
Eigenschaften: Erweitert die Herzkranzgefäße, hemmt die Blutgerinnung, wirkt antiasthmatisch, gegen Darmentzündung.
Indikationen: Koronarinsuffizienz, Atheriosklerose; Asthma; Nieren- und Gallenkoliken; Colitis.
Hauptbestandteile: Visnadin, Kellin, Kellol, Linalool.
Kontraindikationen, Nebenwirkungen: Bei äußerlicher Anwendung Photosensibilisierung.

Anis:
Pimpinella anisum L. (S) – Apiaceae/Umbelliferae
Eigenschaften: Appetitanregend, beruhigend, krampflösend, stimuliert die Magentätigkeit, das neuromuskuläre System, die Blutzirkulation. Gegen Erkrankungen der Bronchien. Wirkt antiseptisch, als Darmdesinfiziens. Fördert die Milchbildung.
Indikationen: Magenschmerzen, Verdauungsbeschwerden, Aerophagie, Blähungen, spasmische Colitis; Asthma, Atembeschwerden nervösen Ursprungs; Herzklopfen, Angina pectoris; gestörte, schmerzhafte Monatsblutung, Wechseljahre; rheumatische Nervenschmerzen; Darmparasiten.
Hauptbestandteile: Anethol, Methylchavicol, Anissäure.
Kontraindikationen, Nebenwirkungen: Bei innerlicher Anwendung ist die Dosierung für Kinder und schwangere Frauen genau einzuhalten.

Artemisia:

Artemisia arborescens L. (gPfl) – Asteraceae/Compositae

Eigenschaften: Appetitanregend, belebend, antiasthmatisch.

Vorsicht: in hohen Dosen toxisch!

Indikationen: Langsame Verdauung, Asthenie; Asthma, asthmatischer und Bronchialkatarrh; Hautkrankheiten.

Hauptbestandteile: Azulen, Chamazulen, Borneol, Isovalerian-Ester, Pelargon-Ester, Limonen.

Kontraindikationen, Nebenwirkungen: Bei innerlicher Anwendung ist die Dosierung für Kinder und Schwangere genau einzuhalten.

Baldrian:

Valeriana officinalis (W) – Valerianaceae.

Eigenschaften: Ausgleichende Wirkung auf Nerven, Psyche und Herz, krampflindernd und -lösend, beruhigend, hypothermisierend.

Indikationen: Psychische und sensorische Übererregbarkeit, Schüttelkrämpfe (Parkinsonsche Krankheit), Neurasthenie, Schlaflosigkeit, Tachykardie, Spasmophilie, Fieber, „Hitzewallungen", Malaria, nervöses Asthma.

Hauptbestandteile: Isovalerian-Säure, Bornyl-Isovalerat, a-Terpineol, Kessyl-Alkohol und -Acetat, a-Pinen, Camphen, Limonen, Borneol, Kampfer.

Kontraindikationen, Nebenwirkungen: Bei normaler Dosierung keine bekannt, in hohen Dosen toxisch. Kann bei längerem Gebrauch zu Gewöhnung führen.

Basilikum, Echtes:

Ocimum basilicum L. (gPf) – Lamiaceae/Labiatae

Eigenschaften: Krampflindernd, beruhigend auf das Nervensystem; entzündungshemmend, schmerzstillend; mindert den Blutandrang in den Venen; schützt vor Ansteckungen, bakteriellen und viralen Erkrankungen.

Indikationen: Asthenie, Depression, Angstzustände, Nervenleiden, Schwäche der Nebennierenrinde; Aerophagie, Magenkrämpfe; virale Hepatitis; rheumatische Polyarthritis.

Hauptbestandteile: Methylchavicol, Cineol, l-Linalool, Eugenol.
Kontraindikationen, Nebenwirkungen: Bei normaler Dosierung keine bekannt.

Basilikum, Großblättriges:
Ocimum basilicum album (gPf) – Lamiaceae/Labiatae
Eigenschaften: Allgemein stärkend und belebend (Verdauung, Leber und Galle, Kreislauf und Nerven); mindert den Blutandrang in Prostata und Gebärmutter.
Indikationen: Leber- und Galleninsuffizienz, Kongestion in Prostata und Gebärmutter, Blasenentzündung; Herzrhythmusstörungen; Asthenie, Psychasthenie.
Hauptbestandteile: Linalool, Fenchol, β-Caryophillin, Methylchavicol, Estragol.
Kontraindikationen, Nebenwirkungen: Bei normaler Dosierung keine bekannt.

Basilikum, Eugenol-:
Ocimum gratissimum L., Eugenol-Chemotyp (gPf) – Labiatae
Eigenschaften: Anti-infektiöse, bakterizide (Staphylococcus aureus und albus, Streptococcus β-Hämolyse, Pneumococcus) und antivirale Wirkung; verdauungsfördernd und nervenstärkend.
Indikationen: Insuffizienz von Leber und Bauchspeicheldrüse; Arthrosen; Bronchitis, Angina; Nervenleiden; Darmparasiten.
Hauptbestandteile: Eugenol, β-Caryophyllin, β-Ocimen, α-Terpineol.
Kontraindikationen, Nebenwirkungen: Bei äußerlichem Gebrauch ätzend auf der Haut; reizt bei innerlicher Anwendung im Falle einer Überdosis die Leber.

Bay:
Myrcia acris, Pimenta racemosa miller (Bl + B) – Myrtaceae
Eigenschaften: Regt die Blutzirkulation an; wirkt beruhigend auf das vegetative Nervensystem, antiseptisch, antiinfektiös, antibakteriell und wundheilend.

Indikationen: Blasenentzündung, Harnröhrenentzündung, Leukorrhoe (Weißfluß), virale Hepatitis, Colitis, Enterocolitis; niedriger Blutdruck, Asthenie; Zahnschmerzen, Neuralgien, rheumatische Polyarthritis.
Hauptbestandteile: Eugenol, Methyleugenol, Chavicol, α-Pinen, Limonen, Myrcen, Citral.
Kontraindikationen, Nebenwirkungen: Bei normaler Dosierung keine bekannt.

Beifuß:
Artemisia vulgaris L. (gPf) – Asteraceae/Compositae
Eigenschaften: Appetitanregend, stärkend, gegen Krämpfe, fördert den Gallenfluß, wurmtreibend; wirkt regulierend auf den weiblichen Zyklus, fördert die Menstruation.
Indikationen: Zu starke, zu schwache oder ausbleibende Monatsblutung; Appetitlosigkeit, Leber- und Galleninsuffizienz; Wurmmittel.
Hauptbestandteile: α-Thujon, Kampfer, Cineol, d-Hydromatricaria-Ester.
Kontraindikationen, Nebenwirkungen: Bei innerlicher Anwendung ist die Dosierung für Kinder und schwangere Frauen genau einzuhalten.

Benzoe:
Styrax benzoe Dryander (H) – Styracaceae
Eigenschaften: Gegen Erkrankungen der Atemwege, desinfiziert und wirkt auswurffördernd; fördert die Vernarbung, bei Hautkrankheiten, zur Gesichtspflege.
Indikationen: Atembeschwerden; Wunden, Geschwüre, Frostbeulen, Verbrennungen; Hautkrankheiten, Schuppenflechte, Ekzeme, Akne.
Hauptbestandteile: Coniferyl-Benzoat (Ester), Zimtsäure.
Kontraindikationen, Nebenwirkungen: Bei normaler Dosierung keine bekannt.

Bergamotte:

Citrus aurantium L. var. bergamia (Sch) – Rutaceae

Eigenschaften: Antiseptisch und bakterizid; wirkt regenerierend auf Hypothalamus; fördert die Vernarbung; appetitanregend, fiebersenkend, wurmtreibend; bräunt die Haut.

Indikationen: Darminfektionen, Koliken, Appetitlosigkeit, Darmparasiten; Schlaflosigkeit, innere Unruhe; Malaria; Wunden, Hautkrankheiten, Schuppenflechte.

Hauptbestandteile: l-Linalylacetat, d-Limonen, Bergapten, Nerol, Citral.

Kontraindikationen, Nebenwirkungen: Bei äußerlicher Anwendung starke Photosensibilisierung.

Berufskraut, Kanadisches:

Erigeron canadensis L. (gPf + B) – Compositae

Eigenschaften: Harntreibend, adstringierend, scheidet Harnsäure aus.

Indikationen: Rheuma, Gicht, Nierenentzündung, Albuminurie (Eiweiß im Harn), Durchfall.

Hauptbestandteile: Citronellol, Menthen, δ-Limonen, δ-l-Terpineol.

Kontraindikationen, Nebenwirkungen: Bei normaler Dosierung keine bekannt.

Birke, Gelb-:

Betula alleghaniensis S. (R) – Betulaceae

Eigenschaften: Entkrampfend, entzündungshemmend, entwässernd, anregend für die Leber.

Indikationen: Rheuma, Arthritis, Sehnenentzündung, Krämpfe; leichte Leberschwäche; Kopfschmerzen.

Hauptbestandteile: Methylsalizylat.

Kontraindikationen, Nebenwirkungen: Bei normaler Dosierung keine bekannt.

Birke, Schwarz-:

Betula lenta L. (R + Ho) – Betulaceae

Eigenschaften: Harntreibend, fördert die Ausscheidung von Harn-

stoff, Harnsäure und Chloriden; blutreinigend, gegen Rheuma; heilend bei Wunden und Geschwüren.
Indikationen: Gicht, Urämie, ungenügende Harnausscheidung, Nierenentzündung, Ödeme; Rheuma, Arthritis; Hautausschlag. Geschwüre, Schuppenflechte.
Hauptbestandteile: Methylsalizylat.
Kontraindikationen, Nebenwirkungen: Bei normaler Dosierung keine bekannt.

Bitterorange:
siehe unter *Pomeranze.*

Bohnenkraut, Garten-:
Satureja hortensis L. (gPf + B) – Labiatae
Eigenschaften: Wirkt kraftvoll gegen Infektionen, Bakterien, Viren, Pilzerreger und Parasiten; physisch und geistig, die Verdauung und den Magendarmtrakt stärkend und anregend; erhöht den Blutdruck; gegen Rheuma.
Indikationen: Infektions- und Viruskrankheiten im gesamten Organismus; physische, nervöse und sexuelle Asthenie; niedriger Blutdruck; Rheuma; Mykosen.
Hauptbestandteile: Carvacrol, α-β-Terpinen, p-Zymen, Thymol, b-Caryophyllin, Cineol.
Kontraindikationen, Nebenwirkungen: Vorsicht bei äußerlicher Anwendung (sehr lokalisiert); ätzende Wirkung auf Haut und Schleimhäute.

Bohnenkraut, Berg-:
Satureja montana L. (gPf + B) – Labiatae
Eigenschaften: Wirkt kraftvoll gegen Infektionen, Bakterien, Viren, Pilzerreger, Parasiten; anregend auf die Immunabwehr, geistig und physisch stärkend und anregend (Nervensystem, Kreislauf, Verdauung und Magendarmtrakt); erhöht den Blutdruck; gegen Rheuma, entzündungshemmend, schmerzstillend.
Indikationen: Bronchitisinfektion, Tuberkulose, Grippe, Sinusitis;

Verdauungsbeschwerden, Enteritis und Enterocolitis, Durchfall, Amöbenruhr, Malaria; Blasenentzündung durch Candida-Pilze und Gonokokken, Prostataentzündung; physische, nervöse und sexuelle Asthenie; Lymphdrüsenschwellung; niedriger Blutdruck; Rheuma, Arthritis, rheumatische Polyarthritis; Schuppenflechte, Aphten, Mykosen.
Hauptbestandteile: Carvacrol, α-γ-Terpinen, Thymol, p-Zymen, β-Caryophyllin, α-Humulen, Linalool, Damascenin.
Kontraindikationen, Nebenwirkungen: Vorsicht bei äußerlicher Anwendung (sehr lokalisiert); ätzende Wirkung auf Haut und Schleimhäute.

Boldo:
Peumus boldus Mol. (Bl) – Monimiaceae
Eigenschaften: Fördert den Gallenfluß; allgemeines Stärkungsmittel; harntreibend; leicht hypnotische Wirkung.
Indikationen: Leber- und Gallenschwäche; Pilzerkrankungen (Candida) des Darms und der Vagina.
Hauptbestandteile: Eucalyptol, Ascaridol, Boldin.
Kontraindikationen, Nebenwirkungen: Bei innerer Anwendung ist die Dosierung für schwangere Frauen und Kinder genau einzuhalten.

Borneokampfer (Borneol):
Dryobalanops camphora (H)
(Dryobalanops aromatica Gärtn) (Ho) – Hypericaceae
Eigenschaften: Wirkt allgemein kräftig belebend, herzstärkend; antiseptisch bei Erkrankungen der Atemwege, schmerzlösend; Aphrodisiakum.
Indikationen: Physische und sexuelle Asthenie, Depression, Erschöpfung; Herzinsuffizienz; Infektionskrankheiten; rheumatische Neuralgien.
Hauptbestandteile: d-Borneol, α-Pinen.
Kontraindikationen, Nebenwirkungen: Bei normaler Dosierung keine

bekannt. Nicht mit japanischem oder chinesischem Kampfer verwechseln, der durch seinen Ketongehalt toxisch ist.

Bucco:

Barosma betulina (Bl) – Rutaceae

Eigenschaften: Harntreibend, wirkt desinfizierend auf die Harnwege, gegen Kolibakterien; belebend, appetitanregend; bei Erkrankungen der Atemwege.

Indikationen: Grippe, Bronchitis; Infektionen der Harnwege, Blasenentzündung, durch Kolibakterien hervorgerufene Erkrankungen; zu langsame Verdauung.

Hauptbestandteile: d-Limonen, Dipenten, Diphenol (Bucco-Kampfer).

Kontraindikationen, Nebenwirkungen: Keine bekannt.

Buchsbaum:

Buxus sempervirens (Bl) – Buxaceae

Das ätherische Öl wird durch „synergistisches Mitreißen“ gewonnen.

Eigenschaften: Abführendes Blutreinigungsmittel; fördert den Gallenfluß; „Anti-Krebsmittel“.

Bupleurum:

Bupleurum fruticosum L. (gPf) – Apiaceae

Eigenschaften: Gegen Infektionen, Mikroben und Bakterien, keimtötend in der Luft; allgemeines, physisches und geistiges Stärkungs- und Anregungsmittel.

Indikationen: Infektionen der Atemwege und des Verdauungssystems; Magen-Darm-Atonie; Asthenie, Erschöpfung; Desinfektion der Luft.

Hauptbestandteile: Limonen, β-α-Phellandren, Carvacrol, Citronellol, Bupleurol (Dihydronerol).

Kontraindikationen, Nebenwirkungen: Keine bekannt.

Calaminthe:

Calamintha nepeta Sav. ssp. nepeta Briq., C. parviflora Lam., C. sylvatica Bromf. (gPf + B) – Labiatae

Eigenschaften: Anregend und stärkend für Gehirn, Atemwege, Verdauung, Leber und Galle; gegen Infektionen und Pilze, schleimlösend; wirkt regulierend auf die Schilddrüse.

Indikationen: Asthenie; Insuffizienz der Atemwege, Bronchitis, Sinusitis; Verdauungsbeschwerden, Leber-Galle-Insuffizienz; Pilzerkrankungen (Candida-Mykose, Aspergillose); Schilddrüsenüberfunktion.

Hauptbestandteile: Pugelon, l-Menthon, Calamenthon, l-α-Pinen.

Kontraindikationen, Nebenwirkungen: Bei innerer Anwendung in schwacher Dosierung verwenden; von Kindern und schwangeren Frauen zu meiden.

Cananga:

Cananga odorata macrophylla Lam., Baill., Hook. et Thom. (Indonesien, Java) (B) – Anonaceae

Eigenschaften: Krampflösend, ausgleichend, gegen Infektionen der Atemwege; allgemeines Stimulans und sexuelles Tonikum.

Indikationen: Zur Herzstimulanz, Bluthochdruck, Tachykardie; sexuelle Asthenie, Frigidität, Impotenz.

Hauptbestandteile: Linalool, Kresolmethyläther, Farnesol, α-Farnesen, Benzylacetat und Geranylacetat.

Kontraindikationen, Nebenwirkungen: Bei normaler Dosierung keine bekannt.

Siehe auch unter *Ylang-Ylang*.

Cistrose:

Cistus ladaniferus L. (Bl) – Cistaceae

Eigenschaften: gegen Infektionen und Viren; blutstillend; regulierend auf das vegetative Nervensystem; adstringierend und stärkend; fördert die Vernarbung von Wunden; bei Erkrankungen im Brustraum.

Indikationen: Ansteckende Kinderkrankheiten, Viruserkrankungen,

Blutungen, Autoimmunkrankheiten; rheumatische Polyarthritis, multiple Sklerose, vegetative Dystonie; Wunden, Geschwüre.
Hauptbestandteile: α-Pinen, Camphen, Borneol, Labdan-8-α, Labdanol, Acetophenon, Eugenon, Trimethylil 1,5-5-Cyclohexanon-6, Ledol.
Kontraindikationen, Nebenwirkungen: Bei normaler Dosierung keine bekannt.

Dill:
Anethum graveolens L. (S) – Apiaceae/Umbelliferae
Eigenschaften: Verdauungsfördernd, stärkend und krampflösend, harntreibend, antiseptisch, wurmtreibend; Wundheilmittel.
Indikationen: Verdauungsbeschwerden, Leber- und Galleninsuffizienz; Brochitis; Darmparasiten; Wunden.
Hauptbestandteile: Carvon, Anethol, Limonen.
Kontraindikationen, Nebenwirkungen: Wirkt abtreibend und als Nervengift, wenn bei innerlicher Anwendung die Dosis überschritten wird.

Douglasie
siehe unter *Tanne, Douglas-*.

Eberraute:
Artemisia abrotanum (gPf) – Asteraceae/Compositae
Eigenschaften: Appetitanregend und stärkend; schweißtreibend; wurm-treibend; die Menstruation fördernd.
Kontraindikationen, Nebenwirkungen: In hohen Dosen toxisch.

Elemi:
Canarium luzonicum Miq. (H) – Burseraceae
Eigenschaften: Vernarbungsfördernd, antiseptisch; gut bei Erkrankungen der Atemwege, hustenlösend; verdauungsregulierend.
Indikationen: Wunden, Geschwüre, Krampfadergeschwüre; Bronchitis; Verdauungsbeschwerden, Durchfall, Enterospasmus, Amöbenruhr.

Hauptbestandteile: Elemol, Elemicin, Dipenten, Terpineol, Limonen, Phellandren.
Kontraindikationen, Nebenwirkungen: Bei normaler Dosierung keine bekannt.

Engelwurz:

Angelica archangelica L. (W) – Apiaceae/Umbelliferae
Eigenschaften: Appetit- und verdauungsanregend, gegen Blähungen; allgemeines Stärkungs- und Ableitungsmittel; krampflösend, fiebersenkend; bei Erkrankungen der Atemwege.
Indikationen: Blähungen, Übelkeit; Herzklopfen, Nervosität, Angstzustände, Erschöpfung, Schlaflosigkeit; Enterospasmus, Nierenentzündung, Urämie; Malaria. Bei Kindern Behandlung von Verdauungsproblemen nervösen Ursprungs.
Hauptbestandteile: d-α-Phellandren, Osthenol, Osthol.
Kontraindikationen, Nebenwirkungen: Bei äußerlicher Anwendung Photosensibilisierung.

Enzian:

Gentiana lutea L. (W) – Gentianaceae
Eigenschaften: Bitteres Tonikum, verdauungsfördernd, blutreinigend, antiseptisch, krampflösend; gegen Rheuma; ausgleichende Wirkung auf das vegetative Nervensystem.
Indikationen: Appetitlosigkeit, allgemeine Erschöpfung, Dyspepsie, Magen- und Darmatonie, Leberinsuffizienz, Durchfall, Gicht, Malaria; Darmparasiten.
Hauptbestandteile: Gentiotansäure.
Kontraindikationen, Nebenwirkungen: Bei hoher Dosierung Verdauungsprobleme und Erbrechen.

Estragon:

Artemisia dracunculus L. (gPf) – Asteraceae/Compositae
Eigenschaften: Allgemein anregend, verdauungsfördernd, magenstärkend; harntreibend, krampflösend; gegen Rheuma; menstruationsfördernd; wurmtreibend, gegen Viren; „Anti-Krebsmittel".

Indikationen: Aerophagie, Schluckauf, entzündliche und spasmische Colitis, Verstopfung; neuromuskuläre Krämpfe, Spasmophilie, vegetative Dystonie; schmerzhafte oder unregelmäßige Monatsblutung, prämenstruelle Schmerzen; Viruskrankheiten; Nierenentzündung, Ischias; Darmparasiten.
Hauptbestandteile: Methylchavicol, Estragol, Zymen, Linalylacetat.
Kontraindikationen, Nebenwirkungen: Bei normaler Dosierung keine bekannt.

Eucalyptus citriodora:
Eucalyptus citriodora Hook. (Bl) – Myrtaceae
Eigenschaften: Entzündungshemmend, beruhigend, schmerzstillend; gegen Rheuma, gegen Infektionen.
Indikationen: Arthritis, Rheuma, rheumatische Polyarthritis; Bluthochdruck; Gürtelrose; Blasenentzündung, Scheidenentzündung.
Hauptbestandteile: Citronellal, Citronellol, Geraniol.
Kontraindikationen, Nebenwirkungen: Bei normaler Dosierung keine bekannt.

Eucalyptus camaldulensis:
Eucalyptus camaldulensis (Bl) – Myrtaceae
Eigenschaften: Antiseptisch, hustenlindernd, neurolytisch.
Indikationen: Beschwerden im Hals-Nasen-Ohren-Bereich; Nervenschwäche.
Hauptbestandteile: 1-8-Cineol, α-pinen, Limonen.
Kontraindikationen, Nebenwirkungen: Bei Säuglingen und Kleinkindern ist die innerliche und äußerliche Anwendung zu vermeiden, die Luftzerstäubung ausgenommen.

Eucalyptus dives:
Eucalyptus dives Schau (Bl) – Myrtaceae
Eigenschaften: Wirkt gegen Infektionen der Lungen und Nieren, gegen Katarrh und schleimlösend; regenerierend für die Nieren.
Indikationen: Beschwerden im Hals-Nasen-Ohren-Bereich, Bron-

chitis, Angina, Otitis, Sinusitis; Nierenentzündung, Urämie; Scheidenentzündung.
Hauptbestandteile: Piperiton, Phellandren, Linalool.
Kontraindikationen, Nebenwirkungen: Bei innerer Anwendung ist die Dosierung für Kinder und schwangere Frauen genau einzuhalten.

Eucalyptus globulus:
Eucalyptus globulus Labill. (Bl) – Myrtaceae
Eigenschaften: Antiseptisch bei Erkrankungen der Atemwege und Harnweginfektionen, hustenlindernd; anregendes Adstringens; blutstillend und vernarbungsfördernd, schmerzstillend; gegen Diabetes und Rheuma; gegen Pilzerreger und Parasiten.
Indikationen: Beschwerden im Hals-Nasen-Ohren-Bereich, Bronchitis, Sinusitis, Grippe, Angina, Rhinopharyngitis, Otitis; Blasenentzündung, Erkrankungen durch Kolibakterien; Malaria; Rheuma; Wunden, Hautentzündungen durch Bakterien und Pilze (Candida); Darmparasiten.
Hauptbestandteile: 1-8-Cineol, d-α-Pinen, Terpineol, Isoborneol, Globulol.
Kontraindikationen, Nebenwirkungen: Bei Säuglingen und Kleinkindern ist die innerliche und äußerliche Anwendung zu vermeiden, die Luftzerstäubung ausgenommen.

Eucalyptus polybractea:
Eucalyptus polybractea Baker, Crypton-Chemotyp (Bl) – Myrtaceae
Eigenschaften: Gegen Katarrh, schleimlösend, entzündungshemmend; gegen Infektionen, Bakterien, Viren, Amöben, Malariaerreger; mindert den Blutandrang in der Prostata.
Indikationen: Beschwerden im Hals-Nasen-Ohren-Bereich; durch Bakterien und Viren hervorgerufene Epidemien, durch Amöben verursachte Enterocolitis, Malaria; virale und kongestive Entzündung der Prostata; Kondylome; rheumatische Polyarthritis.

Hauptbestandteile: Crypton, Para-Zymen, Cuminal, 1-8-Cineol, Phellandral.
Kontraindikationen, Nebenwirkungen: Bei innerlicher Anwendung ist die Dosierung für Kinder und schwangere Frauen genau einzuhalten.

Eucalyptus radiata:
Eucalyptus radiata Sieb. (Bl) – Myrtaceae
Eigenschaften: Antiseptisch, hustenlindernd; fördert die Wundheilung, gegen Bakterien und Viren, entzündungshemmend; Ableitungsmittel für das humorale Terrain.
Indikationen: Beschwerden im Hals-Nasen-Ohren-Bereich (Bronchitis, Grippe, Rhinopharyngitis, Sinusitis, Husten u. ä.); Weißfluß, Scheidenentzündung; Bindehautentzündung; Wunden, Akne, Hautparasiten; Asthenie, Plethora.
Hauptbestandteile: 1-8-Cineol, α-Terpineol, Geraniol, Phellandren, Piperiton, Piperitol.
Kontraindikationen, Nebenwirkungen: Bei normaler Dosierung keine bekannt.

Eucalyptus smithii:
Eucalyptus smithii RT Baker (Bl) – Myrtaceae
Eigenschaften: Gegen Infektionen, schleimlösend, gegen Katarrh; anregend; ableitend, schmerzstillend; gegen Rheuma.
Indikationen: Beschwerden im Hals-Nasen-Ohren- und im Urogenital-Bereich; Rheuma; Asthenie.
Hauptbestandteile: 1-8-Cineol, α-Pinen.
Kontraindikationen, Nebenwirkungen: Bei Säuglingen und Kleinkindern ist die innerliche und äußerliche Anwendung zu vermeiden, die Luftzerstäubung ausgenommen.

Fenchel, Milder Garten-:
Foeniculum vulgare Miller var. dulce (S) – Apiaceae/Umbelliferae
Eigenschaften: Kraftvolles Diuretikum, anregend, entzieht dem

Organismus Chlorid und fördert die vermehrte Ausscheidung von Stickstoff im Harn; schleimlösend, bei Erkrankungen der Atemwege; gegen Würmer und Parasiten, bei Blähungen; regt die Gallenproduktion und Entleerung der Gallenblase an, menstruationsfördernd, fördert die Milchbildung.
Indikationen: Atonische Verdauung, Blähungen, Verstopfung, Steinbildung in den Harnwegen, Nierenentzündung, ungenügende Harnausscheidung, Gicht; ausbleibende Monatsblutung; Darmparasiten. Bei äußerlicher Anwendung erweichend: Ekchymosen (Hautblutungen), leichte Brustdrüsenentzündung.
Hauptbestandteile: Anethol, d-Phellandren, δ-Limonen.
Kontraindikationen, Nebenwirkungen: Bei innerlicher Anwendung ist die Dosierung für Kinder und schwangere Frauen genau einzuhalten.

Fenchel, Wilder -:
Foeniculum vulgare Miller var. acer (gPf + B) – Apiaceae/Umbelliferae
Eigenschaften: Tonikum für die Nerven und für die Verdauung, harntreibend; fördert durch östrogenähnliche Eigenschaften die Menstruation und die Milchbildung; neuromuskuläres Antispastikum; schmerzstillend; regt die Gallenproduktion und Entleerung der Gallenblase an; antiseptisch.
Indikationen: Magenschmerzen, spasmische Colitis, Verdauungsbeschwerden, Aerophagie, Blähungen, Verstopfung, Urämie; ausbleibende, zu schwache, zu seltene oder schmerzhafte Monatsblutung, Beschwerden der Wechseljahre; Asthma; Schmerzen im Lendenbereich.
Hauptbestandteile: Camphen, d-α-Phellandren, Dipenthen, d-Fenchon, Anethol, Methylchavicol.
Kontraindikationen, Nebenwirkungen: Bei innerer Anwendung ist die Dosierung für schwangere Frauen und Kinder genau einzuhalten.

Fichte, Rot- oder *Gemeine Fichte:*
Picea abies (L.) Karsten syn. Picea excelsa Link (N) – Abietaceae/Pinaceae
Eigenschaften: Allgemein und besonders für die Atemwege antiseptisch, lindernd, gegen Katarrh; gegen Rheuma; Tonikum, allgemein stimulierend.
Indikationen: Akute und chronische Bronchitis, Sinusitis, Erkältung; Blasenentzündung; Rheuma, Arthrose; Asthenie.
Hauptbestandteile: Limonen, α-β-Pinen, Camphen, Bornylacetat, Myrcen, β-Phellandren, Borneol, α-Humulen.
Kontraindikationen, Nebenwirkungen: Bei normaler Dosierung keine bekannt; kann bei unverdünnter Anwendung die Epidermis oder die Schleimhäute reizen.

Fichte, Schwarz-:
Picea mariana (Miller), Prel. Britt., Sterns, Pogg. (N) – Abietaceae/Pinaceae
Eigenschaften: Krampflösend; gegen Infektionen, Mykosen und Parasiten, keimtötend (Luft), entzündungshemmend; allgemeines Tonikum, nervenstärkend.
Indikationen: Bronchitis; Asthenie; geschwächtes Immunsystem; Muskelrheumatismus; durch Pilzerreger und Parasiten verursachte Enteritis (Darmkatarrh).
Hauptbestandteile: α-β-Pinen, l-Bornylacetat, δ-3-Caren, Camphen, l-α-Phellandren.
Kontraindikationen, Nebenwirkungen: Bei normaler Dosierung keine bekannt.

Fichte, Sitka-:
Epicéa de Sitka, Picea sitchensis Bongard/Carr. (N) – Abietaceae/Pinaceae
Eigenschaften: Gegen Infektionen und Bakterien, hustenlindernd, schleimlösend, gegen Katarrh; gegen Pilzerreger und Parasiten; stärkend und anregend; fördert die Wundheilung und Narbenbildung; keimtötend für die Luft.

Indikationen: Bronchitis, Sinusitis, Grippe; Infektionen des Urogenitalsystems, durch Kolibakterien hervorgerufene Blasenentzündung; Asthenie; Rheuma und Muskelschmerzen; Hautkrankheiten, Mykosen; Desinfektion der Luft.
Hauptbestandteile: Myrcen, Piperiton, 1-8-Cineol, β-Phellandren, Limonen, Isoamyl-Isovalerat, Isopentyl-Isovalerat, α-β-Pinen.
Kontraindikationen, Nebenwirkungen: Von Kindern und schwangeren Frauen zu meiden.

Frauenminze
siehe unter *Marienblatt.*

Gänsefuß, Wohlriechender:
Chenopodium ambrosioides L. var. anthelminticum (gPf) – Chenopodiaceae
Eigenschaften: Starkes Wurmmittel; Tonikum, appetitanregend, gegen Blähungen; schweißtreibend; menstruationsfördernd.
Indikationen: Darmparasiten, Magenbeschwerden, Blähungen; ausbleibende Monatsblutung.
Hauptbestandteile: P-Cymen, Limonen, δ3-Caren, Ascaridol, Ascaridolglykol, Methylsalizylat.
Kontraindikationen, Nebenwirkungen: Wirkt neurotoxisch, von schwangeren Frauen und Kleinkindern zu meiden; bei innerlicher Anwendung nur in sehr schwacher Dosierung und während eines kurzen Zeitraums einzunehmen.

Galbanum:
Ferula galbanifera Boiss. (H) – Apiaceae/Umbelliferae
Eigenschaften: Wundheilmittel, erweichend, fördert die Narbenbildung; antiseptisch bei Erkrankungen der Harnwege; regt die Darmtätigkeit an.
Indikationen: Wunden, Blutergüsse; Infektionen der Harnwege.
Hauptbestandteile: Carvon, Limonen, Cadinen, Cadinol, α-β-Pinen, Myrcen.

Kontraindikationen, Nebenwirkungen: Bei innerlicher Anwendung ist die Dosierung für Kinder und schwangere Frauen genau einzuhalten.

Gaultheria:

Gaultheria fragrantissima Wall. (Bl) – Ericaceae
Eigenschaften: Krampflösend, entzündungshemmend, gefäßerweiternd, schmerzstillend.
Indikationen: Arthritis, rheumatische Polyarthritis, Rheuma; Sehnenentzündung, Krämpfe; Leberinsuffizienz; hoher Blutdruck, Kopfschmerzen, Entzündung der Herzkranzgefäße; Hautallergien.
Kontraindikationen, Nebenwirkungen: Bei normaler Dosierung keine bekannt.

Geranium:

siehe unter *Rosengeranie*

Gewürznelke:

Eugenia caryophyllus Spreng (S) – Myrtaceae
Eigenschaften: Kräftiges Appetitanregungsmittel; krampflösend; Aphrodisiakum; Nerventonikum; schmerzstillend; gegen Pilzerreger und Parasiten, starke antiseptische und -bakterizide Wirkung, fördert die Vernarbung; bei Hautkrankheiten, Erkrankungen der Atemwege und Darmstörungen; senkt Bluthochdruck; gegen Infektionen im Zahnbereich und zur Regeneration des Zahnfleischs.
Indikationen: Magenerschlaffung, bakterielle Colitis, Amöbenruhr, virale Darmentzündung und Enterospasmus, virale Hepatitis, Malaria, Gürtelrose, virale Nervenentzündung; Zahnneuralgien, Zahnentzündungen; Beschwerden im Hals-Nasen-Ohren-Bereich; Blasenentzündung; physische und geistige Asthenie; rheumatische Polyarthritis; erleichtert die Entbindung; Eingeweidewürmer, Hauptparasiten und Pedikulose.
Hauptbestandteile: Eugenol, Methyleugenol, Caryophyllin, α-Methylfurfurol, Vanillin.

Kontraindikationen, Nebenwirkungen: Bei normaler Dosierung keine bekannt; wirkt bei äußerlicher Anwendung ätzend auf der Haut.

Goldrute:

Solidago puberula, S. virga aurea DC. (gPf) – Compositae

Eigenschaften: Entzündungshemmend, beruhigend, schmerzstillend, entspannend (Herzmuskel), regenerierend bei Gefäßleiden; entwässernd, harntreibend.

Indikationen: Arteriitis, Endokarditis, Perikarditis, Entzündungen der Lymphgefäße, Lymphdrüsenschwellung; Anämie; Krämpfe, Nervenentzündungen, Ischias; Schlaflosigkeit.

Hauptbestandteile: Puberulen, β-Caryophyllin, α-Humulen, Germacron, Myrcen, α-β-Pinen, Germacren.

Kontraindikationen, Nebenwirkungen: Bei normaler Dosierung keine bekannt.

Goldrute, Kanadische:

Solidago canadensis L. (gPf) – Compositae

Eigenschaften: Entzündungshemmend, Nervenberuhigungsmittel, blutdrucksenkend; harntreibend; anregend für Leber und Blase.

Indikationen: Arteriitis, Endokarditis, Perikarditis, Bluthochdruck, Nervenschwäche, Spasmophilie; Hepatotoxämie.

Hauptbestandteile: α-Pinen, Myrcen, Limonen, α-Phellandren, Bornylacetat.

Kontraindikationen, Nebenwirkungen: Bei normaler Dosierung keine bekannt.

Grapefruit:

Citrus paradisii Macf., C. decumana L. (Sch) – Rutaceae

Eigenschaften: Stärkend, appetit- und verdauungsanregend; blutreinigend, hat ableitende Wirkung auf Leber und Nieren; blutstillend; erfrischend; Gewichtsabnahme (gemeinsam mit Basilikum und Salbei).

Indikationen: Atonie der Verdauungsorgane, Leber und Nieren, Plethora, Dickleibigkeit, Zellulitis; keimtötend (Luft).
Hauptbestandteile: Limonen, α-β-Pinen, Citral, Citronellal, Octylaldehyd, Geraniol, d-Cadinen, Furokumarin, Bergapten.
Kontraindikationen, Nebenwirkungen: Bei äußerlicher Anwendung Photosensibilisierung.

Guajak:
Guajacum off. L. (Ho) – Zygophyllaceae
Eigenschaften: Antiseptikum für die Harnwege; kräftig schweißtreibend; anregend für die Atemwege; gegen Gicht.
Indikationen: Blasensteine, urogenitale Beschwerden (insbesondere Syphilis); Lungenleiden; Lymphdrüsenschwellung; Hautkrankheiten; Gicht, Rheuma; Asthenie.
Hauptbestandteile: Guajacol, Guajol.
Kontraindikationen, Nebenwirkungen: Bei normaler Dosierung keine bekannt.

Gurjunbalsam:
Dipterocarpus turbinatus Gaertn., D. alatus Roxb. (H) – Dipterocarpaceae
Eigenschaften: Antiseptikum für Darm und Harnwege; entzündungshemmend, bei Infektionen; bei Hautkrankheiten.
Indikationen: Blasenentzündung, Harnleiterentzündung, urogenitale Beschwerden; Entzündungen der Bronchien und Lungen; Hautkrankheiten.
Hauptbestandteile: Caryophyllin, Gurjunen, Guajazulen.
Kontraindikationen, Nebenwirkungen: Keine bekannt.

Hasenohr:
siehe unter *Bupleurum.*

Heiligenkraut:
Santolina chamaecyparissus L. (gPf) – Asteraceae/Compositae
Eigenschaften: Wurmtreibend (Askariden, Oxyuren), gegen Infek-

tionen und Pilze; schleimlösend, gegen Katarrh; anregend; krampflösend; menstruationsfördernd.
Indikationen: Eingeweidewürmer (Askariden etc.), Hautparasiten.
Hauptbestandteile: l-Iso-Artemisiaketon, Santolinenon, α-β-Pinen.
Kontraindikationen, Nebenwirkungen: Jegliche Anwendung ist von Kindern und schwangeren Frauen zu meiden (neurotoxische und abtreibende Wirkung).

Helichrysum gymnocephalum:

Helichrysum gymnocephalum Humb. (B) – Asteracae/Compositae
Eigenschaften: Wichtiges entzündungshemmendes Mittel, schmerzstillend, beruhigend, antiseptisch; gegen Steinbildung; gegen Diabetes, anregend auf die Bauchspeicheldrüse.
Indikationen: Akuter Gelenkrheumatismus; Zahnfleischentzündung, Magenschleimhautentzündung; Kopfschmerzen; Hautkrankheiten, Herpes, Geschwüre; Kropf.
Hauptbestandteile: Limonen, β-Caryophyllin, α-Humulen, Citronellal.
Kontraindikationen, Nebenwirkungen: Bei normaler Dosierung keine bekannt.

Helichrysum italicum:

Helichrysum italicum (Roth) var. serotinum G. Don (B) – Asteraceae/Compositae
Eigenschaften: Entzündungshemmendes Venenmittel, blutgerinnungshemmend, blutstillend; senkt den Cholesterin-Gehalt; krampflösend, schleimlösend, gegen Husten; anregend für die Leber.
Indikationen: Phlebitis, äußere und innere Blutergüsse, bei Schocks; geplatzte Äderchen, Wunden; Arthritis, Polyarthritis, Dupuytren-Kontraktur; Beschwerden im Hals-Nasen-Ohren-Bereich, Bronchitis; Leberinsuffizienz, Kopfschmerzen, die von der Leber verursacht werden.

Hauptbestandteile: Nerylacetat, Italidion, Nerol, d-α-Pinen.
Kontraindikationen, Nebenwirkungen: Bei innerlicher Anwendung ist die Dosierung für Kinder und schwangere Frauen genau einzuhalten und außerdem zu meiden, wenn eine Empfindlichkeit gegenüber Ketonen besteht.

Holunder:
Sambucus nigra (B) – Caprifoliaceae
Das ätherische Öl wird durch „synergistisches Mitreißen" gewonnen.
Eigenschaften: Schweißtreibend, harntreibend, blutreinigend; wirkt auf das Atmungssystem und die Nieren.

Honigklee:
Melilotus officinalis (B) – Fabaceae/Papilionaceae
Das ätherische Öl wird durch „synergistisches Mitreißen" gewonnen.
Eigenschaften: Beruhigend und schlaffördernd; harntreibend, antiseptisch für die Harnwege; blutgerinnungshemmend; bei Kreislaufstörungen.

Immortelle:
siehe unter *Helichrysum.*

Ingwer:
Zingiber officinalis Roscoe (W) – Zingiberaceae
Eigenschaften: Wirkt anregend auf die Verdauung und die Atmungsorgane; blutreinigend; fiebersenkend; schmerzstillend; gegen Rheuma; Aphrodisiakum; gegen Skorbut; antiseptisch; gut für die Augen; aromatisches Hydrolat (Ingwerwasser).
Indikationen: Verdauungsbeschwerden, Verstopfung; chronische Bronchitis; Impotenz; Zahnneuralgien; Rheuma.
Hauptbestandteile: Zingiberon, d-Phellandren, Gingerol, Cineol, Isoborneol, Citral.
Kontraindikationen, Nebenwirkungen: Bei normaler Dosierung keine bekannt.

Inula:

Inula graveolens Desf. (gPf + B) – Asteraceae/Compositae

Eigenschaften: Wirkt regulierend und stärkend auf Herz und Kreislauf; entzündungshemmend, krampflösend, schmerzstillend, hustenlösend; gegen Infektionen, keimtötend, bei Katarrh, schleimlösend; stark ableitend.

Indikationen: Herzrhythmusstörungen, Tachykardie, Entzündung der Aorta und der Herzkranzgefäße, Bluthochdruck; chronische Bronchitis, Rhinopharyngitis, Mandelentzündung, Luftröhrenentzündung, krampfartiger Husten; Blasenentzündung, Scheidenentzündung; Hautentzündungen.

Hauptbestandteile: Camphen, b-Farnegen, Borneol, Bornylacetat, Lacton.

Kontraindikationen, Nebenwirkungen: Bei normaler Dosierung keine bekannt.

Iris:

Iris florentina L., Iris pallida Lamk. (W) – Iridaceae

Eigenschaften: Gegen Katarrh, schleimlösend, fördert das Abhusten; harntreibend, entschlackend, blutreinigend; gegen Rheuma; Wurmmittel.

Indikationen: Chronische und asthmatische Bronchitis, Asthma, Sinusitis, Keuschhusten; Rheuma; Hautkrankheiten.

Hauptbestandteile: Myristinsäure, Furfural, α-β-Benzalaldehyd.

Kontraindikationen, Nebenwirkungen: Keine bekannt.

Jatamansi:

Nardostachys Jatamansi DC (W) – Valerianaceae

Eigenschaften: Schmerzstillend, Beruhigungsmittel für die Nerven (Nervengeflecht); Venentonikum.

Indikationen: Spasmophilie, Tachykardie, Nervenleiden; Krampfadern, Hämorrhoiden; Schuppenflechte.

Hauptbestandteile: Dihydroazulen, Valerianol, Valerianal, Valeranon, Nardostachon, Jatamansinsäure.

Kontraindikationen, Nebenwirkungen: Keine bekannt.

Johanniskraut:

Hypericum perforatum L. (gPf + Blüten) – Hypericaceae

Eigenschaften: Allgemein und besonders für die Schleimhäute entzündungshemmend; krampflösend, gegen Schocks, blutstillend, antiseptisch; anregend für die Milz.

Indikationen: Entzündliche und posttraumatische Prozesse; Hodenentzündung; entzündliche und spasmische Enterocolitis; Prellungen, Blutergüsse, Magengeschwüre, Nierenbeckenentzündung, Milzschwäche.

Hauptbestandteile: α-Pinen, Cadinen, Hypericin, β-Caryophyllin, Germacren, 2-Methyloctan, Dodecanol.

Kontraindikationen, Nebenwirkungen: Äußerliche Anwendung von Personen zu vermeiden, die anfällig für Allergien sind.

Kadeöl:

Juniperus oxycedrus L. (Ho) – Coniferae/Cupressaceae

Eigenschaften: Bei Krankheiten der Haut und der Kopfhaut; gegen Parasiten.

Indikationen: Hautkrankheiten, Hautparasiten, Pedikulose.

Hauptbestandteile: Cadinen, Humulen, Cubenol.

Kontraindikationen, Nebenwirkungen: Nur äußerliche Anwendung; bei normaler Dosierung keine Nebenwirkungen bekannt.

Kajeput:

Melaleuca cajeputi Pow. (Bl) – Myrtaceae

Eigenschaften: Antiseptikum für den Darm, die Harnwege und die Lungen; gegen Viren, gegen Rheuma und Akne; krampflösend; mindert den Blutandrang in den Venen.

Indikationen: Durchfall (Ruhr), Darmparasiten, Blasenentzündung, Harnleiterentzündung, Nierenentzündung; Bronchitis, Kehlkopf- und Rachenentzündung; Rheuma, Gicht; Hautkrankheiten, Wunden, Akne, Herpes (an den Genitalien), Schuppenflechte; Weißfluß; Magenkrämpfe; Zahnneuralgien; schmerzhafte Monatsblutung; Krampfadern, Hämorrhoiden; Dysplasie des Gebärmutterhalses.

Hauptbestandteile: 1-8-Cineol, α-β-Pinen, Limonen, β-Caryophyllin, Terpineol, Viridiflorol.
Kontraindikationen, Nebenwirkungen: Bei normaler Dosierung keine bekannt.

Kajeput leucadendron:
Melaleuca leucadendron L. (Bl) – Myrtaceae
Eigenschaften: Krampflösend, entspannend; gegen Infektionen, Bakterien und Parasiten; mindert den Blutandrang in den Venen.
Indikationen: Spasmophilie, spasmische und infektiöse Enterocolitis, Amöbenruhr, Darmparasiten; Krampfadern, Hämorrhoiden.
Huuptbestandteile: Methyleugenol, Eugenol, Cineol, α-Terpineol.
Kontraindikationen, Nebenwirkungen: Bei normaler Dosierung keine bekannt.

Kalmus:
Acorus calamus L. (W) – Araceae
Eigenschaften: Harntreibend, schweißtreibend, appetitanregend, magenstärkend, verdauungsfördernd, tonisierend, krampflösend; entzündungshemmend im Magen- und Nierenbereich.
Indikationen: Blasenentzündung; Magenschleimhautentzündung, Verdauungsbeschwerden, Blähungen, Magen-Darm-Krämpfe; niedriger Blutdruck.
Hauptbestandteile: β-Azaron, d-α-Pinen, Camphen, Cineol, Kampfer.
Kontraindikationen, Nebenwirkungen: Keine Anwendung über längere Zeit.

Kamille, Echte oder Deutsche:
Matricaria Chamomilla L. (B) – Asteraceae/Compositae
Eigenschaften: Fiebersenkend, krampflösend, schmerzstillend, magenstärkend, appetitanregend; gegen Anämie; tonisierend, antiseptisch, fördert die Wundheilung und Vernarbung.
Indikationen: Fieber, Malaria, Kopfschmerzen, Schwindel, Neuralgien, Muskelverkrampfungen, Nervosität; Verdauungsbeschwerden,

Verdauungsstörungen bei Kindern, Magengeschwüre, Anämie, Depression, ausbleibende oder zu starke, schmerzhafte Monatsblutung (nervösen Ursprungs), Weißfluß; Blasenentzündung; Hautkrankheiten, Wunden, Geschwüre, Ekzeme, Verbrennungen.
Hauptbestandteile: Chamazulen, Farnesen, Bisabol-Oxyd, α-Bisabolol, Kampfer.
Kontraindikationen, Nebenwirkungen: Bei normaler Dosierung keine bekannt.

Kamille, Römische:
Anthemis nobilis L. (B) – Asteraceae/Compositae
Eigenschaften: Wichtiges entzündungshemmendes Mittel; krampflösend, beruhigend, starke desinfizierende Wirkung; gegen Anämie, anregend für die Leukozytenbildung; gegen Rheuma; menstruationsfördernd; wurmtreibend.
Indikationen: Spasmophilie, Nervenschwäche, intermittierendes Fieber, Grippe, Angina, Anämie, rheumatische und Gesichtsneuralgien; Nierenentzündung, Hodenentzündung; Monatsblutung zu stark und schmerzhaft oder aus nervösen Ursachen ausbleibend, Wechseljahre; Darmparasiten, Verstopfung; eitrige Fingerentzündung.
Hauptbestandteile: Isobutyl-Angelat, Isobutyryl- und Engelwurz-Ester, Pinocarvon.
Kontraindikationen, Nebenwirkungen: Bei normaler Dosierung keine bekannt.

Kamille, Wilde Marokkanische:
Ormenis mixta L. (B)
Eigenschaften: Gegen Infektionen und Bakterien; allgemeines Tonikum; zur Wundheilung.
Indikationen: Durch Kolibakterien verursache Colitis und Blasenentzündung, Darmparasiten, Amöbenruhr; leichte Leberinsuffizienz, Magen-Atonie; Depression; Wunden.

Hauptbestandteile: Santolina-Alkohol, α-Terpineol, 1-8-Cineol, Kampfer.
Kontraindikationen, Nebenwirkungen: Bei normaler Dosierung keine bekannt.

***Kampfer** (China, Japan):*
Cinnamomum camphora L. (Ho) –Lauraceae
Eigenschaften: Allgemein stärkend, stimuliert Herz und Atmung; antiseptisch, anti-infektiös, fiebersenkend, schmerzstillend.
Indikationen: Nur äußerliche Anwendung bei Asthenie, Schwindel, Abszeß, Bronchitis, Schmerzen, Rheuma, Prellungen.
Kontraindikationen, Nebenwirkungen: Wirkt bei innerlicher Anwendung neurotoxisch und abtreibend.

Kanadabalsam:
Abies balsamifera, A. balsamea L. (H) – Coniferae
Eigenschaften: Hustenstillend, antiseptisch für die Atemwege; fördert die Wundheilung und Narbenbildung; bei Beschwerden des Urogenitalsystems.
Indikationen: Hauptsächlich äußerliche Anwendung bei Beschwerden der Atemwege (Bronchitis) und des Urogenitalsystems; Wunden, Hautparasiten.
Hauptbestandteile: β-Pinen, Camphen, Limonen.
Kontraindikationen, Nebenwirkungen: Bei normaler Dosierung keine bekannt.

Kardamom:
Elettaria caedamomum L. (Bl + S) – Zingiberaceae
Eigenschaften: Appetitanregend, verdauungsfördernd, harntreibend, krampflösend; Blähungsmittel; antiseptisch für die Atemwege; herzstärkend.
Indikationen: Magenschmerzen, Verdauungsbeschwerden; Rhinitis, Bronchitis; Blähungen, Aerophagie, spasmische Colitis, Darmparasiten; Herzinsuffizienz.
Hauptbestandteile: Terpenylacetat, Cineol, Lanalol, Limonen.

Kontraindikationen, Nebenwirkungen: Bei normaler Dosierung keine bekannt.

Karotte:

Daucus carota L. (S) – Apiaceae/Umbelliferae

Eigenschaften: Regenerationsmittel für Leber und Galle; Darmregulans, gegen Durchfall und Fäulnisvorgänge im Darm; Stimulans, Neurotonikum; bei Anämie; blutreinigend; fördert die Milchbildung; gegen Geschwüre; wirkt verjüngend auf die Haut, gegen Falten.

Indikationen: Leber-Galle-Beschwerden, zu hoher Cholesterinspiegel, Verstopfung, Durchfall; Atembeschwerden; Asthenie; Urämie, ungenügende Harnausscheidung, Nierenentzündung; Hautkrankheiten, geplatzte Äderchen, Ekzeme, eitrige Fingerentzündung.

Hauptbestandteile: Carotol, Daucol, Bisabolen, l-Carotin.

Kontraindikationen, Nebenwirkungen: Bei normaler Dosierung keine bekannt.

Katzenmelisse, Zitronenduftende:

Nepeta cataria L. var. citriodora Beck (gPf + B) – Labiatae

Eigenschaften: Antiinfektiös, gegen Mikroben, Bakterien, Viren und Pilzerreger; beruhigend, schmerzstillend, entzündungshemmend; löst Steine auf.

Indikationen: Infektionen der Atemwege und des Verdauungstrakts; entzündliche und virale Krankheiten, Herpes; Spasmophilie, Angstzustände, nervöse Depression; Gallensteine.

Hauptbestandteile: Geraniol, Citronellol, Geranial, Neral, Methylchavicol, Caryophyllin.

Kontraindikationen, Nebenwirkungen: Bei normaler Dosierung keine bekannt.

Kiefer, Gemeine oder ***Föhre:***

Pinus sylvestris L. (N) –Abietaceae/Pinaceae

Eigenschaften: Tonikum, allgemeines physisches, nervliches und sexuelles Stimulans, erhöht den Blutdruck; gegen Infektionen, Bak-

terien, Pilzerreger, entzündungshemmend, gegen Diabetes; cortisonähnliche Wirkung: Hypophysen-Nebennieren-Verbindung (lt. P. Franchomme-D. Pénoël); mindert den Blutandrang im Lymphgefäß- und im Uterogenitalsystem; gegen Arthritis.
Indikationen: Erschöpfung, Asthenie, Rekonvaleszenz; Bronchialkatarrh und chronische Bronchitis, Sinusitis, Asthma; entzündliche Prozesse; Rheuma, rheumatische Polyarthritis; multiple Sklerose; Gebärmutterkongestion, Nierenbeckenentzündung.
Hauptbestandteile: α-β-Pinen, Limonen, Bornylacetat, Borneol.
Kontraindikationen, Nebenwirkungen: Bei normaler Dosïerung keine bekannt.

Kiefer, Korsische Schwarz-:
Pinus nigra Lk. ssp laricio Poiret (N) – Abietaceae
Eigenschaften: Antiseptisch für die Atemwege und den Brustraum, bei Husten; kräftigend und anregend; mindert den Blutandrang in den Lymphgefäßen und in der Prostata.
Indikationen: Bronchialkatarrh, Sinusitis; Erschöpfung, Asthenie, Schwellung der Prostata.
Hauptbestandteile: α-β-Pinen, Limonen, Borneol und Bornylacetat, Larichiol.
Kontraindikationen, Nebenwirkungen: Bei normaler Dosïerung keine bekannt.

Kiefer, Latschen- oder ***Bergkiefer:***
Pinus mughus Scop. var. P. pumilio Turra.Haencke, P. uncinata Mirb. (N) – Abietaceae/Pinaceae
Eigenschaften: Gegen Infektionen der Atemwege, gegen Bakterien, keimtötend für die Luft; entzündungshemmend; gegen Arthrose; löst Steine auf; allgemeines Kräftigungsmittel.
Indikationen: Bronchitis, Sinusitis, Rippenfellentzündung, Tuberkulose; Gallenblasenentzündung, Gallensteine; Rheuma, Arthrose; Asthenie; Hautkrankheiten.
Hauptbestandteile: α-β-Pinen, l-Phellandren, l-Limonen, Silvestren, Bornylacetat, Borneol, Pumiliol, Cadinen, Anisaldehyd.

Kontraindikationen, Nebenwirkungen: Bei normaler Dosierung keine bekannt.

Kiefer, Österreichische Schwarz-:

Pinus nigra Arnold austriaca (N) – Abietaceae/Pinaceae

Eigenschaften: Keimtötend für die Luft und die Atemwege, lindernd, schleimlösend; anregend; gegen Rheuma.

Indikationen: Infektionen der Atemwege, Bronchitis, Sinusitis; Asthenie, Erschöpfung; Rheuma; Hautkrankheiten; zur Auffrischung und Desinfektion der Luft.

Hauptbestandteile: l-α-Pinen, d-Limonen, l-Cadinen, β-Pinen.

Kontraindikationen, Nebenwirkungen: Bei normaler Dosierung keine bekannt; kann bei unverdünnter Anwendung die Haut und die Schleimhäute reizen.

Kiefer, See-:

Pinus halepensis Mill. (N) – Abietaceae/Pinaceae

Eigenschaften: Gegen Infektionen der Atemwege, lindernd, keimtötend für die Luft; beruhigend, schmerzstillend; gegen Rheuma; allgemeines Stimulans.

Indikationen: Bronchitis, Katarrh, Sinusitis, Asthma; Rheuma; Atonie der Atmung und des Kreislaufs; Auffrischung und Desinfektion der Luft in Räumen.

Hauptbestandteile: D-α-Pinen, Bornylacetat, Borneol, Caryophyllin, Dipenten, Phenyläthylalkohol.

Kontraindikationen, Nebenwirkungen: Bei normaler Dosierung keine bekannt. Kann, unverdünnt angewendet, die Haut oder die Schleimhäute reizen.

Kiefer, Sibirische:

Abies sibirica Ledeb, Picea obovata Ledeb, Abies pichte Fisch/Forb (N) – Abietaceae

Eigenschaften: Beruhigend, krampflösend, entzündungshemmend, gegen Infektionen der Atemwege.

Indikationen: Nervenleiden, Erregungszustände; entzündliche Pro-

zesse; Muskelrheumatismus; Zahnwurzelvereiterung.
Hauptbestandteile: Bornylacetat, Terpineol, α-β-Pinen, l-Camphen, α-Phellandren, Bisabolen, Isoborneol.
Kontraindikationen, Nebenwirkungen: Bei normaler Dosierung keine bekannt.

Kiefer, Strand-:
Pinus pinaster Soland. (N) – Abietaceae/Pinaceae
Eigenschaften: Antiseptisch, schützt die Schleimhäute der Bronchien und des Urogenitalsystems; kräftigend, Kreislauftonikum; keimtötend für die Luft.
Indikationen: Bronchitis, Sinusitis; chronische Blasenentzündung; Kreislaufstörungen; Desinfektion der Luft in Räumen.
Hauptbestandteile: α-und β-Pinen, δ 3-Caren, Terpinolen, β-Caryophyllin, Borneol.
Kontraindikationen, Nebenwirkungen: Bei normaler Dosierung keine bekannt, jedoch bei innerlicher Anwendung in schwachen Dosen einzunehmen.

Kiefer, Strand:
Pinus pinaster Soland. (R) – Abietaceae/Pinaceae
Eigenschaften: Keimtötend für die Atemwege und das Urogenitalsystem; entzündungshemmend für die Atemwege, die Nieren und die Gelenke.
Indikationen: Sinusitis, chronische Bronchitis; chronische Blasenentzündung; Rheuma.
Hauptbestandteile: α- und β-Pinen.
Kontraindikationen, Nebenwirkungen: Bei normaler Dosierung keine bekannt.

Knoblauch:
Allium sativum L. (Knolle) – Liliaceae
Eigenschaften: Antiseptisch, bakterizid, besonders bei Erkrankungen der Atemwege; Kreislaufstörungen; bei Erkrankungen der Harn-

wege, Wassersucht und Übergewicht ableitend; erhöht den Muskeltonus; blutdrucksenkend; Wurmmittel.
Indikationen: Infektionskrankheiten, Grippe, chronische Bronchitis, Tuberkulose, Asthma, Keuschhusten, Schnupfen; Bluthochdruck, Gefäßkrämpfe, Krampfadern, Hämorrhoiden; Harnsteinbildung, Gicht, ungenügende Harnausscheidung, Ödeme; Darmparasiten.
Hauptbestandteile: Diallylsulfid.
Kontraindikationen, Nebenwirkungen: Hautreizend bei äußerlicher Anwendung; bei innerlicher Anwendung die Dosierung genau beachten.

Kombava:
Combava hystrix DC. (Sch) – Rutaceae
Eigenschaften: Desinfizierend, keimtötend, verdauungsfördernd; gegen Stauungszustände im Leber-Galle-Bereich; Kreislaufmittel, Neurotonikum, Stimulans, besonders auch sexuell anregende Wirkung.
Indikationen: Magen-Darm-Infektionen, Atonie- und Stauungszustände von Leber, Blase und Kreislauf; Ovarial- und Hodeninsuffizienz.
Hauptbestandteile: β-Pinen, Sabinen, β-Caryophyllin, Citronellal, Citral, Linalool, Furokumarin.
Kontraindikationen, Nebenwirkungen: Bei äußerer Anwendung Photosensibilisierung.

Kopaivabalsam:
Copaifera off. L. (H) – Fabaceae/Papilionaceae
Eigenschaften: Stimulierend, antiseptisch bei Erkrankungen der Atem- und Harnwege; entzündungshemmend, fördert die Wundheilung und Narbenbildung.
Indikationen: Infektionskrankheiten der Bronchien und Lungen sowie der Harnwege; Weißfluß; Wunden, Geschwüre.
Hauptbestandteile: Caryophyllin, l-Cadinen, α-Copaen, α-Cubeben.

Kontraindikationen, Nebenwirkungen: Bei normaler Dosierung keine bekannt.

Koriander:

Coriandrum sativum L. (S) – Umbelliferae

Eigenschaften: Anregend, stärkend, appetitanregend, gegen Blähungen, fördert die Darmtätigkeit; gegen Bakterien und Parasiten, desinfizierend, schmerzstillend.

Indikationen: Asthenie, Erschöpfung; Verdauungsbeschwerden, Aerophagie, Gärungsprozesse im Darm, Verstopfung; Blasenentzündung; Grippe, Arthrose.

Hauptbestandteile: α-Linalool (= Coriandrol), Geranylacetat, α-β-Pinen, γ-Terpinen.

Kontraindikationen, Nebenwirkungen: Bei normaler Dosierung keine bekannt.

Kubebe:

Piper cubeba L. (Früchte) – Piperaceae

Eigenschaften: Appetitanregend; antiseptisch bei Erkrankungen der Harnwege; Aphrodisiakum.

Indikationen: Enterocolitis; Blasenentzündung, Infektionen des Urogenitalsystems, Weißfluß; sexuelle Asthenie.

Hauptbestandteile: D-Sabinen, d-d4-Caren, 1-4-Cineol, Cubebol, Cubebin, l-Cadinen, Azulen.

Kontraindikationen, Nebenwirkungen: Bei längerer innerlicher Anwendung Gefahr von Durchfällen.

Kümmel, Echter:

Carum carvi L. (S) – Umbelliferae

Eigenschaften: Magenstärkend, appetitanregend, verdauungsfördernd, gegen Blähungen, krampflösend; antiseptisch, Wurmmittel; anregend auf die Gallenproduktion und die Entleerung der Gallenblase; schleimlösend.

Indikationen: Magenschmerzen, Verdauungsbeschwerden, Appetit-

losigkeit, Aerophagie, Blähungen, Leber-Galle-Insuffizienz; Bronchialkatarrh; Darmparasiten.
Hauptbestandteile: Carvon, Carven, Carvacrol, Limonen.
Kontraindikationen, Nebenwirkungen: Bei innerlicher Anwendung ist die Dosierung für Kinder und schwangere Frauen genau einzuhalten.

Kümmel, Kreuz-:
Cuminum cyminum L. (S) – Umbelliferae
Eigenschaften: Magenstärkend, appetitanregend, gegen Blähungen, harntreibend; antiseptisch; schmerzstillend; fördert die Menstruation und die Milchbildung; entspannend für die glatte (vegetative) Muskulatur.
Indikationen: Magenschmerzen, Aerokolie; Asthenie; Hepatitis; Mumps; Arthritis, Rheuma; Schlaflosigkeit; beim Stillen; ausbleibende Monatsblutung; (nächtliche) Muskelkrämpfe.
Hauptbestandteile: Cuminol, Pinen, Terpineol, β-Caryophyllin, Cuminaldehyd.
Kontraindikationen, Nebenwirkungen: Reizt bei intensiver äußerlicher Anwendung die Haut.

Kurkuma oder ***Gelbwurzel:***
Curcuma domestica C. longa L., Curcuma xanthorriza (W) – Zingiberaceae
Eigenschaften: Bakterizid, Stimulans für Leber und Galle; fördert die Gallenproduktion und die Entleerung der Gallenblase, gegen Gallensteine; cholesterinsenkend; gegen Zellulitis.
Indikationen: Leber-Gallen-Insuffizienz; zu hoher Cholesterinspiegel; Colitis; Zellulitis; Wurmkrankheiten; Hautkrankheiten; Rheuma.
Hauptbestandteile: Turmerol, Turmeron, Curcumon, Cineol, Camphen, d-α-Pinen.
Kontraindikationen, Nebenwirkungen: Die innerliche Anwendung ist vor allem von Kindern und schwangeren Frauen zu meiden.

Lärche, Europäische:
Larix decidua Miller, L. europaea) (Bl) – Abietaceae/Pinaceae
Eigenschaften: Antiseptisch und desinfizierend; anregend und entspannend für die Nerven; bei Augenkrankheiten (Hydrolat).
Indikationen: Bronchitis, Lungenentzündung; Knochendystrophien; nervöse Erschöpfung. – Nach Rudolf Steiner wirksam bei grauem Star in Kombination mit Lavendelöl und Ananassaft (innerliche Anwendung).
Hauptbestandteile: α-Pinen, β-Pinen, Limonen, α-Terpineol, Bornylacetat.
Kontraindikationen, Nebenwirkungen: Bei normaler Dosierung keine bekannt.

Lantana:
Lantana camara L. (gPf + B) – Verbenaceae
Eigenschaften: Gegen Infektionen und Viren; gegen Katarrh, schleimlösend; menstruationsfördernd (gegen Tumoren); Mittel für die Wundheilung und Vernarbung.
Indikationen: Chronische Bronchitis, Grippe, Asthma; Aphten, Krampfadergeschwüre.
Hauptbestandteile: β-Caryophyllin, α-Humulen, Davanon.
Kontraindikationen, Nebenwirkungen: Anwendung von Kleinkindern und schwangeren Frauen zu meiden.

Lavendel- und Lavandinarten
Es gibt drei Sorten von wildem Lavendel:
Echter Lavendel
(Lavendula officinalis Chaix syn. Lavandula angustifolia Mill., Mnch.): kleinblättriger Lavendel, wilder Berglavendel, Provence-Lavendel, Pflanze in den Bergen der Haute-Provence, die in einer Höhe von 700 oder 800 bis 1800 Meter wächst; Hauptbestandteil ist Linalool.
Speik-Lavendel
(Lavandula Spica L.): wächst in der Ebene in Frankreich und Spanien; Hauptbestandteil ist 1-8-Cineol.

Stöchas- oder Schopflavendel
(Lavendula stoechas L.):
wächst in der Nähe des Mittelmeeres; seine Hauptbestandteile sind Keton und Kampfer.

Aus diesen Grundarten des Lavendels ist eine große Anzahl von Hybriden hervorgegangen, deren Zusammensetzung einer Kreuzung aus den verschiedenen Sorten entspricht und die als *Lavandin* bezeichnet werden. Man muß bedenken, daß die Lavandinarten 95 % der Produktion ausmachen, die in der Ebene angebaut wird, und zwei- bis achtmal höhere Erträge als der Echte Lavendel bringen. Die Mehrzahl dieser Kulturen wird nach ihrem Ertrag an ätherischen Ölen aus ausgewählten Sorten geklont; sie sind daher unfruchtbar und können sich nicht durch Samen vermehren.
Der Lavendel ist eine spezifische Pflanze der südfranzösischen Provence. Seine Ausdehnung auf andere Anbaugebiete (wie Rumänien, Schwarzes Meer, Tasmanien) beruht auf geklonten Pflanzen, die vor einigen Jahrzehnten aus der Provence (Dept. Drôme) „abgezogen“ wurden. Diese Herkunft aus ein oder zwei geklonten französischen Pflanzen und ihre Vermehrung erklärt das ganz typische Produkt, das in seiner Zusammensetzung jedoch relativ einfach und etwas ganz anderes als die Lavendel-„Population“ der Provence ist, die in botanischer und vor allem chemischer Hinsicht eine außergewöhnliche Vielgestaltigkeit darstellt. Tatsächlich stellt diese Zucht, wie jeder Klon, bestimmte botanische und chemische Eigenschaften in den Vordergrund, die durch die Vermehrung mit Stecklingen genau wiederholt werden, aber nicht den Entwicklungsreichtum durch natürliche Artenkreuzung erreicht.

Echter Lavendel oder ***Lavande fine:***
Lavandula angustifolia Miller, L. off. (B) – Labiatae
Eigenschaften: Appetitanregend, stärkend, fördert die Gallenproduktion sowie die Entleerung der Gallenblase, gegen Blähungen, harntreibend; anregend für das Nervensystem, aber dämpfend bei zerebrospinaler Übererregbarkeit; regulierend und stärkend für das Herz; stark antiseptisch, fördert die Wundheilung und Narbenbildung,

entzündungshemmend; gegen Allergien; bei Erkrankungen der Atemwege, der Verdauungsorgane, des Urogenitalsystems; gegen Rheuma; gegen Migräne; blutdrucksenkend; menstruationsfördernd; gegen Schlangenbisse, Parasiten und Insektenstiche; günstige Wirkung auf die Haut.
Indikationen: Infektiöse Hautkrankheiten, Schuppenflechte, Wunden, Hautparasiten, Eingeweidewürmer; Weißfluß und Samenfluß; Nervenleiden, Angstzustände, Psychasthenie, Schlaflosigkeit; nervöses Herzklopfen, Bluthochdruck; Krämpfe, ungenügende Harnausscheidung, Nierenentzündung; rheumatische Neuralgien.
Hauptbestandteile: Linalylacetat, Linalool.
Kontraindikationen, Nebenwirkungen: Bei normaler Dosierung keine bekannt.

Speik-Lavendel oder ***Breitblättriger Lavendel:***
Lavandula latifolia Méd., L. spica (B) – Labiatae
Eigenschaften: Krampflösend, stärkend, antiseptisch, antibiotisch, gegen Infektionen, fördert die Wundheilung und Narbenbildung, schmerzstillend; appetitanregend, fördert die Gallenproduktion sowie die Entleerung der Gallenblase, gegen Blähungen, harntreibend; gegen Erkrankungen der Atemwege; wirkt regulierend auf Herz und Kreislauf; dämpfend bei zerebrospinaler Übererregbarkeit.
Indikationen: Husten, Bronchitis, Luftröhrenentzündung; infektiöse Hautkrankheiten, Hautparasiten, Wunden, Verbrennungen; Nervenleiden, Angstzustände, Schlaflosigkeit; Bluthochdruck; Rheuma, Arthritis; Nervenentzündung, Neuralgien.
Hauptbestandteile: Cineol-Linelol, d-Camphen, d-Kampfer, d-Borneol.
Kontraindikationen, Nebenwirkungen: Bei normaler Dosierung keine bekannt.

Stöchas-Lavendel oder ***Schopflavendel:***
Lavendula stoechas L. (B) – Labiatae
Eigenschaften: Gegen Katarrh, schleimlösend, entzündungshem-

mend, desinfizierend (Pseudomonas aeruginosa); fördert die Wundheilung und Vernarbung.
Indikationen: Chronische Bronchitis und Sinusitis, Stomatitis, Otitis; Wunden, Ekzeme.
Hauptbestandteile: D-Fenchon, d-Kampfer, Verbenon, α-Pinen, Camphen, Cineol, Linalool, Borneol.
Kontraindikationen, Nebenwirkungen: Von Kindern und schwangeren Frauen zu meiden; wirkt neurotoxisch und abtreibend.

Lavandin abrial:
Lavandula hybrida Briquet clone abrial (B) – Labiatae
Eigenschaften: Gegen Infektionen, Bakterien, Pilzerreger und Viren; allgemeines Tonikum; gegen Katarrh, hustenlösend, beruhigend; fördert die Wundheilung und Narbenbildung.
Indikationen: Erkrankungen der Atemwege, Bronchitis, Rhinopharyngitis, Grippe; Enterocolitis; Rheuma; Asthenie; Mykosen, Wunden, Hautkrankheiten.
Hauptbestandteile: Kampfer, Cineol, Linalylacetat.
Kontraindikationen, Nebenwirkungen: Bei normaler Dosierung keine bekannt.

Lavandin grosso:
L. x Burnatii, Briquet clone grosso (B) –Labiatae
Eigenschaften: Gegen Infektionen, Bakterien und Pilzerreger; allgemeines Stimulans, besonders für die Atemwege und Verdauungsorgane; schmerzstillend; gegen Rheuma.
Indikationen: Infektionen im Hals-Nasen-Ohren-Bereich; atonische Verdauung; Rheuma, Ischias; Schlaflosigkeit.
Hauptbestandteile: Linalylacetat, Linalool, Kampfer, Cineol, Terpineol-4.
Kontraindikationen, Nebenwirkungen: Bei normaler Dosierung keine bekannt.

Lavandin reydovan:
L. x Burnatii, Briquet clone reydovan (B) – Labiatae
Eigenschaften: Gegen Mikroben, Bakterien, Viren und Pilzerreger;

körperliches und nervliches Tonikum; gegen Katarrh, hustenstillend; beruhigend; fördert die Wundheilung und Vernarbung.
Indikationen: Beschwerden im Hals-Nasen-Ohren-Bereich, Bronchitis, Grippe, Rhinopharyngitis, Husten, Sinusitis; Verdauungsbeschwerden, infektiöse Enterocolitis; Rheuma; Asthenie; Mykosen, Wunden, Hautkrankheiten.
Hauptbestandteile: Linalylacetat, Linalool, Kampfer, 1-8-Cineol, α- und β-Pinen, Geraniol.
Kontraindikationen, Nebenwirkungen: Bei normaler Dosierung keine bekannt.

Lavandin super:

Lavandula x Burnatii, Briquet clone super (B) – Labiatae
Eigenschaften: Gegen Infektionen, Bakterien, Pilzerreger und Viren; allgemeines Tonikum; gegen Katarrh, hustenstillend; schmerzstillend, beruhigend; fördert die Wundheilung und Narbenbildung.
Indikationen: Beschwerden im Hals-Nasen-Ohren-Bereich, Bronchitis, Rhinopharyngitis, Grippe, Husten; infektiöse Enterocolitis; Rheuma, Muskelrheumatismus; Asthenie; Mykosen, Wunden, Hautkrankheiten.
Hauptbestandteile: Linalylacetat, Linalool, Kampfer, Borneol, 1-8-Cineol.
Kontraindikationen, Nebenwirkungen: Bei normaler Dosierung keine bekannt.

Lemongrass:

Cymbopogon citratus DC Stapf., Andropogon citratus D.C., Cymbopogon flexuosus Steud (gPf) – Poaceae/Gramineae
Eigenschaften: Magenstärkend, appetitanregend, verdauungsfördernd, gegen Blähungen; wirkt regulierend auf das vegetative Nervensystem, gefäßerweiternd; gegen Rachitis; anregend, gegen Infektionen, starkes Antiseptikum, gegen Parasiten; fiebersenkend; harntreibend.
Indikationen: Atonische Verdauung, Leberinsuffizienz, Zellulitis;

infektiöse und fiebrige Zustände; vegetative Dystonie; Arteriitis; Hautparasiten.
Hauptbestandteile: Citrale: Neral, Geranial; Citronellal, Methylheptenon.
Kontraindikationen, Nebenwirkungen: Bei normaler Dosierung keine bekannt; ist äußerlich wegen starker Hautreizung mit pflanzlichem Öl zu verdünnen.

Leptospermum:
siehe unter *Teebaum, Zitronen-*.

Liebstöckel:
Levisticum officinalis Koch, Angelica levisticum Baillon, Ligusticum levisticum L. (W) – Apiaceae/Umbelliferae
Eigenschaften: Magenstärkend, verdauungsfördernd, gegen Blähungen, entgiftend besonders für Leber und Gallenblase, harntreibend; entschlackend und blutreinigend; Nerventonikum, stärkt die Muskeln (glatte vegetative Muskulatur); gegen Infektionen und Pilzerreger, gegen Schuppenflechte; menstruationsfördernd, Anti-Krebsmittel.
Indikationen: Atonie der Verdauungsorgane (Magen-Leber-Darm), Lebensmittelvergiftung, Enterocolitis, Folgeerscheinungen von Hepatitis, ungenügende Harnausscheidung; chronische Bronchitis; Rheuma, Arthritis; Mykosen, Schuppenflechte; ausbleibende Monatsblutung.
Hauptbestandteile: Butylensäure, Ligustersäure, Hexanol, d-α-Terpineol, Guajakol, Lupineol, Bergapten.
Kontraindikationen, Nebenwirkungen: Bei äußerlicher Anwendung leicht reizend oder Möglichkeit der Photosensibilisierung.

Limette, süße:
Citrus limetta Risso (Sch) – Rutaceae
Eigenschaften: Anregend und stärkend; appetitanregend, gegen Blähungen, harntreibend; krampflösend; antiseptisch und gegen Bakterien.

Indikationen: Asthenie, Schlaflosigkeit; spasmische Enterocolitis, Blähungen, Eingeweidewürmer; Hautparasiten.
Hauptbestandteile: α-β-Pinen, Furfural, d-Limonen, Linalylacetat, Linalool, Dipenten, Furokumarin, Aurapten, Bergamotin, Limettin.
Kontraindikationen, Nebenwirkungen: Bei äußerlicher Anwendung Photosensibilierung, Hautreizung.

Linde:
Tilia sylvestris, Tilia europaea (B + Bl) – Tiliaceae
Das ätherische Öl wird durch „synergistisches Mitreißen" gewonnen.
Eigenschaften: Krampflösend, beruhigend, harntreibend; wirkt regulierend auf den Kreislauf, erweitert die Blutgefäße im Kopf.

Lindensplint:
Tilia sylvestris (R) – Tiliaceae
Das ätherische Öl wird durch „synergistisches Mitreißen" gewonnen.
Eigenschaften: Entschlackend und blutreinigend, wirkt ableitend auf Leber, Galle und Nieren, harntreibend und harnstoffausscheidend; beruhigend, blutdrucksenkend; gegen Rheuma; gegen Zellulitis.

Litsea, zitronenduftende:
Litsea citrata Blume (B) – Lauraceae
Die Varietät „Litsea cubeba Pers." hat sehr ähnliche Bestandteile, Eigenschaften und Indikationen wie die Litsea citrata.
Eigenschaften: Beruhigend, schmerzstillend, entzündungshemmend, gegen Infektionen; Tonikum für die Verdauung.
Indikationen: Schlaflosigkeit, nervöse Depression, Nervenleiden, Asthenie; Magen- und Zwölffingerdarmgeschwüre, entzündliche Colitis und Enterocolitis, atonische Verdauung; zur Mundpflege, gegen Aphten.
Hauptbestandteile: Citrale; Neral, Geranial; Limonen, Myrcen, Linalool.
Kontraindikationen, Nebenwirkungen: Bei normaler Dosierung keine bekannt.

Lorbeer:
Laurus nobilis l. (Bl) – Lauraceae
Eigenschaften: Gegen Infektionen, Bakterien, Viren und Pilzerreger; gegen Katarrh, schleimlösend, hustenstillend, schweißtreibend, krampflösend, schmerzstillend; gegen Rheuma; ausgleichend auf das sympathische Nervensystem, gegen Geschwüre.
Indikationen: Zahnneuralgien, Stomatitis, Aphten; Grippe; virale Hepatitis, virale Nervenentzündung, Malaria, Mykosen; Infektionen im Hals-Nasen-Ohren-Bereich; Arthritis, Polyarthritis, rheumatische Deformationen, Muskelkontrakturen; vegetative Dystonie, Lymphdrüsenschwellung; Geschwüre, Akne, Furunkel.
Hauptbestandteile: 1-8-Cineol, Linalool, Terpenylacetat, Geraniol, α-Pinen, Sabinen, Methyläther-Eugenol, α-Phellandren.
Kontraindikationen, Nebenwirkungen: Keine bekannt, außer bei Personen, die für Hautallergien anfällig sind.

Macis:
siehe unter *Muskatblüte.*

Majoran, Echter:
Origanum majorana L. (B + Bl) – Labiatae
Eigenschaften: Allgemein anregend, wirkt ausgleichend auf das vegetative Nervensystem; vagotonisch, regt den Parasympathikus an, dämpft den Sympathikus, reguliert Schilddrüsen-Überfunktion; schmerzstillend und beruhigend; blutdrucksenkend durch Gefäßerweiterung der Arterien; Anaphrodisiakum; gegen Infektionen und Bakterien; magenstärkend und verdauungsfördernd, gegen Blähungen; menstruationsfördernd.
Indikationen: Vegetative Dystonie, Bluthochdruck, nervöses Herzklopfen, Angstzustände, Psychasthenie, Nervenleiden, Asthenie, sexuelles Beruhigungsmittel; Schnupfen, Sinusitis, Husten, Bronchitis, Keuschhusten, Otitis; Infektionen des Verdauungstraktes, Übelkeit und Erbrechen; Rheuma, Arthrose, Neuralgien; ausbleibende Monatsblutung.
Hauptbestandteile: d-α-Terpineol, Terpinen.

Kontraindikationen, Nebenwirkungen: Bei normaler Dosierung keine bekannt.

Majoran, Wilder oder ***Spanischer Majoran:***
Thymus mastichina L. (B + Bl) – Labiatae
Eigenschaften: Gegen Infektionen, Bakterien und Viren; gegen Katarrh, schleimlösend, hustenstillend, mindert Stauungen in den Atemwegen; anregend und stärkend.
Indikationen: Atonie der Atmung und Verdauung, Sinusitis, Grippe, Bronchialkatarrh und virale Bronchitis.
Hauptbestandteile: Cineol, d-α-Pinen, Isovaleriansäure, l-Linalool.
Kontraindikationen, Nebenwirkungen: Bei normaler Dosierung keine bekannt.

Mandarine:
Citrus reticulata Blanco, C. madurensis Lour., C. nobilis Lour. (Sch) – Rutaceae
Eigenschaften: Beruhigend und regulierend auf das sympathische Nervensystem, krampflösend, schmerzstillend, Beruhigungs- und Schlafmittel, gegen Epilepsie; magenstärkend, verdauungsfördernd, galletreibend; gegen Bakterien und Pilzerreger.
Indikationen: Angstzustände, Nervenschwäche, Schlaflosigkeit, Kurzatmigkeit, kardiovaskuläre Erregbarkeit; Verdauungsbeschwerden, Aerophagie, Schluckauf, Magenschmerzen; Mykosen.
Hauptbestandteile: D-Limonen, Benzylacetat, N-Methylanthranolsäure, Citral.
Kontraindikationen, Nebenwirkungen: Bei äußerlicher Anwendung Photosensibilisierung und Hautreizung.

Marienblatt:
Tanacetum balsamita L., Balsamita suavolens Pers. (gPf – Compositae
Eigenschaften: Gegen Bakterien und Viren, gegen Pilzerreger und Parasiten; schleimlösend; gegen Blutergüsse (äußerlich angewen-

det); beruhigend, entzündungshemmend; regeneriert die Haut und fördert die Wundheilung; Wurmmittel.
Indikationen: Bronchitis, Sinusitis, Katarrh; Stomatitis, entzündliche Durchfälle, Blasenentzündung, Harnleiterentzündung, Darmparasiten; Hautkrankheiten, Mykosen, Wunden.
Hauptbestandteile: Carvon, α-Thujon, Perillaldehyd, 1-8-Cineol.
Kontraindikationen, Nebenwirkungen: Von Kindern und schwangeren Frauen wegen der Keton-Giftigkeit zu meiden; bei innerlicher Anwendung auf schwache Dosierung achten.

Mastix-Pistazie:
siehe unter *Pistazie, Mastix-*.

Meerrettich:
Cochlearia armoracia L. (W) – Cruciferae
Eigenschaften: Appetitanregend, gegen Skorbut, magenstärkend, verdauungsfördernd, harntreibend, ableitend; gegen Bakterien; anregend für die Kapillargefäße.
Indikationen: Atonie und Infektionen der Verdauungsorgane, Plethora; Lungenentzündung; Störungen in den Kapillargefäßen.
Hauptbestandteile: Schwefel-Verbindungen (Senföle), Allyl-Isothiocyanat.
Kontraindikationen, Nebenwirkungen: Nur in sehr verdünnter Dosierung anwenden, reizt die Haut; von Kindern und schwangeren Frauen zu meiden.

Melaleuca alternifolia:
siehe unter *Teebaum*

Melaleuca cajeputii:
siehe unter *Kajeput*

Melaleuca ericifolia
(Chemotyp 1-8-Cineol u. Linalool): Melaleuca ericifolia Sm. (Bl) – Myrtaceae

Eigenschaften: Gegen Infektionen, Bakterien und Viren, hustenstillend, schleimlösend, lindernd; antisklerotisch.
Indikationen: Infektionen im Hals-Nasen-Ohren-Bereich, Bronchitis, Grippe, Rhinopharyngitis; virale Hepatitis und Enterocolitis.
Hauptbestandteile: 1-8-Cineol, Linalool, Terpinolen, Terpinen, Limonen, Viridifloren, α-Terpineol.
Kontraindikationen, Nebenwirkungen: Bei normaler Dosierung keine bekannt.

Melaleuca leucadendron:
siehe unter *Kajeput leucadendron.*

Melaleuca linarifolia:
Melaleuca linarifolia Smith (Bl) – Myrtaceae
Eigenschaften: Gegen Infektionen, antibakteriell und antiviral; gegen Katarrh, schleimlösend, hustenlindernd; antisklerotisch.
Indikationen: Rhinopharyngitis, Bronchitis, Grippe; Brustdrüsengeschwulst; virale Leber- und Darmbeschwerden.
Hauptbestandteile: 1-8-Cineol, Terpineol-1-4, Terpinen.
Kontraindikationen, Nebenwirkungen: Bei normaler Dosierung keine bekannt.

Melaleuca quinquenervia:
siehe unter *Niaouli.*

Melaleuca uncinata:
Melaleuca uncinata R. Br. (Bl) – Myrtaceae
Eigenschaften: Desinfizierend, gegen Bakterien und Parasiten; entzündungshemmend; beruhigend, ausgleichend auf das sympathische und parasympathische Nervensystem; schleimlösend, hustenlindernd; Wundheilmittel.
Indikationen: Bronchitis, Lungenentzündung, Sinusitis, Asthma; entzündliche und parasitäre Enterocolitis; Blasenentzündung, Harnleiterentzündung; Wunden, Hautkrankheiten.

Hauptbestandteile: 1-8-Cineol, α-Pinen, α-Terpineol, Linalool, Uncineol.
Kontraindikationen, Nebenwirkungen: Bei normaler Dosierung keine bekannt.

Melisse:

Melissa officinalis L. (B + Bl) – Labiatae
Eigenschaften: Krampflösend und nervenberuhigend, Antidepressivum; magenstärkend, appetitanregend, fördert die Gallenproduktion; herzstärkend, wirkt anregend auf Körper und Geist (Gehirn, Herz, Verdauung, Muskulatur, Gebärmutter); stillt Menstruationsschmerzen; entzündungshemmend, blutdrucksenkend.
Indikationen: Schlaflosigkeit, Nervosität, Nervenschwäche, depressive Angstzustände; Verdauungsbeschwerden, Magenverstimmung, durch Verdauungsstörungen bedingte Migräne, Magenkrämpfe, Leber-Galle-Insuffizienz; nervöses Herzklopfen, Epilepsie, Schwindelanfälle, Ohrensausen; Verkrampfungen der Atemwege und Asthma.
Hauptbestandteile: Neral, Geranial, Citronellal, Geraniol, Nerol; β-Caryophyllin, α-Copaen, α-Humulen.
Kontraindikationen, Nebenwirkungen: Bei normaler Dosierung keine bekannt; kann bei äußerlicher Anwendung empfindliche Haut reizen.

Mimose:

Acacia decurrens (B) – Mimosaceae
Das ätherische Öl wird durch „synergistisches Mitreißen“ gewonnen.
Eigenschaften: Blutreinigend; Ableitungsmittel für Leber und Gallenblase; bei Erkrankungen der Atemwege.

Die Minzearten

Die Minzen besitzen eine sehr große Fähigkeit, sich zu kreuzen, woraus sich vielfältige Formen und Untervarietäten ableiten. Versuchen wir, hier einen kurzen Überblick über die Hauptgruppen der Minzen und über einige besondere Arten zu geben:

- Gruppe der Bachminzen (M. aquatica L.)
- Gruppe der grünen Minzen (M. viridis L. = M. spicata Huds), zu der die marokkanische Minze var. Nana gehört
- Gruppe der Ackerminzen (M. arvensis L.)

Menta aquatica x viridis = Pfefferminze (M. piperita L.)

Es lassen sich drei Hauptformen der Pfefferminze bestimmen:

- Mentha piperita vulgaris (Sole) = die Mitcham-Minzen mit dem Hauptbestandteil Menthol
- Mentha piperita sylvestris (Sole) = die ungarischen Minzen mit dem Hauptbestandteil Menthon
- Mentha piperita officinalis (Sole) = die weißen Minzen mit den Hauptbestandteilen Menthol und Menthylacetat.

Die besonderen Minzearten sind:

- Die Poleiminze (Mentha pulegium L.)
- Die Zitronenminze (Mentha citrata Ehrh.)
- Die langblättrige Minze oder Roßminze (Mentha longifolia L./Huds.)
- Die rundblättrige Minze (Mentha rotundifolia L./Huds) usw.

Ackerminze:

Mentha arvensis L. (gPf) – Labiatae

Eigenschaften: In schwacher Dosierung stärkend für die Verdauung und das Herz; in starker Dosierung anregend, dann betäubend; schmerzstillend; fördert die Gallenproduktion und die Entleerung der Gallenblase; gegen Durchblutungsstörungen im Kopf; gegen Bakterien (Staphylokokken, Meningokokken) und Parasiten.

Indikationen: Nervöse Verdauungsstörungen, Magenverstimmung, Magengeschwüre, Leber- und Nierenkoliken, Verstopfung; Migräne aufgrund von Verdauungs- und Kreislaufstörungen; Neuralgien, Ischias; Rhinopharyngitis, Sinusitis; Wurmkrankheiten.

Hauptbestandteile: Menthol, Menthon, Limonen, α-Caryophyllin.

Kontraindikationen, Nebenwirkungen: Anwendung innerlich, äußerlich sowie durch Inhalation bei Babys und Kindern bis zu 3 Jahren zu vermeiden.

Nana-Minze oder ***Marokkanische Minze:***
Mentha viridis L. var. nana (Bl) – Labiatae
Eigenschaften: Gegen Bakterien und Viren, Pilze und Parasiten; schleimlösend, gegen Katarrh; gegen Blutergüsse, regenerierend und heilend für Haut- und Schleimhautgewebe.
Indikationen: Bronchialkatarrh, Grippe, Sinusitis; Prellungen, Blutergüsse, Wunden; Mykosen und parasitäre Hautkrankheiten.
Hauptbestandteile: L-Carvon, Limonen, β-Caryophyllin, 1-8-Cineol, Myrcen.
Kontraindikationen, Nebenwirkungen: Wegen des giftigen Keton-Gehalts von Kindern und schwangeren Frauen zu meiden.

Pfefferminze:
Mentha piperita L. (gPf) – Labiatae
Eigenschaften: Allgemein stärkend und anregend (Gehirn, Nerven, Herz, Nieren, Leber, Bauchspeicheldrüse, Magen, Darm); keimtötend bei Infektionen, Bakterien, Viren, Pilzerregern und Würmern; entzündungshemmend, verdauungsfördernd, blutreinigend und entschlackend; stoppt die Milchproduktion, wirkt regulierend auf die Eierstöcke und menstruationsfördernd.
Indikationen: Asthenie, vegetative Dystonie, Nervenentzündung, Kopfschmerzen, niedriger Blutdruck; Aerophagie, Magen-Darm- und Leber-Pankreas-Atonie, Colitis, Nierenkolik; Otitis, Sinusitis; ungenügende Harnausscheidung, Nierenentzündung, Blasenentzündung, Prostataentzündung, Scheidenentzündung, Weißfluß; Gürtelrose, virale Nervenentzündung, Gelbfieber; Ischias, Gesichts- und Zahnneuralgien; nervöses Herzklopfen, Schwindel, Reisekrankheit; Juckreiz, Hautparasiten, Eingeweidewürmer.
Hauptbestandteile: Menthol, Menthon, Menthylacetat, 1-8-Cineol, Dimethylsulfid.
Kontraindikationen, Nebenwirkungen: Anwendung bei Babys, Kleinkindern bis 3 Jahre und schwangeren Frauen zu meiden.
Äußerlich zu gebrauchen, außer lokaler Anwendung, wegen der Reaktion auf die eisige Kälte des Menthols.

Pfefferminze (Menthofuran-Chemotyp):
Mentha piperita L., M. suavolens Ehrh. (gPf) – Labiatae
Eigenschaften: Gegen Infektionen, Bakterien und Pilzerreger; gegen Katarrh, schleimlösend, hustenstillend, entzündungshemmend, schmerzstillend; regulierend für das Herz; anregend für Leber und Harnwege.
Indikationen: Bronchitis, Sinusitis, Asthma, Plaut-Vincent'-Angina; Bluthochdruck, Herzrhythmusstörungen, Spasmophilie; Candida-Darmmykose, Leberinsuffizienz.
Hauptbestandteile: Menthofuran, 1-8-Cineol, α-β-Pinen, Camphen, Carvon.
Kontraindikationen, Nebenwirkungen: Keine bekannt.

Poleiminze:
Mentha pulegium L. (gPf) – Labiatae
Eigenschaften: Antiseptisch, schleimlösend, hustenstillend; stärkt Leber und Milz; appetitanregend, gegen Blähungen; schweißtreibend; erleichtert die Menstruation; „Anti-Krebsmittel".
Indikationen: Leber-Galle-Beschwerden; Bronchialkatarrh und chronische Bronchitis, Lungenschwäche; Weißfluß, schmerzhafte oder zu starke Monatsblutung; Juckreiz, Hautparasiten, Eingeweidewürmer.
Hauptbestandteile: Pulegon, Menthon, Menthol.
Kontraindikationen, Nebenwirkungen: Kinder und schwangere Frauen sollten sie meiden; nicht für längere Zeit anwenden.

Roßminze oder ***Waldminze:***
Mentha sylvestris – M. longifolia L. (gPf) – Labiatae
Es gibt eine vielfältige Anzahl von Roßminzen, die sich leicht kreuzen und, je nach Ort, Sorten mit unterschiedlicher chemischer Zusammensetzung entstehen lassen.
Eigenschaften: Antiseptisch, stärkend, gegen Bakterien und Pilzerreger; bei Insuffizienz der Verdauungsorgane und Atemwege; anregend für die Milz; krampflösend.

Indikationen: Langsame Verdauung, Aerophagie; Bronchialkatarrh; Mykosen, Blasenentzündung, Candida-Pilzerkrankung, Schuppenflechte.
Hauptbestandteile: Piperitonoxyd, Linalylacetat, α-Murolen.
Kontraindikationen, Nebenwirkungen: Von Kindern und schwangeren Frauen zu meiden.

Zitronenminze oder ***Bergamotte-Minze:***
Mentha citrata Ehrh. (gPfl) – Labiatae
Eigenschaften: Krampflösend, ausgleichend für das vegetative Nervensystem; entzündungshemmend; anregend für Leber- und Bauchspeicheldrüse, Eierstöcke sowie sexuelles Stimulans; gegen Parasiten.
Indikationen: Nervöse Erschöpfung, Tachykardie, Verdauungsstörungen und Enterocolitis nervösen Ursprungs; entzündlicher Blasenkatarrh; Leber-Pankreas-Insuffizienz; Impotenz; durch Spulwürmer hervorgerufene Wurmkrankheit, Amöbenruhr.
Hauptbestandteile: Linalool, Linalylacetat, Terpineol, 1-8-Cineol.
Kontraindikationen, Nebenwirkungen: Bei normaler Dosierung keine bekannt.

Muskatellersalbei:
siehe unter *Salbei.*

Muskatnuß:
Myristica fragrans Houtt. (Nuß) – Myristicaceae
Eigenschaften: Allgemein energetisches Stärkungs- und Anregungsmittel, besonders für Gehirn und Kreislauf; gegen Asthenie; magenstärkend, appetitanregend, verdauungsfördernd, beschleunigt die Passage der Nahrung; menstruationsfördernd; gegen Infektionen, antiseptisch, schmerzstillend und -betäubend; Muskeltonikum, erweichend; blutdrucksenkend; beruhigend, Antidepressivum; gegen Rheuma; gegen Parasiten.
Indikationen: Allgemeine Atonie (Gehirn, Nerven, Kreislauf, Verdauung, Darm, Muskulatur), körperliche und geistige Asthenie, nervöse Depression; Blähungen, spasmische und infektiöse Ente-

rocolitis, Durchfall, Darmparasiten; akutes und chronisches Rheuma, Muskelkrämpfe und Muskelkater, Verstauchungen; Paralyse; erleichtert die Geburt; Zahnneuralgien, Mundgeruch; Hautparasiten.
Hauptbestandteile: α-β-Pinen, Sabinen, Myrcen, α-γ-Terpinen, Limonen, Myristicin, Camphen, p-Cymen, d-Linalool, Borneol, Geraniol, Elemicin, Safrol.
Kontraindikationen, Nebenwirkungen: Bei innerlicher Anwendung über kurze Zeiträume oder in schwachen Dosen verwenden; kann bei äußerlicher Anwendung Hautreizungen verursachen.

Muskatblüte oder ***Macis:***
Myristica fragrans Houtt. (Samenmantel, der die Muskatnuß umgibt) – Myristicaceae
Eigenschaften: Kräftiges Anregungs- und Stärkungsmittel; appetitanregend; gegen Asthma; gegen Rheuma; schmerzstillend; gegen Parasiten.
Indikationen: Atonie der Verdauungsorgane, Enterocolitis, Durchfall, Blähungen, Darminfektionen; akutes und chronisches Rheuma, Gliederschmerzen, Verstauchungen; physische und geistige Asthenie; Darmparasiten.
Hauptbestandteile: β-Pinen, Sabinen, Myristicin, Elemicin, Camphen, p-Cymen, d-Linalool, Borneol, Geraniol, Safrol.
Kontraindikationen, Nebenwirkungen: Wegen der Wirkung auf das Nervensystem innerlich nur in schwacher Dosierung und über einen kurzen Zeitraum anzuwenden.

Myrrhe:
Commiphora myrrha Nees, C. abyssinica Engler (H) – Burseraceae
Eigenschaften: Lindernd und hustenstillend bei Erkrankungen der Atemwege; stärkend, anregend, krampflösend; antiseptisch, entzündungshemmend, gegen Infektionen, Viren und Parasiten; erweichend, fördert die Wundheilung und Narbenbildung; reguliert die Schilddrüse.

Indikationen: Bronchitis, Husten, Katarrh, Asthma; Durchfall, Dysenterie, virale Hepatitis; Entzündungen der Harnwege (Blasenentzündung, Harnleiterentzündung); Überfunktion der Schilddrüse; Darmparasiten (Spulwürmer), Hautkrankheiten, Hautgeschwüre.
Hauptbestandteile: Pinen, Limonen, δ-β-Elemen, α-Copaen, Myrrhensäure, Cumin- und Zimtaldehyd.
Kontraindikationen, Nebenwirkungen: Keine bekannt.

Myrte, Gemeine (Myrtenylacetat-Chemotyp):
Myrtus communis L. (gPf) – Myrtaceae
Eigenschaften: Antiseptisch bei Erkrankungen der Atem- und Harnwege, lindernd, antibakteriell und fäulnisverhütend; adstringierend; blutstillend; krampflösend, mindert den Blutandrang in Venen und Lymphgefäßen.
Indikationen: Erkrankungen der Atemwege, Katarrh, Bronchitis; spasmische Enterocolitis; Blasenentzündung, Harnleiterentzündung; Hämorrhoiden, Krampfadern, Venenstauung, Lymphdrüsenschwellung.
Hauptbestandteile: Myrtenylacetat, 1-8-Cineol, Myrtenal, δ-Cadinen.
Kontraindikationen, Nebenwirkungen: Bei normaler Dosierung keine bekannt.

Myrte, Grüne (Cineol-Chemotyp):
Myrtus communis L. (gPf) – Myrtaceae
Eigenschaften: Gegen Infektionen, gegen Katarrh, schleimlösend, hustenstillend; regt die Leber, die Schilddrüse und die Eierstöcke an; mindert Blutandrang in der Prostata; krampflösend, schmerzstillend.
Indikationen: Bronchitis, Sinusitis, Angina, Muskoviszidose; Leber-Galle-Insuffizienz; Unterfunktion der Schilddrüse; ausbleibende Monatsblutung; Prostataentzündung; Schlaflosigkeit; gegen Falten.
Hauptbestandteile: 1-8-Cineol, α-Pinen, Azulen, Humulen, Dihydroazulen, Linalylacetat, Myrtenylacetat.

Kontraindikationen, Nebenwirkungen: Bei normaler Dosierung keine bekannt.

Neroli (Bitterorangenblüte):

Citrus bigaradia Risso, C. aurantium L. ssp amara (B) – Rutaceae
Das ätherische Öl der Orangenblüte stammt entweder von der Süßorange (var. aurantium) oder von der Bitterorange (Pomeranze, var. bigaradia). Ihre Zusammensetzungen und damit ihre Eigenschaften sind verwandt, doch gibt es aufgrund der Herkunft auch gewisse Unterschiede zwischen den beiden Arten.
Eigenschaften: Schmerzstillend, krampflösend; appetitanregend; Herztonikum; leichtes Beruhigungs- und Schlafmittel; blutreinigend, entgiftend; günstige Wirkung auf die Haut; gegen Infektionen, Bakterien und Parasiten; Tonikum für die Verdauung, Venen, Gehirn und Nerven; blutdrucksenkend; „Anti-Krebsmittel".
Indikationen: Nervöse Depression, Erschöpfung, Herzklopfen, Bluthochdruck, Schlaflosigkeit; Leber-Pankreas-Insuffizienz, Plethora, Durchfall, Enterocolitis durch Bakterien und Parasiten (Hakenwürmer und Lamblien); Hämorrhoiden, Krampfadern, Venenentzündung; Hautpflege.
Hauptbestandteile: Jasmon, Linalylacetat, Farnesol, Linalool, Geraniol, Nerolidol, α-Terpineol, Nerol, Dipenten.
Kontraindikationen, Nebenwirkungen: Bei normaler Dosierung keine bekannt.

Niaouli (Cineol-Chemotyp):

Melaleuca quinquenervia (Cav.) cineolifera (Bl) – Myrtaceae
Eigenschaften: Gegen Infektionen, Bakterien, Viren und Pilzerreger; lindernd, gegen Katarrh, schleimlösend, hustenstillend, entzündungshemmend, fiebersenkend, antiallergisch; blutdrucksenkend; allgemein anregend, besonders für das Gewebe, Leber-Blase, das retikulo-endotheliale Terrain, Östrogenproduktion und Hypophyse-Hoden; mindert Blutandrang in den Venen; steinauf-

lösend; gegen Tumoren; schützt die Haut bei Strahlentherapie, fördert die Wundheilung und Narbenbildung.
Indikationen: Infektionen im Hals-Nasen-Ohren-Bereich, im Magendarmtrakt und im Urogenitalsystem; Bronchitis und chronischer Katarrh, Tuberkulose, Rhinopharyngitis, Sinusitis, Mandelentzündung; Lidrandentzündung; Enteritis und virale Hepatitis, Cholera, Durchfall, Magen- und Zwölffingerdarmgeschwüre, Gallensteine; Arteriitis, Entzündung der Herzkranzgefäße, Endokarditis, Atherosklerose, Hämorrhoiden, Harnleiter-, Prostata-, Scheidenentzündung, Dysplasie des Gebärmutterhalses, Herpes an den Genitalien; Kondylome, zur Unterstützung bei Brust- und Rektumkrebs, rheumatische Polyarthritis; Schuppenflechte, Furunkel, Hautentzündungen, Lepra, Mykosen, Wunden, Stiche, Strahlentherapie und Verbrennungen durch Elektrokoagulation (äußerlich).
Hauptbestandteile: 1-8-Cineol, Viridiflorol, α-Terpineol, α-β-Pinen, Limonen, Globulol, Nerolidol.
Kontraindikationen, Nebenwirkungen: Bei normaler Dosierung keine bekannt. Bei innerlicher Anwendung Verabreichung in schwacher Dosierung für Kinder und schwangere Frauen.

Niaouli (Transnerolidol-Chemotyp):
Melaleuca quinquenervia (Cac.) transnerolidolifera (Bl) – Myrtaceae
Eigenschaften: Gegen Bakterien, Viren und Parasiten; beruhigend; entzündungshemmend für die Atemwege und das Urogenitalsystem; anregend für Hypophyse-Hoden und Hypophyse-Nebennierenrinde (lt. P. Franchomme, D. Pénoël).
Indikationen: Bronchitis, Sinusitis; virale Hepatitis, parasitäre Enterocolitis, Verdauungsbeschwerden; Malaria; Blasen- , Harnleiterentzündung; Bluthochdruck; Arthrosen, rheumatische Polyarthritis; Asthenie, Erschöpfung; Gürtelrose, Ekzeme.
Hauptbestandteile: Transnerolidol, Linalool, α-Terpineol, β-Caryophyllin, α-Humulen, δ-Cadinen.
Kontraindikationen, Nebenwirkungen: Bei innerlicher Anwendung für Frauen mäßig dosieren.

In Australien gibt es eine große Anzahl von *Melaleuca*-Arten. Was die *Niaouli*-Arten betrifft, so werden die verschiedenen chemischen Typen der *Melaleuca quinquenervia* Gegenstand einer genaueren Untersuchung in einer späteren Ausgabe sein.

Niaouli (Linalool-Chemotyp):
Melaleuca quinquenervia (Cav.) linalolifera (Bl) – Myrtaceae
Hauptbestandteile: Linalool (~ 59 %), Transnerolidol (20 %).

Niaouli (Viridiflorol-Chemotyp):
Melaleuca quinquenervia (Cav.) viridiflorulifera (Bl) – Myrtaceae
Hauptbestandteile: 1-8-Cineol (39%), Viridiflorol (24%), Transnerolidol, Limonen, α-Terpineol.

Opoponax:
Opoponax chironium (L.) Koch, Commiphora erythraea var. glabrescens Engler (W) – Burseraceae/Apiaceae
Eigenschaften: Ableitend, entgiftend, anregend für Leber- und Nieren.
Indikationen: Plethora, Toxämie, Leber- und Nieren-Atonie, Hautausschlag, Hautkrankheiten.
Hauptbestandteile: Bisabolen, Phthalid, Sesquiterpenon.
Kontraindikationen, Nebenwirkungen: Keine bekannt.

Orange, Bitter-:
siehe unter *Pomeranze.*

Orange, Blut-:
Citrus sinensis L. (Sch) – Rutaceae
Eigenschaften und Indikationen sind der süßen Orange sehr ähnlich.

Orange, Süße:
Citrus sinensis L. (Sch) – Rutaceae
Eigenschaften: Beruhigend, schmerzstillend, krampflösend; verdauungsfördernd, abführend, blutreinigend, entschlackend, harntreibend; anregend für Herz und Kreislauf; antiseptisch.

Indikationen: Angstzustände, Nervenschwäche, Schlaflosigkeit; Verdauungsbeschwerden, Verstopfung; Kreislaufschwäche; Desinfektion der Luft.
Hauptbestandteile: D-Limonen, Terpinolen, α-Terpinen, Citral, Furokumarin, Carvon, Linalool, β-Caroten.
Kontraindikationen, Nebenwirkungen: Bei äußerlicher Anwendung Photosensibilisierung.

Orangenblüte:
siehe unter *Neroli.*

Origano, Kompakter:
Origanum compactum Bentham (gPf +B) – Lamiaceae/Labiatae
Eigenschaften: Kräftiges Desinfektionsmittel mit großem Spektrum, gegen Bakterien, Viren und Pilzerreger; allgemeines physisches und geistiges Tonikum; entzündungshemmend; stimuliert das Immunsystem.
Indikationen: Infektionsprozesse der Atemwege, des gesamten Verdauungstraktes und des Urogenitalsystems; Magenverstimmung, Durchfall, Amöbenruhr, Malaria; Nierenentzündung; Nervenentzündung; niedriger Blutdruck; physische und nervöse Asthenie; Hautparasiten.
Hauptbestandteile: Carvacrol, Thymol, α-β-Pinen, Myrcen, p-Cymen, Geraniol.
Kontraindikationen, Nebenwirkungen: Reizt bei innerlicher Anwendung die Leber, entweder in starker Dosierung für kurzen Gebrauch oder in schwacher Dosierung für längeren Gebrauch zu verwenden; bei äußerlicher Anwendung ätzend für die Haut.

Origano, Grüner Drôme-:
Origanum heracleot. L. (gPf + B) – Lamiaceae/Labiatae
Eigenschaften und Indikationen ähnlich wie beim Kompakten Origano.
Hauptbestandteile: Carvacrol, Thymol, p-Cymen.

Origano, Spanischer:
Corydothymus capitatus L. (B) – Lamiaceae/Labiatae
Eigenschaften: Kräftiges Desinfektionsmittel mit großem Spektrum, gegen Bakterien, Viren und Pilzerreger; allgemeines physisches und geistiges Tonikum.
Indikationen: Infektionsprozesse der Atemwege, des gesamten Verdauungstraktes und des Urogenitalsystems; Asthenie, niedriger Blutdruck; Abszesse, Hautparasiten.
Hauptbestandteile: Carvacrol, Thymol, β-Caryophyllin, Borneol, Dipenten, Bornylacetat.
Kontraindikationen, Nebenwirkungen: Reizt bei innerlicher Anwendung die Leber; entweder in starker Dosierung für kurzen Gebrauch oder in schwacher Dosierung für längeren Gebrauch zu verwenden; bei äußerlicher Anwendung ätzend für die Haut.

Palmarosa:
Cymbopogon martinii Stapf. (gPf) – Gramineae
Eigenschaften: Wichtiges antibakterielles Mittel, gegen Pilzerreger und Viren; stärkend für Verdauung, Gebärmutter, Nerven und Herz; fiebersenkend; regt die Zellen für die Haut- und Haarpflege an (hydratisierend, erfrischend); Wurmmittel.
Indikationen: Rhinopharyngitis, Sinusitis, Otitis, Bronchitis; Dyspepsie, bakterielle und virale Darmentzündung; Harnleiterentzündung, Blasenentzündung, Scheidenentzündung; Entbindung; Akne, trockene und nässende Ekzeme.
Hauptbestandteile: Geraniol, Linalool, Geranylformiat, Geranylacetat.
Kontraindikationen, Nebenwirkungen: Bei normaler Dosierung keine bekannt.

Pampelmuse:
siehe unter *Grapefruit.*

Patchouli:

Pogostemon patchouli Pell., P. suavis Ten., P. cablin Benth. (gPf) – Labiatae

Eigenschaften: Antiseptisch, entzündungshemmend, mindert den Blutandrang; gegen Infektionen, Bakterien und Pilze; insektenvertreibend; fiebersenkend; wundheilend, geweberegenerierend, stärkend, besonders für die Venen; gegen Frauenleiden.

Indikationen: Infektiöse Enterocolitis, Blasenentzündung, Scheidenentzündung, Harnleiterentzündung; Hämorrhoiden, Krampfadern; Ekzeme, Akne, entzündliche Hautkrankheiten, Schorf, Schrunden; Hautparasiten.

Hauptbestandteile: Patchoulol, α-β-Bulnesen, Patchoulen, Seychellen, Pogostol, Patchoulipyridin, Azulen.

Kontraindikationen, Nebenwirkungen: Bei normaler Dosierung keine bekannt.

Pemou:

Fokienia Hodginsii Henry et Thomas, Cupressus hodginsii Dunn. F. kaway B. Hayata (Ho) – Cupressaceae

Eigenschaften: Stärkend, Neurotonikum, anregend für Hypophyse-Hoden und Nebennierenrinde

Indikationen: Erschöpfung, Asthenie, Impotenz (beim Mann).

Hauptbestandteile: Trans-Nerolidol, Fokienol, Elemol.

Kontraindikationen, Nebenwirkungen: Nicht von Frauen zu verwenden.

Perubalsam:

Myroxylon balsamum var. pereirae Miller (H) – Coniferae

Eigenschaften: Lindernd und antiseptisch bei Erkrankungen der Atemwege und Bronchialleiden; antiseptisch für die Harnwege, harntreibend; gegen Bakterien und Parasiten; fördert die Wundheilung und Narbenbildung; bei Hautkrankheiten; gegen Rheuma; schmerzstillend.

Indikationen: Hauptsächlich für die äußerliche Anwendung – bei

Bronchitis, Grippe, Husten, Tuberkulose; Blasenentzündung, Harnleiterentzündung, Scheidenentzündung; Juckreiz, Hautkrankheiten, Hautparasiten; rheumatische Schmerzen.
Hauptbestandteile: Zimt- und Benzoesäure, Nerolidol, Benzylbenzoat, Zimtsäurebenzylester.
Kontraindikationen, Nebenwirkungen: Kann bei längerer Anwendung reizen.

Petersilie:
Petroselinum sativum Hoffm. (S) – Apiaceae/Umbelliferae
Eigenschaften: Allgemein stärkend für Gehirn, Gebärmutter und Muskulatur; östrogenähnliche Wirkung, wirkt regulierend auf die Monatsblutung; antiseptisch für die Atemwege und das Urogenitalsystem.
Indikationen: Asthenie, körperliche, muskuläre und geistige Erschöpfung; Infektionen und Insuffizienz des Urogenitalsystems, Harnleiterentzündung, Weißfluß, ausbleibende oder zu seltene Monatsblutung; Asthma.
Hauptbestandteile: Apiol, Myristicin, α-Pinen, Apiin, Allyl-l-Tetramethoxybenzol.
Kontraindikationen, Nebenwirkungen: Von Kindern und schwangeren Frauen nicht zu verwenden.

Petersilie, glatte:
Petroselinum sativum Hoffm., apium petrolinum L. (gPf) – Apiaceae/Umbelliferae
Eigenschaften: Allgemeines Tonikum, magenstärkend; ableitend, harntreibend, blutreinigend; krampflösend.
Indikationen: Asthenie, Atonie der Verdauungsorgane und Nieren; Rheuma, Gicht; Menstruationsbeschwerden; Nervenschwäche.
Hauptbestandteile: α-β-Pinen, Myristicin, β-Phellandren, Terpinolen, Isopropenyl-4-Benzol, p-Menthatrien.
Kontraindikationen, Nebenwirkungen: Von Kindern und schwangeren Frauen nicht zu verwenden.

Petitgrain (Kombava):
Combava hystrix DC (Bl) – Rutaceae
Eigenschaften: Beruhigend, entzündungshemmend; schmerzstillend; gegen Rheuma.
Indikationen: Nervosität, Angstzustände, Schlaflosigkeit; Rheuma, Arthritis.
Hauptbestandteile: Citronellal, Linalool, Citronellol.
Kontraindikationen, Nebenwirkungen: Keine bekannt.

Petitgrain (Mandarine):
Citrus reticulata Blanco (Bl) – Rutaceae
Eigenschaften: Allgemeines Beruhigungsmittel, krampflösend, schmerzstillend.
Indikationen: Angstzustände, Streß, atonische Verdauung nervösen Ursprungs, Schlaflosigkeit.
Hauptbestandteile: Pinen, Limonen, Dipenten, p-Cymen, Geraniol, N-Methylanthranylat.
Kontraindikationen, Nebenwirkungen: Bei normaler Dosierung keine bekannt.

Petitgrain (Zitrone):
Citrus limonum L. (Bl) – Rutaceae
Eigenschaften: Beruhigend auf das Nervensystem unterhalb des Zwerchfells; verdauungsfördernd; antiseptisch.
Indikationen: Vegetative Dystonie, Atonie der Verdauung und Bauchspeicheldrüse.
Hauptbestandteile: Pinen, Limonen, Linalool, Geraniol.
Kontraindikationen, Nebenwirkungen: Bei normaler Dosierung keine bekannt.

Petitgrain (Pomeranze):
Citrus aurantium L. ssp. amara, ssp.
aurantium (Bl) – Rutaceae
Eigenschaften: Beruhigend auf das Nervensystem unterhalb des Zwerchfells; krampflösend; entzündungshemmend; antibakteriell.

Indikationen: Vegetative Dystonie; Infektionen der Atemwege; eitrige Akne, Furunkel; chronische Hepatitis.
Hauptbestandteile: Linalylacetat, l-Linalool, α-Terpineol, Nerol, Geraniol, Furfural, β-Ocimen, Dipenten.
Kontraindikationen, Nebenwirkungen: Bei normaler Dosierung keine bekannt.

Pfeffer, Schwarzer:
Piper nigrum L. (Früchte) – Piperaceae
Eigenschaften: Wirkt anregend auf den Verdauungstrakt und die Atemwege; schleimlösend, hustenstillend; gegen Asthenie; gegen Blähungen; fiebersenkend, schmerzstillend, antiseptisch für die Harnwege; Aphrodisiakum.
Indikationen: Verdauungsschwäche, Insuffizienz von Leber, Bauchspeicheldrüse und Darm; Angina, Kehlkopfentzündung, chronische Bronchitis; Blasenentzündung; Zahnneuralgien; rheumatische Schmerzen; zerebrale und sexuelle Asthenie.
Hauptbestandteile: β-Caryophyllin, α-Humulen, α-Guajen, Selinen, Cubeben, Elemen, Bisabolen, α-β-Pinen, Phellandren, Piperonal, Borneol, Chavicol.
Kontraindikationen, Nebenwirkungen: Keine bekannt.

Pistazie, Mastix-:
Pistacia lentiscus L. (Bl) – Anacardiaceae
Eigenschaften: Mindert den Blutandrang in den Venen, dem Lymphsystem und der Prostata; harntreibend; gegen Asthma.
Indikationen: Kardiovaskuläre Störungen, Hämorrhoiden, Krampfadern, geplatzte Äderchen, Thrombophlebitis; Magengeschwüre, spasmische Colitis, Aerophagie; Entzündung der Prostata; Sinusitis; Asthma.
Hauptbestandteile: α-Pinen, Myrcen, Terpenylacetat.
Kontraindikationen, Nebenwirkungen: Bei normaler Dosierung keine bekannt.

Pomeranze (Bitterorange):

Citrus aurantium L. var. amara Link. (Sch) – Rutaceae

Eigenschaften: Beruhigend; krampflösend; anregend auf die Verdauung; blutgerinnungshemmend, verdünnend.

Indikationen: Angstzustände, Nervosität, Asthenie, Schwindel; Verdauungsbeschwerden, Blähungen, Magenkrämpfe, Plethora, Toxämie; Kreislaufschwäche und Venenstauung.

Hauptbestandteile: Limonen, Terpinolen, d-α-Terpineol, d-l-Linalool, Geraniol, Citronellol, Nerolidol, Farnesol.

Kontraindikationen, Nebenwirkungen: Bei äußerlicher Anwendung Photosensibilisierung.

Porree (Lauch):

Allium porrum L. (gPf) – Liliaceae

Eigenschaften: Stärkend, antiseptisch für Magendarmtrakt, abführend, harntreibend; gegen Rheuma; Nerventonikum.

Indikationen: Verdauungsbeschwerden, Probleme mit der Nahrungspassage durch den Darm; Beschwerden und Steinleiden der Harnwege; Rheuma, Arthritis, Gicht; Atherosklerose, Dickleibigkeit; nervöse Erschöpfung.

Hauptbestandteile: Schwefel-Stickstoff-Verbindungen.

Kontraindikationen, Nebenwirkungen: Reizt bei äußerlicher Anwendung.

Quendel:

Thymus serpyllum L. (gPf) – Lamiaceae/Labiatae

Eigenschaften: Gegen Infektionen, Bakterien, Viren und Pilzerreger; allgemein anregend und stärkend, besonders für die Atemwege, gegen Hustenreiz, schleimlösend; fördert die Gallenproduktion und die Entleerung der Gallenblase, verdauungsfördernd, gegen Blähungen; krampflösend, schmerzstillend, gegen Rheuma; gegen Parasiten und Würmer.

Indikationen: Grippe, Bronchitis, Husten, Keuchhusten, Asthma, Emphysem, Tuberkulose; Magen-Darm-Infektionen, infektiöse Enterocolitis, Magenschmerzen, Dyspepsie, Blähungen; Blasenent-

zündung, Infektionen der Harnwege; Rheuma, Ischias, Hexenschuß; infektiöse Hautentzündungen, Impetigo (Eitergrind), Abszesse, Panaritium (eitrige Fingerentzündung), Wunden.
Hauptbestandteile: Thymol, Carvacrol, p-Cymen, Linalool, Geraniol, Borneol, α-Pinen, γ-Terpinen.
Kontraindikationen, Nebenwirkungen: Keine bei normaler Dosierung; wirkt jedoch aufgrund des Phenol-Gehalts von ca. 30 % ätzend und reizt die Schleimhäute.

Quendel, Zitronen-:
Thymus serpyllum ssp. praecox, T. citriodorus Schreb. (gPfl + B) – Lamiaceae/Labiatae
Eigenschaften: Allgemein anregend; gegen Mikroben, Bakterien, Viren und Pilzerreger; beruhigend für die Nerven; entzündungshemmend.
Indikationen: Physische und geistige Asthenie; Infektionen im Hals-Nasen-Ohren-Bereich, im Magendarmtrakt und im Urogenitalsystem; Mund- und Rachenschleimhautentzündung, Sinusitis, Otitis, Bronchitis, bakterielle und virale Enteritis; Harnleiterentzündung, Blasen- und Scheidenentzündung; Akne, Ekzeme, Mykosen.
Hauptbestandteile: Geraniol, Geranial, Neral, Nerol, Terpinen-4-ol.
Kontraindikationen, Nebenwirkungen: Bei normaler Dosierung keine bekannt; kann bei äußerlicher Anwendung, wenn es unverdünnt benutzt wird, wegen des Citral-Gehalts die Haut reizen.

Rainfarn, Einjähriger:
Tanacetum annuum L. (gPf) – Asteraceae/Compositae
Eigenschaften: Stark entzündungshemmend, Antihistaminikum; beruhigend, schmerzstillend; blutdrucksenkend, (anti-leukämisch); venenstärkend.
Indikationen: Asthma, Emphysem; Hautentzündungen und Hautallergien, Erythem, geplatzte Äderchen; Nervenentzündung, Ischias, Muskelrheumatismus, Arthritis; Bluthochdruck, Venenstauung, Krampfadern.

Hauptbestandteile: Limonen, Chamazulen.
Kontraindikationen, Nebenwirkungen: Bei normaler Dosierung keine bekannt; bei manchen Frauen endokrine Auswirkungen (laut P. Franchomme und D. Pénoël).

Rainfarn, Gewöhnlicher:
Tanacetum vulgare L., chrysanthemum tanacetum Karsch (gPf) – Asteraceae/Compositae
Eigenschaften: Stärkend; krampflösend; fiebersenkend; menstruationsfördernd; gegen Würmer.
Indikationen: Eingeweidewürmer und Hautparasiten, Wurmkrankheiten; ausbleibende Monatsblutung.
Hauptbestandteile: Tanaceton = (β-Thujon), l-Kampfer, Borneol.
Kontraindikationen, Nebenwirkungen: Von Kindern und schwangeren Frauen völlig zu meiden; allgemein wegen seiner Keton-Giftigkeit nicht regelmäßig anzuwenden.

Raute:
Ruta graveolens L. (gPf) – Rutaceae
Eigenschaften: Menstruationsfördernd (Abortivum); schweißtreibend; krampflösend; anregend auf den Gefäßkreislauf (Rutingehalt); gegen Rheuma; gegen Eingeweidewürmer.
Indikationen: Probleme des Gefäßkreislaufs; Rheuma; Hautparasiten, Wurmkrankheiten.
Hauptbestandteile: L-4-Pinen, l-Limonen, Cineol, Methyl-nonylephtyl-keton, Salicylsäure.
Kontraindikationen, Nebenwirkungen: Innerliche Anwendung ohne medizinische Nachbehandlung zu vermeiden (wirkt sehr giftig auf die Nerven und stark abtreibend).

Ravensara, Anis-:
Ravensara anisata Danguy (R) – Lauraceae
Eigenschaften: Beruhigend, krampflösend, schmerzstillend, mäßigend regulierende Wirkung; menstruationsfördernd, milchbildend durch Östrogen-Ähnlichkeit; anregend und stärkend für Atemwe-

ge und Verdauung, gegen Blähungen, fördert die Gallenproduktion und die Entleerung der Gallenblase, herzstärkend.
Indikationen: Nervenschwäche, Spasmophilie, Paralyse; schmerzhafte, schwache und unregelmäßige Monatsblutung, während des Stillens, Beschwerden der Wechseljahre; nervöse Dyspepsie, Asthma, Lungenstauung; Verdauungsbeschwerden, Magenschmerzen, spasmische Colitis, Blähungen; nervöses Herzklopfen, Herz-Gefäß-Erethismus.
Hauptbestandteile: Anethol, Methylaether-Chavicol, Sesquiterpen.
Kontraindikationen, Nebenwirkungen: Von Kindern und schwangeren Frauen zu meiden.

Ravensara:

Ravensara aromatica JF. Cimel/Sonnerat (Bl) – Lauraceae
Eigenschaften: Gegen Infektionen, Bakterien und Viren; antitoxisch, regt die Immunabwehr an; allgemein stärkend und anregend und gleichzeitig beruhigend und schmerzstillend.
Indikationen: Grippe, Rhinopharyngitis, Sinusitis, Bronchitis, Keuchhusten; virale Hepatitis, virale Enteritis, Cholera, Herpes, Gürtelrose, Windpocken; infektiöse Mononukleose (Lymphoidzellenangina), Blutvergiftung, Pest; Asthenie, neuromuskuläre Atonie und Beschwerden, Reizbarkeit, Schlaflosigkeit.
Hauptbestandteile: α-β-Pinen, 1-8-Cineol, β-Caryophyllin, α-Terpineol, Terpenylacetat, Chavicol.
Kontraindikationen, Nebenwirkungen: Bei normaler Dosierung keine bekannt.

Rose:

Rosa damascaena Miller, Rosa centifolia L. (B) – Rosaceae
Eigenschaften: Tonisierend für Herz, Magen, Leber und Gebärmutter; stärkend, adstringierend, schleimlösend; leicht abführend; fördert die Wundheilung und die Vernarbung, blutstillend, antiseptisch und entzündungshemmend; gegen Viren und Bakterien; beruhigend, nervenstärkend; Aphrodisiakum.
Indikationen: Chronische Bronchitis und Angina, Tuberkulose,

Asthma; Nervosität, sexuelle Asthenie, Frigidität, Impotenz, Erschöpfung, Atonie; Hautkrankheiten, Wunden, entzündliche Prozesse, atonische Geschwüre, Verstauchungen, Zerrungen; geplatzte Äderchen, Falten, Hautpflege; Aphten, Zahnfleischentzündung.
Hauptbestandteile: Phenyläthylalkohol, Geraniol, Citronellal, Nerol, Rhodinol.
Kontraindikationen, Nebenwirkungen: Bei normaler Dosierung keine bekannt.

Rosengeranie:
Pelargonium roseum asperum Ehr. cv „Bourbon" Ile de la Réunion (gPf) – Geraniaceae
Eigenschaften: Krampflösend, entzündungshemmend, schmerzstillend; adstringierendes Tonikum; blutstillend; kreislaufanregend; gegen Infektionen und Pilzerreger; fördert die Wundheilung und Vernarbung; gegen Diabetes.
Indikationen: Nervöse Colitis, Angstzustände, Erregung; Leber-Pankreas-Insuffizienz; Pflege der Haut und Schleimhäute, Alveolarpyorrhoe (Eiterung der Zahnfleischtaschen), Hautkrankheiten, Wunden, Hautparasiten, Schwangerschaftsstreifen; Hämorrhoiden; Rheuma; Gesichtsneuralgien.
Hauptbestandteile: Geraniol, Citronellol, Linalool, Citronellyl- und Geranylformiat, Isomenthon.
Kontraindikationen, Nebenwirkungen: Bei normaler Dosierung keine bekannt.
Die aus Afrika, Magadaskar und Asien stammenden Rosengeranien sowie die Geranien der Varietät *Pelargonium graveolens* weisen, mit einigen Nuancen, etwa dieselben Eigenschaften auf.

Rosenholz:
Aniba rosaeodora Ducke var. amazonica, Aniba parviflora Mez. (Ho) – Lauraceae
Eigenschaften: Antiseptisch und desinfizierend, gegen Bakterien, Viren, Pilzerreger und Parasiten; sexuell kräftigend; günstige Wirkung auf die Haut, feines Parfum.

Indikationen: Infektionen im Hals-Nasen-Ohren- und im Bronchien-Lungen-Bereich, Grippe; Scheidenentzündung durch Candida-Erreger; Depression, Asthenie, Überbeanspruchung, Frigidität, Impotenz; Hautprobleme, Hautkrankheiten, Mykosen, Akne, Falten usw.
Hauptbestandteile: Linalool, Terpineol, Geraniol, Dipenten, Eucalyptol, Methylheptenol, Nerol.
Kontraindikationen, Nebenwirkungen: Bei normaler Dosierung keine bekannt.

Rosmarin, Busch- (Verbenon-Chemotyp):
Rosmarinus officinalis L. (gPf + B) – Lamiaceae/Labiatae
Eigenschaften: Gegen Infektionen, Bakterien und Viren; gegen Katarrh, schleimlösend; hustenstillend; krampflösend; wirkt desinfizierend und anregend auf Leber und Galle; ausgleichend für Nerven, endokrines System und Hypophyse-Eierstöcke-Hoden.
Indikationen: Bronchitis, Sinusitis; virale und durch Kolibakterien hervorgerufene Hepatitis; Cholera; Scheidenentzündung, Weißfluß; Erschöpfung und nervöse Depression; entspannend für Solarplexus, Becken und Kreuzbein (Arhythmie, Tachykardie, Verdauungs- und sexuelle Probleme).
Hauptbestandteile: Verbenon, 1-8-Cineol, α-Pinen, Borneol, Camphen, Myrcen, Limonen, α-Terpinen.
Kontraindikationen, Nebenwirkungen: Von Kleinkindern, schwangeren Frauen und Personen mit einer Überempfindlichkeit der Leber zu meiden.

Rosmarin, Spanischer Kampfer- (Kampfer-Chemotyp):
Rosmarinus off. L. camphoriferum (gPf + B) – Lamiaceae/Labiatae
Eigenschaften: Allgemeines Tonikum (Gehirn, Nerven, Muskeln, Leber, Galle, Herz, Atemwege); anregend für die Gallenproduktion und die Entleerung der Gallenblase; schleimlösend; harntreibend; mindert den Blutandrang in den Venen; menstruationsfördernd; bei Hyperthermie.
Indikationen: Physische, geistige und muskuläre Asthenie; Muskel-

anspannung und -verkrampfung, Muskelrheumatismus, rheumatische Neuralgien, agitierte progressive Paralyse; Herzschwäche, nervöses Herzklopfen; Venenstauung, Krampfadern, niedriger Blutdruck (in sehr schwacher Dosierung, bringt den Blutdruck wieder ins Gleichgewicht); Verdauungsbeschwerden, Übelkeit, chronische Gallenblasenentzündung, Leberzirrhose, Hypercholesterinämie; ausbleibende Monatsblutung, Weißfluß, Samenfluß; Kälteempfindlichkeit.
Hauptbestandteile: Kampfer, 1-8-Cineol, α-Pinen, Camphen, Borneol, β-Caryophyllin.
Kontraindikationen, Nebenwirkungen: Bei normaler Dosierung keine bekannt.

Rosmarin, Cineol- und
Provencalischer Pyramiden-Rosmarin (Cineol-Chemotyp):
Rosmarinus officinalis L. cineoliferum – R. pyramidalis (gPf + B) – Lamiacae/Labiatae
Eigenschaften: Gegen Infektionen, Bakterien, Pilze; gegen Katarrh, schleimlösend, hustenstillend; allgemeines mildes Stimulans, besonders für die Atemwege, Kreislauf, Leber-Verdauungssystem.
Indikationen: Otitis, Sinusitis, Bronchitis, Erkältung, Lungenentzündung; rheumatische Neuralgien, Nervenschwäche; Verdauungsbeschwerden, Übelkeit, durch Gärungsprozesse hervorgerufene Enterocolitis; Blasenentzündung, Candida-Pilzerkrankung, Weißfluß, Samenfluß; Erschöpfungszustände.
Hauptbestandteile: 1-8-Cineol, α-β-Pinen, Camphen, β-Caryophyllin, Borneol, Bornylacetat, Kampfer.
Kontraindikationen, Nebenwirkungen: Bei normaler Dosierung keine bekannt.

Sadebaum:
siehe unter *Wacholder.*

Salbei, Garten-:

Salvia officinalis L. (gPf + B) – Lamiaceae/Labiatae

Eigenschaften: Allgemein anregend; gegen Infektionen, Bakterien, Viren, Pilzerreger; fiebersenkend, gegen Katarrh, schleimlösend, hustenstillend; fettspaltend (gegen Zellulitis); kreislaufanregend, hemmt die Schweißproduktion; magenstärkend, regt die Gallenproduktion und die Entleerung der Gallenblase an; menstruationsfördernd; fördert die Wundheilung und Narbenbildung.

Indikationen: Erschöpfung, Rekonvaleszenz, Psychasthenie; Meningitis und virale Nervenentzündung; Grippe, Bronchitis, Angina, Sinusitis; Aphten-Krankheiten, Herpes; Verdauungsbeschwerden, virale Enteritis, Galleninsuffizienz; rheumatische Polyarthritis; ungenügende Harnausscheidung, Zellulitis, Kreislaufstörungen; ausbleibende Monatsblutung, Prämenopause, Weißfluß, Samenfluß; Kondylome, Wunden, Hautkrankheiten, Haarausfall.

Hauptbestandteile: α-β-Thujon, Kampfer, 1-8-Cineol, Lanalol, a-Terpineol, Humulen, Borneol, β-Caryophyllin, α-β-Pinen, Camphen.

Kontraindikationen, Nebenwirkungen: Von Kindern und schwangeren Frauen wegen der Keton-Giftigkeit zu meiden.

Anmerkungen:

1. Der Gehalt an α-Thujon, der bei der Ernte im Frühjahr rund 25 - 30 % beträgt, kann sich bei der Ernte im Herbst mit 50 – 60 % verdoppeln.

2. Traditionell wird dem Gartensalbei die Eigenschaft zugeschrieben, eine günstige Wirkung auf die Empfängnis zu haben. Diese Wirkung steht sicherlich mit seinen anregenden und hormonähnlichen Eigenschaften in Verbindung; jedoch ist sein hoher Gehalt an Thujon, das eine abtreibende Eigenschaft hat, dafür nicht empfehlenswert. Allerdings ersetzt der kleinblättrige Salbei des Chemotyps 1-8-Cineol, der einen zehnfach geringeren Anteil an Thujon hat, auf vorteilhafte Weise den klassischen Gartensalbei für diese Art von Gebrauch und für jede innerliche Anwendung bei Kindern oder schwangeren Frauen, wo die Überwachung durch einen Aromatherapeuten empfohlen wird.

Salbei, Dreilappiger (Griechischer):
Salvia fructicosa Mill. (gPf + B) – Lamiaceae/Labiatae
Eigenschaften: Gegen Katarrh, hustenstillend, schleimlösend; gegen Infektionen und Viren; anregend.
Indikationen: Bronchialkatarrh und chronische Bronchitis, Rhinopharyngitis, Sinusitis; chronische katarrhalische Infektionen (Weißfluß), Scheidenentzündung; Erschöpfungszustände.
Hauptbestandteile: 1-8-Cineol, α- und β-Pinen, Myrcen, Camphen, β-Caryophyllin, α-Humulen, Borneol, Fenchon, Kampfer.
Kontraindikationen, Nebenwirkungen: Von kleinen Kindern und schwangeren Frauen zu meiden.

Salbei, Kleinblättriger Drôme- (Chemotyp 1-8-Cineol):
Salvia officinalis Drôme (gPf + B) – Lamiaceae/Labiatae
Eigenschaften: Allgemeines Stärkungs- und Anregungsmittel für Körper und Geist; gegen Infektionen und Bakterien; gegen Katarrh, schleimlösend, hustenstillend; allgemein ableitend, schmerzstillend, beruhigend; fördert die Wundheilung.
Indikationen: Allgemeine Erschöpfung, posttraumatische oder postoperative Erschöpfung, Rekonvaleszenz; chronische Bronchitis, Angina, Grippe, Rhinopharyngitis, Sinusitis; Entgiftung des humoralen Terrains; Nervosität, Schlaflosigkeit; Hautkrankheiten, Wunden.
Hauptbestandteile: 1-8-Cineol, Kampfer, α-β-Pinen, Camphen, Humulen, Borneol, α-Thujon.
Kontraindikationen, Nebenwirkungen: Von Säuglingen und schwangeren Frauen zu meiden.

Salbei, Lavendelblättriger Garten-:
Salvia lavandulifolia Vahl. (gPf + B) – Lamiaceae/Labiatae
Eigenschaften: Allgemein anregend und stärkend; antiseptisch, gegen Infektionen; gegen Katarrh, hustenstillend; schmerzstillend.
Indikationen: Asthenie, Psychasthenie; Bronchitis, Grippe, Sinusitis; Erkältung; Neuralgien.
Hauptbestandteile: 1-8-Cineol, Linalool, δ-Terpineol, Borneol,

α-β-Pinen, Camphen, Myrcen; zahlreiche Sesquiterpene: α-Cubeben, α-Copaen, β-Caryophyllin, α-Humulen u. a.
Kontraindikationen, Nebenwirkungen: Bei normaler Dosierung keine bekannt.

Salbei, Muskateller-:

Salvia sclarea L. (gPf) – Lamiaceae/Labiatae
Eigenschaften: Wirkt auf das Hormonal-Genital-System (Sclareol = östrogenähnlich), menstruationsfördernd, Aphrodisiakum; kreislaufanregend, venenstärkend; krampflösend, beruhigend, gegen Epilepsie; anregend auf verlängertes Rückenmark und Kleinhirn; bekämpft die Entartung der Zellen; cholesterinsenkend; gegen Pilzerreger; senkt die Schweißproduktion; regt den Haarwuchs an.
Indikationen: Ausbleibende Monatsblutung, Prämenopause, Genitalbeschwerden, die mit einer Hormonschwäche in Verbindung stehen; Kreislaufstörungen, Krampfadern, Hämorrhoiden, Venenerweiterung; Erregung und nervöse Erschöpfung; zu hoher Cholesterinspiegel; Mykosen; Haarausfall.
Hauptbestandteile: Linalylacetat, Linalool, Furfurol, Sclareol, β-Caryophyllin, Germacren.
Kontraindikationen, Nebenwirkungen: Brustdrüsenentzündung; Karzinose. Nicht zusammen mit eisenhaltigen Medikamenten einnehmen.

Sandelholz, Weißes:

Santalum album L. (H) – Santalaceae
Eigenschaften: Antiseptikum für das Urogenitalsystem; gegen Gonorrhoe; harntreibend; anregend und stärkend; Aphrodisiakum; mindert den Blutandrang bei venösen Stauungen, adstringierendes Mittel gegen Durchfall; Hautpflege, gegen Akne; als Parfum.
Indikationen: Infektionen des Urogenitalsystems (Gonorrhoe, Blasenentzündung, durch Kolibakterien hervorgerufene Erkrankungen, Weißfluß), sexuelle Atonie; Kreislaufstörungen; Venenstauung (kleines Becken), Krampfadern, Hämorrhoiden, Herzschwäche;

chronische Bronchitis; Durchfall; Ischias, Hexenschuß; günstig für die Haut.
Hauptbestandteile: α-β-Santalol, Santalen, Pinen, Phellandren.
Kontraindikationen, Nebenwirkungen: Bei normaler Dosierung keine bekannt.

Sassafras:

Sassafras off. S. albidum (Nutt.) Nees (Nordamerika) – Cinnamomum micranth. Hayater (China) – Ocotea pretiosa Nees (Brasilien) (R + Ho + W) – Lauraceae
Eigenschaften: Gegen Infektionen und Bakterien; antiseptisch für das Urogenitalsystem; stärkend, anregend, harntreibend, gegen Blähungen; schmerzlindernd, gegen Rheuma; blutdrucksenkend; Tabak-Gegenmittel (lt. Shelbey).
Indikationen: Beschwerden der Atemwege und des Urogenitalsystems; Steinleiden und Nierenschmerzen, Blasenentzündung, Weißfluß; rheumatische Neuralgien, Arthritis, Gicht, Ischias, Hexenschuß, Muskelschmerzen, Lendenschmerzen; Asthenie; arterieller Bluthochdruck; Hautkrankheiten durch Parasiten (Krätzmilben, Läuse).
Hauptbestandteile: Safrol, Cadinen, α-Pinen, Phellandren, d-Kampfer, Eugenol, Cetiol.
Kontraindikationen, Nebenwirkungen: Von Kindern und schwangeren Frauen zu meiden (vgl. die Anmerkung über Safrol in der Tabelle „Biochemische Elemente der ätherischen Öle").

Selleriesamen:

Apium graveolens L. (S) – Apiaceae/Umbelliferae
Eigenschaften: Anregend und stärkend; gegen Blähungen; kräftiges Diuretikum; blutreinigend und entschlackend; gegen Rheuma; ableitend bei Erkrankungen der Atemwege und der Leber; anregend für die Gallenblase; führt Mineralien zu; Abmagerungsmittel – gegen Fettleibigkeit; Aphrodisiakum.
Indikationen: Asthenie, Angstzustände; Blähungen, Niereninsuffi-

zien; gegen Rheuma; Folgeerscheinungen von Bronchitis und Leberbeschwerden; sexuelle Asthenie.
Hauptbestandteile: Limonen, Apigenol, β-Selinen.
Kontraindikationen, Nebenwirkungen: Bei normaler Dosierung keine bekannt.

Senf:

Brassica nigra Koch., sinapsis alba, sinapsis juncea L., s. nigra Hooker (S) – Brassicaceae/Umbelliferae
Eigenschaften: Ableitend; hautrötend; schmerzstillend; gegen Pilzerreger; Antiseptikum für Darmtrakt und Harnwege; gegen Tuberkulose; anregend für Muskulatur und Nerven.
Indikationen: Allgemeine Atonie (Gehirn, Nerven, Kreislauf, Verdauung, Darm, Muskulatur), physische und geistige Asthenie, nervöse Depression; Blähungen, spasmische und infektiöse Enterocolitis, Durchfall, Darmparasiten; akutes und chronisches Rheuma, Muskelkrämpfe und Muskelkater, Verstauchungen; Lähmungen; Malaria; erleichtert die Entbindung; Zahnneuralgien, Mundgeruch; Hautparasiten.
Hauptbestandteile: α-β-Pinen, Sabinen, Myrcen, α-γ-Terpinen, Limonen, Myristicin, Camphen, p-Cymen, d-Linalool, Borneol, Geraniol, Elemicin, Safrol.
Kontraindikationen, Nebenwirkungen: Bei innerlicher Anwendung über kurze Zeiträume oder in schwacher Dosierung verwenden; kann bei äußerlicher Anwendung die Haut reizen.

Speik:

siehe unter *Lavendel.*

Spierstaude:

Spiraea ulmaria (B) – Rosaceae
Das ätherische Öl wird durch „synergistisches Mitreißen“ gewonnen.
Eigenschaften: Antirheumatisch und harntreibend (hilft, Harnstoff, Harnsäure und Chloride auszuscheiden); entzündungshemmend; schweißtreibend und adstringierend; gegen Wasseransammlung im

Gewebe; gegen Nieren- und Blasensteine; gegen Durchfall; gegen Zellulitis.

Sternanis:
Illicium verum Hook. (S) – Magnoliaceae
Eigenschaften: Appetitanregend, magenstärkend, gegen Blähungen; anregendes Tonikum; hustenstillend und schleimlösend; neuromuskuläres Regulans; Aphrodisiakum.
Indikationen: Appetitlosigkeit, langsame Verdauung, Blähungen; krampfartiger Husten, Bronchialasthma; sexuelle Asthenie, Wechseljahre.
Hauptbestandteile: Anethol, Pinen, Phellandren, Anissäure.
Kontraindikationen, Nebenwirkungen: Brustdrüsenentzündung. Bei innerlicher Anwendung ist die Dosierung von schwangeren Frauen und von Kindern genau einzuhalten.

Styrax oder ***Storax***, auch „flüssiger Bernstein“:
Liquidambar orientalis Mill., L. styracifluum L. (H) – Hamamelidaceae
Eigenschaften: Krampflösend, schmerzstillend, hustenlindernd; ableitend, harntreibend, entwässernd; gegen Parasiten.
Indikationen: Bronchialkatarrh, Lungenentzündung, Husten, alle krampfartigen Zustände; Krampfadergeschwüre, Wunden, atonische Wunden, Abszesse, Frostbeulen, Hautparasiten (Krätzmilben, Läuse, Schamläuse).
Hauptbestandteile: Zimtsäure, Styracin, Zimtäthylether, Vanilin, Styral (Cinnamein, Storesinol, Styren).
Kontraindikationen, Nebenwirkungen: Bei normaler Dosierung keine bekannt.

Tagetes:
Tagetes minutus L., T. glanduliferus Schrank (gPf + B) – Asteraceae
Eigenschaften: Gegen Infektionen und Pilze, Wurmmittel; schleimlösend, gegen Katarrh; menstruationsfördernd.

Indikationen: Bronchialkatarrh, Sinusitis; durch Parasiten verursachte Enterocolitis, Wurmkrankheiten, Candida-Mykosen; ausbleibende Monatsblutung.
Hauptbestandteile: Tageton, cis- und trans-β-Ocimen, Carvon, Linalool, Linalylacetat.
Kontraindikationen, Nebenwirkungen: Die innerliche Anwendung von Kindern und schwangeren Frauen ist wegen der Keton-Giftigkeit zu vermeiden; Vorsicht bei äußerlicher Anwendung wegen Photosensibilisierung.

Tangerine hybrida:
Citrus reticulata Blanco hybrida (Sch) – Rutaceae
Eigenschaften: Beruhigend, schmerzstillend, entspannend, krampflösend (sympathokolytisch); verdauungsfördernd, unterstützt die Gallenproduktion und die Entleerung der Gallenblase; kreislaufanregend; antiseptisch, fungizid.
Indikationen: Schlaflosigkeit, Nervenschwäche, Angstzustände, Herz-Gefäß-Erethismus; Verdauungsbeschwerden, Aerophagie, Magenschmerzen; Mykosen.
Hauptbestandteile: Limonen, Linalool, Kumarin und Furokumarin.
Kontraindikationen, Nebenwirkungen: Bei äußerlicher Anwendung Photosensibilisierung.

Tanne, Douglas- oder ***Oregon-Tanne:***
Pseudotsuga menziesii (Mirbel) (Beissn.) Franco-P. douglasii (Lindl.) Carr. – P. canadensis B. Hooker (N) – Abietaceae/Pinaceae
Eigenschaften: Antiseptisch, gegen Katarrh, schleimlösend; allgemein anregend; keimtötend für die Luft.
Indikationen: Infektionen der Atemwege, Bronchitis, Sinusitis, Atonie der Atemwege und des Kreislaufs; Auffrischung und Desinfektion der Luft in Räumen.
Hauptbestandteile: β-α-Pinen, Terpinolen, Limonen, δ3-Caren, Citronellylacetat, Borneol, Geraniol, Kampfer.
Kontraindikationen, Nebenwirkungen: Bei normaler Dosierung keine

bekannt. Kann bei unverdünnter Anwendung die Haut oder die Schleimhäute reizen.

Tanne, Riesen- oder ***Vancouver-Tanne:***
Abies grandis Dougl./Lindl. (N) – Abietaceae/Pinaceae
Eigenschaften: Antiseptisch und lindernd für die Atemwege; beruhigend; gegen Rheuma; allgemein anregendes Tonikum.
Indikationen: Bronchitis, Sinusitis; Blasenentzündung, Harnleiterentzündung; Rheuma; Atonie, Asthenie.
Hauptbestandteile: α- und β-Pinen, Bornylacetat, b-Phellandren, Camphen, Limonen, Myrcen, α-Cubeben, α-Copaen.
Kontraindikationen, Nebenwirkungen: Bei normaler Dosierung keine bekannt. Kann bei unverdünnter Anwendung die Haut oder die Schleimhäute reizen.

Tanne, Weiß-:
Abies alba Mill., A. pectinata DC., A. excelsa Lk.
(N) – Abietaceae/Pinaceae
Eigenschaften: Allgemeines Antiseptikum, besonders für die Atemwege, hustenlindernd, gegen Katarrh, schleimlösend; allgemein anregendes Tonikum; gegen Arthrose.
Indikationen: Bronchitis, Sinusitis, Katarrh; Blasenentzündung; Rheuma, Arthrose; Asthenie.
Hauptbestandteile: L-Limonen, l-α-Pinen, Camphen, Bornylacetat, β-Caryophyllin, Myrcen, α-Humulen, Laurialdehyd.
Kontraindikationen, Nebenwirkungen: Bei normaler Dosierung keine bekannt. Reizt bei häufigem oder längerem Gebrauch die Verdauungsorgane und die Nerven; kann bei unverdünnter Anwendung die Haut oder die Schleimhäute reizen.

Teebaum:
Melaleuca alternifolia Maiden. (Bl) – Myrtaceae
Eigenschaften: Allgemeines Desinfektionsmittel mit großem Spektrum, gegen Bakterien, Mikroben und Viren, Pilzerreger und Parasiten; regt die Immunabwehr an; Tonikum für den Kreislauf und

die Nerven; entzündungshemmend; schützt vor Strahlenschäden.
Indikationen: Infektiöse Prozesse aller Art; Otitis, Bronchitis, Rhinopharyngitis, Zahnfleischentzündung, Zahnabszesse, Aphten, Alveolarpyorrhoe (Eiterung der Zahnfleischtaschen), Stomatitis; infektiöse, virale und parasitäre Enterocolitis; Infektionen und Stauungszustände der weiblichen Geschlechtsorgane; allgemeine und nervöse Asthenie, Kälteempfindlichkeit; Herzschwäche; Verbrennungen durch Strahlentherapie (vorbeugend); Vorbereitung auf operative Eingriffe unter Narkose; Candida-Pilzerkrankungen, Mykosen.
Hauptbestandteile: Terpineol-4, α-γ-Terpinen, d-α-Pinen, p-Cymen, Cineol, Cadinen, Viridifloren, Viridiflorol.
Kontraindikationen, Nebenwirkungen: Bei normaler Dosierung keine bekannt.

Teebaum, Zitronen-:

Leptospermum petersoni, L. citratum Chall. (Bl) – Myrtaceae
Eigenschaften: Schmerzstillend, beruhigend und verdauungsfördernd, entzündungshemmend.
Indikationen: Nervenschwäche, Angstzustände, Depression; langsame und schwierige Verdauung, Colitis, spasmische Enterocolitis.
Hauptbestandteile: Geranial, Neral, Citronellal.
Kontraindikationen, Nebenwirkungen: Bei normaler Dosierung keine bekannt.

Terpentin:

Pinus pinaster Sol. (Ho + H) – Abietaceae/Pinaceae
Eigenschaften: Antiseptisch, verflüssigt die Sekretionen der Luftröhre und Bronchien, hustenlindernd, Antiseptikum für die Atem- und Harnwege; löst Gallensteine auf; gegen Rheuma, rheumatisches Schmerzmittel; Wurmmittel.
Indikationen: Chronische Bronchitis, Katarrh, Sinusitis; Infektionen der Harnwege und der Nieren, Blasenentzündung, Harnleiterentzündung, Gallensteinleiden, Ödeme, Nierenbeckenentzündung; rheumatische Neuralgien, Rheuma, Gicht; Darmparasiten

(Bandwürmer); bei versehentlicher Einnahme von Phosphor (lt. J. Valnet).
Hauptbestandteile: α-β-Pinen, Dipenten, d-Limonen.
Kontraindikationen, Nebenwirkungen: In sehr schwacher Dosis für innerliche Anwendung zu benutzen, ausgenommen Aerosolbehandlung und Inhalation. Kann bei äußerlicher Anwendung reizen (Möglichkeit von Hautallergien). Unverträglich mit allen oxydierenden Substanzen.

Thuja oder ***Lebensbaum:***
Thuja occidentalis L. (Bl) – Cupressaceae
Eigenschaften: Gegen Infektionen der Atem- und Harnwege, gegen Katarrh, schleimlösend; ableitend, harntreibend und schmerzstillend für die Harnwege; gegen Allergien; „Anti-Krebsmittel"; fördert die Wundheilung und Narbenbildung; gegen Viren und virulente Krankheitserreger.
Indikationen: Bronchialkatarrh und virale Bronchitis; Blasenentzündung, Vergrößerung der Prostata, Beckenkongestion, Herpes labialis; Rheuma; Tumore; Wunden, Narben, Papillome, Kondylome, Warzen, Polypen, Wucherungen, Gürtelrose.
Hauptbestandteile: Thujon, Isothujon, Fenchon, Bornylacetat, Occidentalol, Sabinen.
Kontraindikationen, Nebenwirkungen: Von Kindern und schwangeren Frauen völlig zu meiden wegen neurotoxischer und abtreibender Wirkung durch Keton-Gehalt.

Die Thymianarten
Die Varietät „Thymus vulgaris", unser Gartenthymian, ist eine mediterrane Pflanze aus der Familie der Lippenblütler, die – besonders in der Provence – eine bemerkenswerte chemische Vielfalt aufweist. So kann man drei Gruppen von Chemotypen feststellen:

1. Die Thymiane des „Alkohol-Chemotyps" (Linalool, Geraniol, α-Terpineol, Thujanol-4), die als „milde Thymiane" oder, von den Destillateuren, als „gelbe Thymiane" bezeichnet werden,

da das ätherische Öl nicht aggressiv ist; es ruft keine Oxydation des Destillierkessels (aus Eisen) durch die Veränderung seiner Farbe hervor.

2. Die Thymiane des „Monoterpen-Chemotyps“ (Paracymen).
3. Die Thymiane des „Phenol-Chemotyps“ (Thymol, Carvacrol), die „starke Thymiane“ genannt werden, oder von den Destillateuren
   - wegen des Thymols „rote Thymiane“, denn das ätherische Öl hat eine ätzende Wirkung; es färbt die gelbe Farbe des ätherischen Öls rot und läßt das eisenhaltige Metall des Destillierkessels oxydieren;
   - wegen des Carvacrols „schwarze Thymiane“, denn dieses ist noch ätzender und läßt das ursprünglich gelbe ätherische Öl zu schwarz oxydieren.

Dieses Phänomen der Oxydation wird durch Destillierkessel aus rostfreiem Stahl beseitigt.

Thymian, Milder Spanischer Eucalyptol- (Chemotyp 1-8-Cineol):
Thymus membranaceus (gPf + B) – Labiatae
Eigenschaften: Gegen Infektionen, Bakterien, Mikroben und Pilzerreger; schleimlösend, gegen Katarrh, hustenstillend; stärkend, kreislaufanregend.
Indikationen: Bronchitis, Otitis, Sinusitis, Rhinopharyngitis; Darminfektionen und Candida-Mykosen des Urogenitalsystems; Asthenie; Kreislaufstörungen.
Hauptbestandteile: 1-8-Cineol, Kampfer, Camphen, α-β-Pinen, Myrcen, Sabinen, Borneol.
Kontraindikationen, Nebenwirkungen: Nicht bei Babys anzuwenden.

Thymian, Milder Provence- (Geraniol-Chemotyp):
Thymus vulgaris L. (gPf + B) – Labiatae
Eigenschaften: Gegen Infektionen und Mikroben, starke antibakterielle Wirkung, gegen Viren und Pilzerreger; allgemein stärkend und anregend, besonders für Gehirn, Herz, Gebärmutter.

Indikationen: Physische und geistige Asthenie; Entzündung der Mund- und Nasenschleimhaut, Bronchitis, Otitis, Sinusitis; bakterielle, durch Kolibakterien, Viren und Parasiten hervorgerufene Enterocolitis; Herzschwäche; Harnleiter-, Blasen-, Scheiden-, Gebärmutterhals-, Eileiterentzündung, Entbindung; Gürtelrose, Akne, Ekzeme, Hautkrankheiten, Wunden, Mykosen.
Hauptbestandteile: Geraniol, Myrcenol, Geranylacetat.
Kontraindikationen, Nebenwirkungen: Bei normaler Dosierung keine bekannt.

Thymian, Milder Provence- (Linalool-Chemotyp):
Thymus vulgaris L. (gPf + B) – Labiatae
Eigenschaften: Gegen Infektionen, Mikroben, Bakterien, Viren und Pilzerreger; Wurmmittel; allgemeines Tonikum, stärkt die Immunabwehr, anregend für das zentrale Nervensystem, die Nervenreflexe und die Gebärmutter; krampflösend; Aphrodisiakum.
Indikationen: Bronchitis, Lungenentzündung, Rippenfellentzündung, Tuberkulose; Gastritis, Stomatitis, bakterielle, durch Candida-Erreger und Viren hervorgerufene Enterocolitis; durch Parasiten hervorgerufene Colitis; durch Candida-Erreger hervorgerufene Scheiden- und Blasenentzündung. durch Staphylokokken hervorgerufene Gebärmutter- und Eileiterentzündung, virale Prostataentzündung, Nierentuberkulose; Erregung, Spasmophilie, nervöse Erschöpfung; Muskelrheumatismus; Hautkrankheiten, Schuppenflechte, Warzen.
Hauptbestandteile: Linalool, Linalylacetat, Terpinen, p-Cymen, Thymol.
Kontraindikationen, Nebenwirkungen: Bei normaler Dosierung keine bekannt.

Thymian, Milder Provence- (Paracymen-Chemotyp):
Thymus vulgaris L. (gPf + B) – Labiatae
Eigenschaften: Stärkend, allgemein anregend, leichte desinfizierende Wirkung, keimtötend für die Luft; schmerzstillend besonders bei transkutaner Verabreichung.

Indikationen: Asthenie, Erschöpfung; Desinfektion der Luft; Arthrose, Rheuma, Muskelrheumatismus.
Hauptbestandteile: P-Cymen, γ-Terpinen, Thymol.
Kontraindikationen, Nebenwirkungen: Innerlich nur in schwacher Dosierung zu verwenden; kann bei äußerlicher Anwendung empfindliche Haut reizen (das ätherische Öl 10 – 20 %, sogar bis zu 50 % mit pflanzlichem Öl verdünnen).

Thymian, Milder Provence- (Chemotyp Thujanol-4):
Thymus vulgaris L. (gPf + B) – Labiatae
Eigenschaften: Gegen Infektionen und Bakterien, starke antivirale Wirkung; stimuliert die Immunabwehr; anregend für Kreislauf, Gallenblase und Verdauung; anregend und ausgleichend für die Nerven (zentrales Nervensystem, verlängertes Rückenmark und Kleinhirn); gegen Diabetes.
Indikationen: Grippe, Otitis, Bronchitis, Sinusitis, Rhinopharyngitis, Mandelentzündung; langsame und schwierige Verdauung, Blähungen, Stomatitis, entzündliche und virale Enterocolitis, Leberinsuffizienz, Diabetes; Blasenentzündung, Vulva- und Scheidenentzündung, Gebärmutterhalsentzündung, ungenügende Harnausscheidung, Prostataentzündung, Kondylome an den Genitalien; Arthrosen, Sehnenentzündung; nervöse Störungen, Nervenschwäche, Schlaflosigkeit nervösen Ursprungs, Asthenie; Hautkrankheiten, Hautentzündungen.
Hauptbestandteile: Thujanol-4, Myrcenol, Myrcenylacetat, Linalool, Myrcen, γ-Terpinen.
Kontraindikationen, Nebenwirkungen: Bei normaler Dosierung keine bekannt.

Thymian, Milder (Chemotyp α-Terpineol):
Thymus vulgaris L.
Wird im Augenblick erforscht und in einer späteren Auflage detailliert dargestellt.

Thymian, Starker Provence- (Carvacrol-Chemotyp):
Thymus vulgaris L. (gPf + B) – Labiatae
Eigenschaften: Wichtiges Desinfektionsmittel mit großem Spektrum, gegen Mikroben, Bakterien, Viren, Pilzerreger und Parasiten; allgemein körperlich und geistig stärkend und anregend, besonders für den Kreislauf; erhöht den Blutdruck; schmerzstillend; Wurmmittel.
Indikationen: Infektionen im Hals-Nasen-Ohren-Bereich, der Atemwege, des Magendarmtrakts, des Urogenitalsystems; Asthenie, Erschöpfung, Atonie der Blutzirkulation; Rheuma, Arthritis; Darmparasiten, Mykosen.
Hauptbestandteile: Carvacrol, p-Cymen, Thymol, γ-Terpinen.
Kontraindikationen, Nebenwirkungen: Reizt wegen des Phenol-Gehalts bei äußerlicher Anwendung Haut und Schleimhäute (das ätherische Öl in 5- bis 10%iger Verdünnung in pflanzlichem Öl anwenden).

Thymian, Starker Provence- (Thymol-Chemotyp):
Thymus vulgaris L. (gPf + B) – Labiatae
Eigenschaften: Wichtiges Desinfektionsmittel, gegen Mikroben, Bakterien, Viren und Pilzerreger; körperlich und seelisch anregend und stärkend, stimuliert den Kreislauf (besonders die Kapillargefäße); verdauungsfördernd; hustenstillend, schleimlösend; harntreibend, regt die Gallenproduktion und die Entleerung der Gallenblase an; erhöht den Blutdruck; Wurmmittel.
Indikationen: Infektionen im Hals-Nasen-Ohren-Bereich, der Atemwege, des Magendarmtrakts und des Urogenitalsystems; Asthenie, Erschöpfung, Atonie des Kreislaufs und der Verdauung, Anämie; Gelenk- und Muskelrheumatismus, Gicht; Darmparasiten, Mykosen, Hautkrankheiten.
Hauptbestandteile: Thymol, p-Cymen, γ-Terpinen, Carvacrol.
Kontraindikationen, Nebenwirkungen: Reizt bei äußerlicher Anwendung wegen des Phenol-Gehalts die Haut und die Schleimhäute (das ätherische Öl in 5- bis 10%iger Verdünnung in pflanzlichem Öl anwenden).

Thymian, Starker Spanischer oder ***Zygis-Thymian*** (Thymol-Chemotyp):
Thymus zygis ssp. sylvestris (gPf + B) – Labiatae
Die spanischen Zygis-Thymiane weisen mehrere Chemotypen auf: Neben dem *Thymus cygis ssp. sylvestris* mit Thymol gibt es den *Thymus zygis gracilis* mit Paracymen-Thymol und den *Thymus cygis cygis* mit Terpenylacetat.
Eigenschaften: Gegen Infektionen, Mikroben, Bakterien und Viren; schmerzstillend; allgemein körperlich und geistig, den Kreislauf und die Verdauung stärkend und anregend.
Indikationen: Infektionen im Hals-Nasen-Ohren-Bereich, Bronchitis, Angina, Otitis, Sinusitis; Infektionen des Magendarmtrakts und des Urogenitalsystems; Rheuma, Arthrose; Asthenie, Atonie der Verdauung und des Kreislaufs.
Hauptbestandteile: Thymol, p-Cymen, 1-8-Cineol, γ-Terpinen, α-Pinen, Camphen, Borneol, Linalool.
Kontraindikationen, Nebenwirkungen: Bei Babys, Kleinkindern und schwangeren Frauen nicht anzuwenden; reizt bei unverdünnter äußerlicher Anwendung Haut und Schleimhäute.

Tolubalsam:
Myroxylon toluiferum, Toluifera balsamum (H) –Fabaceae/Papilionaceae
Eigenschaften: Antiseptisch für die Atemwege, hustenlindernd, schleimlösend; antiseptisch für die Harnwege; bei Hautkrankheiten.
Indikationen: Bronchialkatarrh und chronische Bronchitis, Husten, Lungenentzündung, Tuberkulose; Blasenentzündung, Harnleiterentzündung, Prostataentzündung.
Hauptbestandteile: Styren und β-Caryophyllin, Benzylalkohol und Benzylsäure, Zimtalkohol und Zimtsäure.
Kontraindikationen, Nebenwirkungen: Bei längerer äußerlicher Anwendung Reizung möglich.

Veilchen, Wohlriechendes:
Viola odorata (gPf) – Violaceae
Das ätherische Öl wird durch „synergistisches Mitreißen" gewonnen.
Eigenschaften: Entzündungshemmend für den Verdauungstrakt und die Harnwege; erweichend, schweißtreibend, hustenlösend.

Verveine oder ***Zitronenstrauch:***
Lippia citriodora H.B. et Kuntze (Bl) – Verbenaceae
Eigenschaften: Beruhigend und schmerzstillend; entzündungshemmend, lindernd, fiebersenkend; anregend für die Nerven und Keimdrüsen (Hoden, Eierstöcke); steinauflösend; gegen Infektionen.
Indikationen: Erschöpfung und nervöse Depressionszustände, Schlaflosigkeit, Streß, Angstzustände, multiple Sklerose; Insuffizienz von Leber, Galle und Bauchspeicheldrüse, Verdauungsbeschwerden, Durchfall, Malaria, Amöbenruhr (durch Amöben hervorgerufene Zysten), Morbus Crohn (Enddarmentzündung), Gallenblasenentzündung, Diabetes, Blasenentzündung, Steinbildung in den Harnwegen; Herzschwäche, Tachykardie, Herzkranzgefäßentzündung, Hodgkinsche Krankheit (Lymphgewebegranulom); Überanstrengung der Augen; Asthma; Rheuma; Schuppenflechte.
Hauptbestandteile: Citrale: Geranial, Neral; Limonen, β-Caryophyllin, Curcumen, a-Farnesen, a-Terpineol, Nerolidol, Nerylacetat, 1-8-Cineol.
Kontraindikationen, Nebenwirkungen: Bei normaler Dosierung keine bekannt; bei äußerlicher Anwendung leichte Reizung und Photosensibilisierung.

Vetiver:
Vetiveria zizanoides Stapf., V. muricata Griseb., Andropogon muricatus Retz., A. squarrosus Hack. (W) – Poaceae
Eigenschaften: Allgemein stärkend und anregend (Drüsensystem, Kreislauf); regt die Immunabwehr an, gegen Rheuma; menstruationsfördernd; gegen Parasiten, insektenvertreibend; keimtötend für die Luft.

Indikationen: Geistige Asthenie, Erschöpfung; Kreislaufschwäche, Herzkranzgefäßentzündung; Leber-Pankreas-Insuffizienz; Immundepression; Rheuma, Arthrose; ausbleibende oder zu seltene Monatsblutung; Nesselfieber, Hautparasiten, Hautpflege; zur Desinfektion von Räumen.
Hauptbestandteile: Vetiverol, Vetiven, a-b-Vetivon, Vetivenylacetat, Vetiveron, Cadinen.
Kontraindikationen, Nebenwirkungen: Bei Babys und schwangeren Frauen nicht anzuwenden.

Wacholder:

Juniperus communis L. (Beeren) – Cupressaceae
Eigenschaften: Anregend für Stoffwechsel, Verdauung und Nierentätigkeit; harntreibend, entschlackend und blutreinigend; stärkend; gegen Rheuma und Arthritis; begünstigt die Ausscheidung von Harnsäure und Oxalsäure; schweißtreibend; antiseptisch für die Harnwege; gegen Diabetes; erweichend; fördert die Wundheilung und Narbenbildung; leichtes Schlafmittel.
Indikationen: Gallensteine, Leber-Pankreas-Insuffizienz, Verdauungsbeschwerden, infektiöse Enterocolitis, ungenügende Harnausscheidung, Nierenentzündung; Herzbeutelentzündung; Rheuma, Gicht, Arthritis; Zahnneuralgien; Wunden, Geschwüre, Hautkrankheiten, Ekzeme, Akne; Weißfluß.
Hauptbestandteile: Terpineol-4, Campholensäure, Camphen, Cadinen.
Kontraindikationen, Nebenwirkungen: Bei normaler Dosierung keine bekannt.

Wacholder, Gemeiner:

Juniperus communis L. (Beeren + Zweige) – Cupressaceae
Eigenschaften: Allgemein anregend; gegen Rheuma; harntreibend, antiseptisch; gegen Katarrh, schleim- und hustenlösend.
Indikationen: Rheuma, Arthritis; Leber-Pankreas-Insuffizienz; Gallensteine; Bronchitis, Rhinitis.

Hauptbestandteile: L-Terpinen, α-Pinen, Camphen, Cadinen, Terpenylacetat.
Kontraindikationen, Nebenwirkungen: Bei normaler Dosierung keine bekannt.

Wacholder, Berg- oder ***Zwergwacholder:***
Juniperus communis L. var. montana (Beeren + Zweige) – Cupressaceae
Eigenschaften: Anregend für die Verdauung und den Magendarmtrakt; gegen Infektionen; regt die Immunabwehr an; beruhigend, entzündungshemmend, schmerzstillend, krampflösend; regulierend für das vegetative Nervensystem.
Indikationen: Rheuma, Arthritis, Ischias; spasmische und durch Gärungsprozesse hervorgerufene Colitis und Enterocolitis; Nervenentzündung; vegetative Dystonie; Hautkrankheiten.
Hauptbestandteile: Pinen, Limonen, Camphen, Bornylacetat und Terpenylacetat.
Kontraindikationen, Nebenwirkungen: Bei normaler Dosierung keine bekannt.

Wacholder, Virginia-:
Juniperus virginiana L. (Ho) – Cupressaceae
Eigenschaften: Kreislaufanregend, entlastet und stärkt die Venen.
Indikationen: Hämorrhoiden, Krampfadern, Venenentzündung, Venenstauung.
Hauptbestandteile: Cedren, Cedrol, Cedrenen, Thujopsen.
Kontraindikationen, Nebenwirkungen: Bei normaler Dosierung keine bekannt.

Wacholderart Sadebaum:
Juniperus sabina L. (Bl) – Cupressaceae
Eigenschaften: Menstruationsfördernd (abtreibend); blutstillend; schmerzstillend; Wurmmittel; Tonikum.
Indikationen: Ausbleibende Monatsblutung, Gebärmutterblutun-

gen; Wurmkrankheiten. Bei äußerlicher Anwendung: Ekzeme, Wunden, Geschwüre.
Hauptbestandteile: α- und β-Pinen, Sabinen, Terpinen, Cadinen, Geraniol, Citronellol, Sabinol, (Podophyllotoxin?).
Kontraindikationen, Nebenwirkungen: Die innerliche Anwendung ist zu meiden, besonders von Kindern und schwangeren Frauen, oder nur unter ärztlicher Aufsicht.

Weihrauch oder ***Olibanum:***
Boswellia carterii. Birdw. (H) – Burseraceae
Eigenschaften: Anregend und stärkend; fördert die Wundheilung und Narbenbildung; hustenlindernd; verdauungsfördernd; gegen Depressionen; „Anti-Krebsmittel".
Indikationen: Asthenie; Wunden, Geschwüre; Bronchitis, Asthma; Depression, (Krebs).
Hauptbestandteile: L-α-Pinen, Dipenten, Cadinen, α-Gurjunen, α-Guajen, Transpinocarveol, Farnesol.
Kontraindikationen, Nebenwirkungen: Bei normaler Dosierung keine bekannt.

Weißdorn:
Crataegus oxyacantha (B) – Rosaceae
Das ätherische Öl wird durch „synergistisches Mitreißen" gewonnen.
Eigenschaften: Herzregulierend und -stärkend, blutdrucksenkend; krampflösend; beruhigt die Nerven, bei vegetativer Dystonie.

Wermut:
Artemisia absinthium L. (gPf + B) – Asteraceae
Eigenschaften: Appetitanregend und verdauungsstärkend, Bittertonikum; menstruationsfördernd (bei ausbleibender Monatsblutung); Wurmmittel.
Hauptbestandteile: α- und β-Thujon, Absinthiin, Palmitinsäure und Isovaleriansäure.
Kontraindikationen, Nebenwirkungen: Bei innerlicher Anwendung

ist es gefährlich, wegen der abtreibenden und neurotoxischen Wirkung, die Dosis zu überschreiten..

Wintergrün oder ***Kriechende Gaultheria:***
Gaultheria procumbens L. (Bl) – Ericaceae
Das Wintergrün ist relativ selten auf dem Markt und wird sehr häufig verfälscht. Es hat praktisch die gleiche Zusammensetzung wie die *Schwarzbirke (Betula lenta)* oder Gelbbirke (*Betula alleghaniensis)*, das heißt, zwischen 95 und 99 % Methylsalizylat.
Eigenschaften: Entzündungshemmend, schmerzstillend, krampflösend; anregend für die Leber, harntreibend, blutreinigend und entschlackend; gegen Rheuma; gefäßerweiternd.
Indikationen: Rheuma, Arthrose, Arthritis, rheumatische Polyarthritis, Muskelrheumatismus, Sehnenentzündung, Krämpfe; Leberinsuffizienz; Bluthochdruck, Migräne mit Ursprung in Leber- und Kreislaufstörungen, Herzkranzgefäßentzündung; Gürtelrose.
Hauptbestandteile: Methylsalizylat ~ 98 %.
Kontraindikationen, Nebenwirkungen: Bei normaler Dosierung keine bekannt.

Die Ylang-Ylang-Arten
Die Eigenschaften des ätherischen Öls von Ylang-Ylang verändern sich mit der Dauer der Destillation. Die erste Destillationsphase, der „Kopf der Destillation“, der Teil mit dem flüchtigsten ätherischen Öl, ergibt die Qualität „Ylang extra“, die von Parfümeuren besonders geschätzt wird; es folgen dann nacheinander die Qualitäten „Ylang 1, 2, 3, 4“ usw., der „Körper“ oder „Schwanz“ des ätherischen Öls mit den schwereren Anteilen des ätherischen Öls. Man stellt damit eine Verminderung des Alkohol- und Acetatgehaltes und eine Zunahme der Sesquiterpene fest. Auf der therapeutischen Ebene bevorzugen wir selbstverständlich, wie bei allen ätherischen Ölen, das reine ätherische Ylang-Öl „complète“.

Ylang-Ylang „extra“:
Cananga odorata Lamarck (B) – Anonaceae
Eigenschaften: Krampflösend, entzündungshemmend; ausgleichend, regulierend und anregend für das Herz, blutdrucksenkend, dämpft die Erregbarkeit der Reflexe; gegen Infektionen der Atemwege und Genitalien; sexuelles Stimulans.
Indikationen: Herzschwäche, Tachykardie, Bluthochdruck, Spasmophilie; Infektionen der Atemwege und Genitalien; sexuelle Asthenie, Frigidität, Impotenz; Haut- und Haarpflege.
Hauptbestandteile: Germacren, Benzylacetat, Linalool, Cadinen-α-Farnesen, β-Caryophyllin, Anisolmethyl, Benzylbenzoat, Cinnamylacetat.
Kontraindikationen, Nebenwirkungen: Bei normaler Dosierung keine bekannt.

Ylang-Ylang „complète“:
Cananga odorata genuina Lamarck (B) – Anonaceae
Eigenschaften: Krampflösend, entzündungshemmend; ausgleichend, regulierend und anregend für das Herz, blutdrucksenkend, dämpft die Erregbarkeit der Reflexe; gegen Infektionen der Atemwege und Genitalien; allgemeines Anregungs- und Stärkungsmittel, sexuelles Stimulans; keimtötend für die Luft.
Indikationen: Herzschwäche, Tachykardie, Bluthochdruck, Spasmophilie; Infektionen der Atemwege und Genitalien; physische, geistige und sexuelle Asthenie, Frigidität, Impotenz; Haut- und Haarpflege; zur Auffrischung der Luft.
Hauptbestandteile: Germacren (27 %), β-Caryophyllin, Cadinen-Farnesen, Geranylacetat, Linalool, Benzylbenzoat, Humulen-Cadinen.
Kontraindikationen, Nebenwirkungen: Bei normaler Dosierung keine bekannt.

Ysop:
Hyssopus officinalis L. (B) – Labiatae
Eigenschaften: Bei Beschwerden der Atemwege, wirkt sehr gut hu-

stenlindernd und schleimlösend, entzündungshemmend, gegen Asthma; gegen Infektionen, Bakterien und Viren; magenstärkend, verdauungsfördernd, appetitanregend; stärkend und anregend für das Nervensystem, blutdrucksteigernd; erweichend, fördert die Wundheilung und Narbenbildung.
Indikationen: Bronchitis, Lungenentzündung, Sinusitis, Asthma; Verdauungsbeschwerden, Fettstoffwechsel; Asthenie, multiple Sklerose; Wunden, Narben, blaue Flecken; Lepra.
Hauptbestandteile: Isopinocamphon, l-Pinocamphon (der Keton-Gehalt erhöht sich, je später die Ernte und Destillation im Jahr = Herbst stattfinden), α- und β-Pinen, Cadinen, β-Caryophyllin, Nerol, Nerolidol.
Kontraindikationen, Nebenwirkungen: Bei innerlicher Anwendung ist die Dosis für Kinder, schwangere Frauen und Personen mit Ketonempfindlichkeit streng einzuhalten.

Ysop (Chemotyp 1-8-Cineol):
Hyssopus officinalis L. (B) –Labiatae
Eigenschaften: Gegen Infektionen, Mikroben und Bakterien, hustenlindernd und schleimlösend; beruhigend, krampflösend; magenstärkend; anregend.
Indikationen: Infektiöse oder asthmatische Bronchitis, Sinusitis, Grippe; atonische Verdauung und Verdauungsbeschwerden nervösen Ursprungs.
Hauptbestandteile: 1-8-Cineol.
Kontraindikationen, Nebenwirkungen: bei normaler Dosierung keine bekannt.

Ysop, Kriechender Wilder:
Hyssopus officinalis L. var. decumbens (B) – Labiatae
Eigenschaften: Gegen Katarrh, schleimlösend und hustenlindernd, entzündungshemmend, gegen Asthma; stärkend und anregend für den Sympathikus; gegen Infektionen und Viren; Wurmmittel.
Indikationen: Bronchitis, Bronchiolitis bei Kleinkindern, Rhinopharyngitis, entzündliches Asthma und sekretorische Grippe; Bla-

senentzündung; nervöse Depression, Angstzustände; Darmschmarotzer (Bandwürmer).
Hauptbestandteile: Translinalooloxyd, Limonen, α- und β-Pinen, Myrcen, Linalool, 1-8-Cineol.
Kontraindikationen, Nebenwirkungen: Bei normaler Dosierung keine bekannt (im Unterschied zum offizinalen Ysop enthält der Kriechende Ysop weniger als 1 % an Ketonen und weist daher keine Keton-Giftigkeit auf.

Zeder:

Cedrus atlantica Manet. (Ho) – Abietaceae/Pinaceae
Eigenschaften: Antiseptisch für die Atem- und Harnwege und für die Haut; fördert die Narbenbildung; stärkend; Aphrodisiakum.
Indikationen: Harnleiterentzündung, Blasenentzündung; Bronchitis; Probleme des Lymphgefäßsystems, sexuelle Asthenie; Krankheiten der Kopfhaut, Hautkrankheiten.
Hauptbestandteile: Cedrol, l-α-Pinen, Himachalen, Cadinen, aliphatisches Aldehyd, Atlantol, α- und β-Atlanton, Ameisensäure.
Kontraindikationen, Nebenwirkungen: Bei innerlicher Anwendung ist die Dosis für Kinder und schwangere Frauen genau einzuhalten.

Zimt, Ceylon- (Rinde):

Cinnamomum zeylanicum Nees (R) – Lauraceae
Eigenschaften: Anregend für Herz, Kreislauf und Atemwege; stärkend; gegen Blähungen; krampflösend, antiseptisch, blutstillend; wichtiges Mittel gegen Infektionen, gegen Bakterien, Viren und Pilzerreger; menstruationsfördernd; Aphrodisiakum.
Indikationen: Kreislaufstörungen, Venenstauung, Lungen- und Herzinsuffizienz; physische und sexuelle Asthenie; Alveolarpyorrhoe (Eiterung der Zahnfleischtaschen); Magenatonie, Verdauungskrämpfe, Darminfektionen, Amöbenruhr, Tropenfieber, Durchfall, Dysenterie, spasmische Blasenentzündung, durch Kolibakterien hervorgerufene Erkrankungen, Darmparasiten; Weißfluß, ausbleibende Monatsblutung.

Hauptbestandteile: Zimtaldehyd, Eugenol, Furfural, l-α-Pinen, p-Cymen, l-Phellandren, l-Linalool, Amylketon.
Kontraindikationen, Nebenwirkungen: Leicht ätzend auf der Haut, vor allem dann, wenn das ätherische Öl von minderer Qualität oder mit Öl aus Zimtblättern vermischt ist.

Zimt, Ceylon- (Blatt):
Cinnamomum zeylanicum Nees (Bl) – Lauraceae
Das ätherische Öl, das durch Destillation aus den Blättern gewonnen wird, hat bestimmte Eigenschaften, die milder als die des aus der Rinde gewonnenen Öls sind. Durch seinen hohen Eugenol-Gehalt ähnelt es dem ätherischen Öl der Gewürznelke.
Eigenschaften: Antibakteriell, gegen Infektionen, Viren und Parasiten; allgemein anregend, nervenstärkend, fördert die Immunabwehr.
Indikationen: Stomatitis, Zahnneuralgien; Enterocolitis, Blasenentzündung, Scheidenentzündung, Prostataentzündung; Eingeweidewürmer, Hautparasiten; Rhinopharyngitis, Bronchitis, physische und sexuelle Asthenie.
Hauptbestandteile: Eugenol, l-α-Terpineol, Cinnamonol, Safrol.
Kontraindikationen, Nebenwirkungen: Ätzend auf der Haut.

Zimt, China- oder ***Zimtkassia:***
Cinnamomum Cassia Blume (R + Bl) – Lauraceae
Eigenschaften: Entzündungshemmend, gegen Bakterien und Infektionen, antiseptisch; allgemein stärkend, besonders die Atemwege und die Nerven; blutgerinnungshemmend, blutstillendes Mittel für die Arterien.
Indikationen: Alveolarpyorrhoe (Eiterung der Zahnfleischtaschen), Zahnfleischentzündung; Asthenie; zur vorbeugenden kardiovaskulären Behandlung.
Hauptbestandteile: Transzimtaldehyd, Benzaldehyd, Isoeugenol.
Kontraindikationen, Nebenwirkungen: Wirkt leicht ätzend auf der Haut.

Zitrone:

Citrus limonum L. (Sch) – Rutaceae

Eigenschaften: Anregend, stärkend für Herz und sympathisches Nervensystem; magenstärkend, gegen Blähungen, harntreibend, antiseptisch und gegen Bakterien; wirkt blutverdünnend und alkalisierend; gegen Rheuma; gegen Sklerose; Venentonikum; blutdrucksenkend; anregend auf die Lebertätigkeit; gegen Vergiftungen.

Indikationen: Infektionskrankheiten; Asthenie; Verdauungsbeschwerden, Hyperacidität (zu hoher Säuregehalt des Magens), Aerophagie, Leberinsuffizienz, Nierenentzündung; Hodenentzündung; Rheuma, Gicht; Venenschwäche, Venenentzündung, Arteriosklerose, Bluthochdruck; Kalkmangel, brüchige Nägel; Hautparasiten, Eingeweidewürmer; Malaria.

Hauptbestandteile: Limonen, β-Pinen, γ-Terpinen.

Kontraindikationen, Nebenwirkungen: Bei äußerlicher Anwendung Photosensibilisierung und Hautreizung.

Zitrone, Zitronat-:

Citrus medica L. (Sch) – Rutaceae

Eigenschaften: Gegen Infektionen und Bakterien, antiseptisch; kreislauffördernd, blutverdünnend, löst Steine auf, verdauungsfördernd; nervenberuhigend; entzündungshemmend.

Indikationen: Infektionen der Atemwege; Venenschwäche; Leber- und Verdauungsschwäche, Nierenkolik; Nervenleiden, Angstzustände.

Hauptbestandteile: Limonen, γ-Terpinen, α-Pinen, Geranial, Neral, Myrcen.

Kontraindikationen, Nebenwirkungen: Bei äußerlicher Anwendung Photosensibilisierung und Hautreizung.

Zitronellgras:

Cymbopogon nardus L. (Ceylon) – C. citratus DC. Stapf (Indien) – C. winterianus Jowitt (Java) usw. (gPf) –Poaceae/Gramineae

Eigenschaften: Desinfizierend und entzündungshemmend, gegen Bakterien; krampflösend, schmerzstillend; Verdauungstonikum;

gefäßerweiternd; vertreibt Insekten; desodorierend, hygienisches Antiseptikum.
Indikationen: Infektiöse und entzündliche Erkrankungen, Beschwerden des Magendarmtrakts, Colitis; Malaria; Diabetes; Rheuma; vegetative Dystonie.
Hauptbestandteile: D-Citronellal, Neral, l-Borneol, Geraniol, Nerol, Methyleugenol, Sesquicitronellen.
Kontraindikationen, Nebenwirkungen: Bei normaler Dosierung keine bekannt.

Zwiebel:
Allium cepa L. (Knolle) – Liliaceae
Eigenschaften: Antiseptisch, gegen Infektionen, hemmt die Vermehrung von Bakterien; blutzuckersenkend; kräftig harntreibend, hilft Harnstoff und Chloride auszuscheiden; allgemein anregend für das Nervensystem; fördert die Gallenproduktion und die Entleerung der Gallenblase; hustenlösend; mindert den Blutandrang im Becken; herzstärkend; reguliert die Drüsentätigkeit; gegen Sklerose; gegen Skrofulose; fördert den Haarwuchs; Aphrodisiakum.
Indikationen: Infektionen der Atemwege; Herzschwäche, Herzbeutelentzündung, Arteriosklerose; physische und geistige Asthenie; infektiöse Colitis; Diabetes; Dickleibigkeit, Plethora, Prostataentzündung, ungenügende Harnausscheidung, Ödeme; Rheuma, Arthritis, Gicht; Darmparasiten; Abszesse, Furunkel, Panaritium (eitrige Fingerentzündung).
Hauptbestandteile: Disulfid, Allylsulfid, Dipropyl-Trisulfid.
Kontraindikationen, Nebenwirkungen: Hautreizung bei äußerlicher Anwendung.

Zypresse, Provencalische oder ***Italienische:***
Cupressus sempervirens L. (Bl + Zapfen) – Cupressaceae
Eigenschaften: Blutstillend, fördert die Vernarbung; adstringierend; harntreibend, schweißtreibend und fiebersenkend; gutes Hustenmittel; wirkt gefäßverengend, stärkt die Venen; krampflösend; ausgleichend für das Nervensystem; gegen Rheuma.

Indikationen: Wunden; Ödeme der unteren Gliedmaßen; Rippenfellentzündung, Tuberkulose; Krampfadern, Hämorrhoiden; Prostata-Adenom, Bettnässen; Asthenie; Rheuma; krampfartiger und Bronchialhusten; Malaria.
Hauptbestandteile: α-Pinen, Terpineol, Cedrol, Sempervirol, d-Camphen, d-Sylvestren.
Kontraindikationen, Nebenwirkungen: Brustdrüsenentzündung

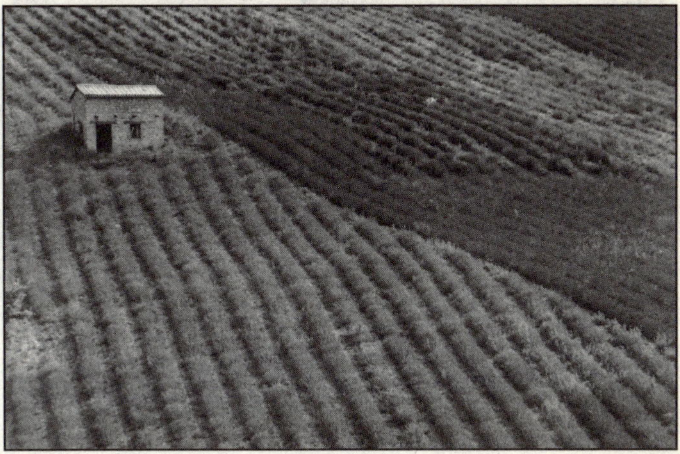

Lavendelfelder in der Provence

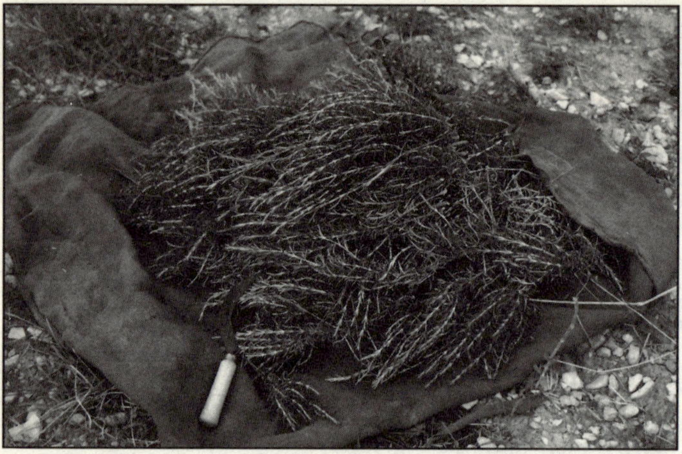

Rosmarin mit Erntesichel

Tabelle der ätherischen Öle

(Einteilung nach praktischen Kriterien für den Verbraucher)

Wir ordnen nun die weiter oben besprochenen ätherischen Öle entsprechend ihrem Gebrauchswert, therapeutischer Wirkung und Kosten in Kategorien ein.

In der folgenden Tabelle finden sich die häufig verwendeten Essenzen in den Kolonnen 1, 2 und 3.

- Spalte 1 zählt 25 sehr häufig verwendete, sozusagen die grundlegenden ätherischen Öle auf.

Die nachfolgenden Kriterien waren für die Aufnahme in Spalte 1 ausschlaggebend:

- Mengenmäßig bedeutende Produktion der Stammpflanze (wild oder in Kultur).
- Problemlose Gewinnung des ätherischen Öls durch Destillation.
- Ausbeute an ätherischem Öl gut bis mittel.
- Häufige Verwendung in der Therapie, keine Probleme bei der Anwendung.
- Im Handel zu erschwinglichen Preisen leicht erhältlich.

Diese 25 Essenzen bilden den eigentlichen Grundstock einer aromatischen Hausapotheke. Durch sie können die weitaus meisten Anwendungen in Therapie und Körperpflege gedeckt werden.

- Spalte 2 führt weitere gängige ätherische Öle an, die eine Erweiterung der in Spalte 1 aufgeführten darstellen. Zum Teil handelt es sich um Varietäten mit spezifischen Eigenschaften.
- Spalte 3 nennt noch weitere, relativ oft verwendete Essenzen. Diese sind wegen ihrer Eigenschaften wichtig, aber nur in geringer Ausbeute zu gewinnen, und der Preis ist entsprechend hoch.
- In den Spalten 4 und 5 findet man seltene und teure atheri-

sche Öle. Sie stammen von Pflanzen mit geringem Gehalt an ätherischem Öl und sind schwerer zugänglich. Einige Harzbalsamarten sind zwar nicht sehr teuer, aber im Handel nicht leicht zu erhalten. Mehrere ätherische Öle aus dieser Kategorie sind für die Therapie interessant, sollten aber nur auf Verordnung des Naturarztes oder Aromatherapeuten verwendet werden. Auch einige kostbare Parfumdüfte finden sich in dieser Spalte.

- Für Spalte 6 gilt dasselbe wie für die Spalten 4 und 5. Sie umfaßt wenig verwendete, aber preisgünstige ätherische Öle, die von Pflanzen respektive Bäumen mit hohem Gehalt an ätherischem Öl stammen.

Tabelle

Die Einteilung der ätherischen Öle in der vorliegenden Tabelle ist nicht als absolut zu werten. So könnte man beispielsweise in der ersten Spalte einige weitere Essenzen hinzufügen, andere weglassen, ohne damit grundlegend falsch zu liegen. Aber diese Klassifizierung steht auf solider Grundlage, und man kann sich nach ihr richten.

Um dem Verbraucher die Auswahl weiter zu vereinfachen, fassen wir das oben Gesagte in drei Punkten zusammen:

1. Die ätherischen Öle der Spalte 1 sind der Grundstock für eine vernünftige Selbstbehandlung und für die Herstellung von Körperpflegeprodukten. Man kann beispielsweise die Auswahl nach dem therapeutischen Index auf diese Basis beschränken, indem man nur diese grundlegenden Essenzen für die Behandlung in Betracht zieht.
2. Spalten 2 und 3 geben eine Auswahl ätherischer Öle zum Gebrauch für Naturärzte, Reflexologen, Masseure usw., das heißt für den gut informierten, erfahrenen Anwender. Auch hier kann

man den Gebrauch des therapeutischen Index auf die entsprechenden Spalten begrenzen.

3. Die Verwendung der ätherischen Öle aus den Spalten 4, 5 und 6 sollte Therapeuten vorbehalten bleiben. Es muß noch einmal darauf hingewiesen werden, daß die seltenen und kostspieligen ätherischen Öle der Spalten 3, 4 und 5 sehr oft verfälscht werden. Der Käufer muß im eigenen Interesse unbedingt eine Qualitätsgarantie verlangen. Er fördert damit das Qualitätsbewußtsein und hilft mit, daß nur qualitativ einwandfreie ätherische Öle produziert und gehandelt werden.

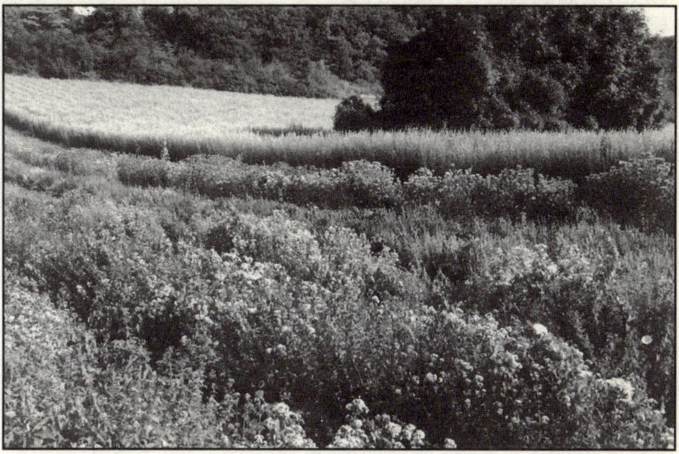

Versuchsparzellen

Häufig gebrauchte ätherische Öle		
1. Sehr oft gebrauchte	*2. Oft gebrauchte*	*3. Ziemlich oft gebrauchte, aber teure*
Anis	Bergamotte	Baldrian ▲
Basilikum	Boldo	Ceylonzimt ▲
Birke	Borneokampfer ▲	Engelwurz ▲
Bohnenkraut ▲	Eucalyptus radiata	Estragon
Eucalyptus globulus	Eucalyptus camald.	Ingwer
Geranium	Eucalyptus citriodora	Johanniskraut
Gewürznelke ▲	Fenchel ▲	Kamille, echte
Kajeput	Grapefruit	Kamille, röm.
Kamille (A. mixta)	Kadeöl	Karotte
Kiefer (P. silvestr.)	Kalmus	Kreuzkümmel
Lavandin	Koriander	Majoran (O. maior)
Lavendel, echt	Kümmel (C. Carvi) ▲	Melisse
Majoran (T. mastich.)	Lemongrass	Muskatellersalbei
Niaouli	Lorbeer	Myrrhe
Orange	Mandarine	Petersilie ▲
Origano, span. ▲	Myrte	Ravensara
Pfefferminze ▲	Muskat ▲	Sandelholz ▲
Quendel	Palmarosa	Sellerie
Rosmarin ▲	Patchouli	Spierstaude
Salbei (S. offic.) ▲	Polei-Minze ▲	Verveine
Terpentin ▲	Pomeranze	Weihrauch
Thymian, mild	Rosenholz	
Thymian, stark ▲	Roß-Minze ▲	
Wacholder	Sassafras	
Zitrone	Speik	
	Sternanis ▲	
	Thuja ▲	
	Ylang-Ylang	
	Ysop (H. officinalis)▲	
	Zeder	
	Zimt (Blatt)	
	Zitronellgras	

Selten gebrauchte ätherische Öle		
4. Selten gebrauchte und teure		*5. Selten gebrauchte und preisgünstige*
Alant Ammi visnaga Artemisia arborescens ▲ Benzoe Bucco Buchs Chinazimt ▲ Cistrose Eberraute ▲ Enzian Galbanum Goldrute Heiligenkraut Helichrysum gymnoc. Helichrysum italic. Holunder Honigklee Inula Iris Kardamom Knoblauch ▲ Kubebe Kurkuma Lantana Lärche Liebstöckel Linde	Lindensplint Muskatblüte Meerrettich ▲ Mimose Neroli Origanum vulgare ▲ Perubalsam ▲ Pfeffer Rainfarn ▲ Rose Senf ▲ Styrax Tolubalsam ▲ Veilchen Weißdorn Ysop, wilder ▲ Zwiebel	Bay Beifuß ▲ Dill Elemi Fichte Guajak Gurjunbalsam Kanadabalsam Kopaivabalsam Kiefern: • Strandkiefer • Schwarzkiefer • Sibir. Kiefer Limette Litsea Petitgrain/Pomeranze Petitgrain/Zitrone Raute ▲ Sadebaum ▲ Vetiver Wintergrün ▲

Anmerkung: Für Essenzen, die mit einem ▲ bezeichnet sind, bestehen Anwendungseinschränkungen. Bitte bei dem betreffenden Artikel in Kapitel VII nachschlagen.

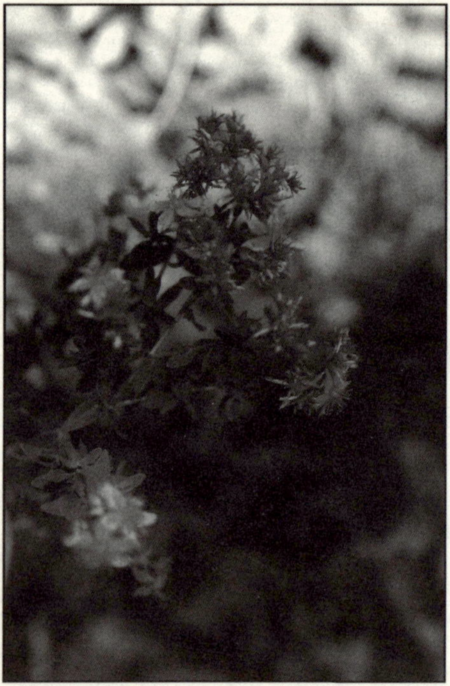

Johanniskrat

Kapitel VIII

Therapeutischer Index

Vorbemerkungen

Die Ursache der meisten Krankheiten ist die Mißachtung biologischer Gesetze, der Ordnung von Natur und Kosmos, in die wir eingefügt sind. Deshalb muß jede Therapie, auch in der Naturheilkunde, durch eine vernünftige Lebensführung unterstützt und gefestigt werden: durch leichte, gesunde Ernährung, regelmäßige Atemübungen, körperliches und geistiges „Training" (Entspannung, positives Denken, energetische „Aufladung", speziell in der Natur).

Das Denken ist eine Form der Energie. Je nach dem Inhalt, den wir unserem Denken geben, wird diese Energie positiv oder negativ ausgerichtet sein. Die Überlieferung und die moderne Wissenschaft sind sich darin einig, daß die meisten Fehlfunktionen und Krankheiten ihren Ursprung in der Psyche haben. Besonders das Immunsystem wird davon beeinflußt. Darum ist der positive Zustand von Körper, Seele und Geist eine grundlegende Voraussetzung für die Genesung.

Unsere Krankheiten sind durch schlechte Gewohnheiten und Bedingungen vielfach selbstverschuldet. Umgekehrt steht es aber auch in unserer Macht, gute Gewohnheiten wieder aufleben zu lassen und damit die Fähigkeit zur Genesung, die in uns, nicht außerhalb von uns liegt, zu aktivieren. Denn es ist die Natur, die Heilung bringt; Therapien und Medikamente sind nur Hilfsmittel. Der folgende therapeutische Index soll uns keinesfalls davon abhalten, Ärzte, Heilpraktiker und Aromatherapeuten zu konsultieren. In schweren oder chronischen Fällen sollte immer ein Arzt hinzugezogen werden, ebenso, wenn Ursache oder Diagnose der Krankheit unklar sind.

Phytotherapie und Aromatherapie sind natürliche Therapiearten. Sie können jedoch, wie jede nutzbringende Sache, auch einmal gefährlich werden. Wenn sie nicht korrekt und mit der nötiger Sachkenntnis ausgeübt werden, können sie auch unerwünschte Wirkungen haben. Wir verweisen einmal mehr auf die Grundregeln und Richtlinien für die Dosierung bei der Behandlung mit ätherischen Ölen, wie sie in den Kapiteln V und VI dieses Buches sowie in den in der Bibliografie genannten Werken beschrieben sind. Übrigens läßt sich die Behandlung mit ätherischen Ölen (Aromatherapie) sehr gut mit Phytotherapie (durch Tees, Tinkturen, Pulver und so weiter aus nicht-aromatischen Pflanzen) kombinieren, ebenso mit Oligotherapie und der Mehrzahl der natürlichen Heilverfahren. Sie kann in vielen Fällen auch eine allopathische Behandlung wirkungsvoll unterstützen.

Die im nun folgenden therapeutischen Index empfohlenen ätherischen Öle können entweder eingenommen oder äußerlich verwendet werden. Auf ausschließlich externe Anwendung wird speziell hingewiesen.

Anleitung für den Gebrauch des therapeutischen Index

1. Suchen Sie im Index zuerst die ätherischen Öle zusammen, die Ihrem Hauptsymptom entsprechen, und stellen Sie sie in Form einer Liste auf.
2. Listen Sie für Ihre weiteren Schwachpunkte oder Nebensymptome (beispielsweise hoher Blutdruck, Nervosität, Schlafstörungen, Rheuma, Leber- oder Verdauungsbeschwerden) die passenden ätherischen Öle auf, und stellen Sie fest, ob gewisse Essenzen auch in der ersten Liste vorkommen. Wählen Sie diejenigen, die an mehreren Stellen vorkommen. (Siehe Beispiel in Kapitel V, S. 84).
3. Schauen Sie in der Tabelle in Kapitel VII auf den Seiten 206-207 nach. Sie gibt an, ob die gewählten ätherischen Öle zu den häufig gebrauchten gehören und damit vermutlich bei Ihrem Lieferanten erhältlich sein werden.
4. Lesen Sie die Anleitung zur Herstellung von Präparaten aufmerksam durch:
   – für innerlichen Gebrauch: Kapitel VI, Seite 89
   – für äußerlichen Gebrauch: Kapitel VI, Seite 94
   – zum Gebrauch in der Küche: Kapitel VI, Seite 102
5. Wie schon bei der Besprechung von Aromen und Parfums erwähnt, ist es wichtig, bei der Auswahl ätherischer Öle den Geruchssinn sprechen zu lassen. Er stellt die direkte Verbindung zwischen den Aromen und dem, was unser Körper braucht, her. Ein Duft, den wir als angenehm empfinden, wird zu unserer Heilung beitragen. Dagegen sollten wir eine Substanz, deren Geruch uns abstößt, auch in Mischung mit anderen meiden. Auch Aromatherapeuten berücksichtigen mehr und mehr das individuelle Geruchsempfinden ihrer Patienten.

Therapeutischer Index

Abmagerungskur: (Zellulitis, Fettsucht): Kontrolle des hormonalen Terrains. Basilikum, Grapefruit, Knoblauch, Lavendel, Orange, Origano, Rosmarin, Salvia officinalis, Sellerie, Thymian, Wacholder, Zitrone, Zwiebel.
Äußerliche Anwendung: Origano, Wacholder, Zeder, Zypresse.

Abszeß: *heiß (akute Entzündung mit Eiterbildung):* Zwiebel;
kalt (langsam gebildet, ohne Entzündung): Bohnenkraut, Kadeöl, Kamille, Kampfer, Knoblauch, Lavendel, Origano, Quendel, Sandelholz, Speik-Lavendel, Styrax, Thymian, Wacholder, Zitrone, Zwiebel.

Adenitis: siehe unter Lymphdrüsenschwellung.

Aerophagie (Luftschlucken, Blähungen): Anis, Basilikum, Bohnenkraut, Estragon, Fenchel, Koriander, Kümmel, Majoran, Minzearten, Myrte, Origano, Salvia officinalis, Thymian, Zimt, Zitrone.

Aerokolie: Agastache, Bergamotte, Engelwurz, Sternanis, Tangerine.

Akne: Benzoe, Eucalyptus radiata, Kajeput, Lavendel, Palmarosa, Patchouli, Petitgrain (Pomeranze), Quendel, Salvia officinalis, Sandelholz, Wacholder, Zitrone.

Albumin (im Harn, infolge Nierenerkrankung): Kanadisches Berufskraut, Wacholder.

Allergien (schädliche Veränderung des humoralen Terrains durch Einwirkungen von außen): Terrainsanierung, atoxische Diät (s. Kapitel IX), Verbesserung der Lebertätigkeit, Blutreinigung. Achillea ligustica, Bergamotte, Birke, Boldo, Gaultheria, Kamille, Karotte, Lavendel, Lorbeer, Orange, Rosmarin, Salvia officinalis, Wacholder, Zitrone.
Zur Phytotherapie: Agaricus-Hydrosol, Quecke, Schachtelhalm.

Alopezie: siehe unter „Kahlköpfigkeit“.

Altern, vorzeitiges: Birke, Bohnenkraut, Borneokampfer, Kamille, Karotte, Knoblauch, Lavendel, Majoran, Meerrettich, Minze, Muskat, Muskatellersalbei, Neroli, Orange, Petersilie, Rosmarin, Salvia officinalis, Thuja, Thymian, Wacholder, Zitrone, Zwiebel.

Amenorrhoe: siehe unter „Monatsblutung".

Amöbenruhr: Bohnenkraut, Elemi, Eucalyptus polybractea, Kajeput leucadendron, Kamillenarten, Origano, Verveine, Zimt, Zitronenminze.

Anämie (Verminderung der roten Blutkörperchen): Basilikum, Bohnenkraut, Engelwurz, Fenchel, Goldrute, Kamille, Karotte, Orange, Petersilie, Quendel, Rosmarin, Salvia officinalis, Thymian, Zitrone.

Analfistel: Lavendel, Niaouli.

Analgetische Wirkung (schmerzstillend): Anis, Basilikum, Echtes, Bohnenkraut, Borneokampfer, Engelwurz, Eukalyptus, Fenchel, Gaultheria, Gewürznelke, Helichrysum, Ingwer, Kamille, Koriander, Lavandin, Lorbeer, Majoran, Minze, Muskat, Origano, Quendel, Rainfarn, Ravensara, Rosengeranie, Salvia officinalis, Sassafras, Thymian, Wacholder.

Angina (Halsentzündung, infektiöse): Basilikum (Eugenol), Eukalyptus, Gewürznelke, Inula, Kamille, Lavendel, Lorbeer, Melaleuca, Myrte (Grüne), Niaouli, Pfeffer, Rose, Salvia officinalis, Zitrone.

Streptokokken-Angina (weiße Punkte auf den Mandeln): Arzt-konsultation. Kamille, Niaouli, Petersilie, Ravensara, Zitrone. *Angina pectoris:* Anis.

Plant-Vincent'-Angina: Pfefferminze.

Angstzustände (neurovegetative Störung): Anis, Baldrian, Basilikum, Engelwurz, Eucalyptus camaldulensis, Fenchel, Katzenmelisse, Lavendel, Majoran, Melisse, Neroli, Petitgrain (Kombava), Tangerine, Thymian, Verveine, Weihrauch, kriechender Ysop.

Anorexie (Magersucht, oft psychische Ursache): siehe unter „Appetitlosigkeit".

Anregungsmittel:

Für die Leukozytose (Produktion weißer Blutkörperchen): Kamille, Thymian, Zitrone.

Für das Gehirn: Basilikum, Bohnenkraut, Gewürznelke, Muskat, Rosmarin, Thymian, Zwiebel.

Für den Blutkreislauf: Knoblauch, Kümmel, Muskat, Salvia officinalis, Thymian, Zimt.

Für die Verdauung: Anis, Estragon, Fenchel, Kamille, Knoblauch, Kümmel, Verveine, Wacholder.

Für die Atmung: Anis, Kamille, Kiefer, Knoblauch, Ravensara, Zimt.

Für das Nervensystem: Basilikum, Fenchel, Pfefferminze, Rosmarin, Salbei, Thymian, Wacholder, Zitrone, Zwiebel.

Allgemeine Anregungsmittel: Anis, Bohnenkraut, Estragon, Eukalyptus, Fenchel, Geranium, Gewürznelke, Kamille, Knoblauch, Koriander, Lavendel, Muskatnuß, Pfefferminze, Rosmarin, Salvia officinalis, Sassafras, Thymian, Wacholder, Zitrone, Zwiebel.

Antiseptische Wirkung (innerlich und äußerlich): die Mehrzahl der ätherischen Öle, aber besonders: Anis, Bergamotte, Bohnenkraut, Borneokampfer, Eukalyptus, Gewürznelke, Kadeöl (äußerlich), Kajeput, Kamille, Knoblauch, Kümmel, Lavendel, Melaleuca, Minze, Niaouli, Origano, Speik-Lavendel, Thymian, Wacholder, Weihrauch, Zimt, Zitrone.

Aphrodisische Wirkung (anregend auf den Geschlechtstrieb): Anis, Bohnenkraut, Borneokampfer, Gewürznelke, Ingwer, Kiefer, Minze, Muskatellersalbei, Muskatnuß, Neroli, Rose, Rosmarin, Sandelholz, Verveine, Wacholder, Ylang-Ylang, Zeder, Zimt.

Aphthen: Basilikum, Bohnenkraut, Fenchel, Kamille, Lantana, Litsea, Lorbeer, Melaleuca, Quendel, Rose, Rosengeranie, Salvia officinalis, Zitrone.

Appetitlosigkeit: Estragon, Fenchel, Ingwer, Kamille, Karotte, Knoblauch, Koriander, Kümmel, Origano, Salvia officinalis, Wacholder, Zitrone.

Arteriitis (Arterienentzündung): Goldrute, Lemongrass, Niaouli.

Arteriosklerose (Arterienverkalkung): Beifuß, Birke, Enzian, Knoblauch, Rosmarin, Sternanis, Thymian, Wacholder, Wermut, Zitrone, Zwiebel.

Arthrose, Arthritis: siehe unter „Rheumatismus".

Arhythmie (Störung des Herzrhythmus): siehe unter „Herzklopfen".

Asthenie (Schwächezustand):

Allgemeine Schwäche: Anis, Basilikum, Bohnenkraut, Bupleurum, Calaminthe, Engelwurz, Eukalyptus, Fenchel, Ingwer, Kamille, Karotte, Lavendel, Majoran, Melisse, Minze, Muskatblüte, Muskatnuß, Petersilie, Quendel, Rosmarin, Salvia officinalis, Thymian, Vetiver, Wacholder, Zimt, Zitrone.

Geistige Überanstrengung: Basilikum, Bohnenkraut, Gewürznelke, Rosmarin, Thymian.

Bei Grippe: Salvia officinalis, Thymian, Zimt, Zitrone.

Nervenschwäche: Engelwurz, Basilikum, Melisse.

Sexuelle Schwäche: siehe unter „Impotenz".

Asthma: Alant, Ammi, Artemisia, Baldrian, Borneokampfer, Engelwurz, Estragon, Eukalyptus, Fenchel, Iris, Iris, Johanniskraut, Kajeput, Karotte, Kiefer, Knoblauch, Lantana, Lavendel, Majoran, Melisse, Niaouli, Orange, Origano, Petersilie, Pfefferminze, Polei-Minze, Rainfarn (Einjähriger), Salvia officinalis, Thymian, Verveine, Ysop, Zitrone, Zwiebel

Nervöses Asthma: Anis, Baldrian, Bohnenkraut, Engelwurz. Krampflösende Wirkung.

Atherosklerose (Arterienverkalkung und Veränderung der Gefäßwände): Ammi, Niaouli, Porree.

Augen: siehe unter „Bindehautentzündung". Nie ätherische Öle in die Augen geben!!

Bandwurm: siehe unter „Eingeweidewürmer".

Beine, geschwollene: Abklärung der Ursache. Holunder, Petersilie, Rosengeranie, Salvia officinalis.

Spurenelemente: Kobalt, Mangan.

Beklemmung: siehe unter „Angstzustände".

Beruhigungsmittel: *Die Wirkung ist oft allgemein; Wirkung auf ein spezielles Organ ist in Klammern angegeben.*

Achillea ligustica (entspannend), Anis (Nerven, Verdauung, Herz und Kreislauf, Muskeln), Basilikum, Bergwacholder, Engelwurz (Nerven, Verdauung), Eucalyptus citriodora, Fenchel (Nerven, Verdauung, Schlaflosigkeit), Goldrute (Nerven), Helichrysum gymnocephalum, Jatamansi, Kamille, Römische, Katzenmelisse, Kiefer, Sibirische, Lavandin-Arten, Lavendel (zerebrospinale Übererregung, Atmung, Herz, Schlaflosigkeit), Majoran (Nerven, Sympathikus, Psyche, Verdauung, Genitalorgane, Schlaflosigkeit), Mandarine (Herz und Kreislauf, Schlaflosigkeit, reguliert den Sympathikus), Marienblatt, Melaleuca (ausgleichend für das sympathische und parasympathische Nervensystem), Melisse (Erregbarkeit, nervöse Schlafstörungen, Migräne, Krämpfe, Schwindel, Asthma), Neroli (Herz und Kreislauf, Herzklopfen, Verdauuung, Nerven, Schlaflosigkeit), Niaouli, Orange (Nerven, Verdauung, Schlaflosigkeit), Petitgrain (Kombava), Petitgrain (Mandarine), Pomeranze (Nervensystem unter dem Zwerchfell), Ravensara-Arten, Riesentanne, Salbei, Kleinblättriger, Salvia officinalis (Nerven, Verdauung, Atmung), Sandelholz (Nerven und Psyche), Seekiefer, Speik-Lavendel (zerebrospinale Übererregung), Tangerine (sedativ, entspannend), Thuja (Harnwege, Prostata),Thymian (Nerven, Verdauung, Krämpfe), Verveine (Nerven, Verdauung, Schwindel), Ylang-Ylang (Atmung, Herzklopfen, Übererregbarkeit), Ysop officinalis, Zitronatzitrone (Nerven), Zitronen-Teebaum (Verdauung), Zitronenquendel, Litsea.

Bettnässen (Urininkontinenz): Wacholder (Beeren), Zypresse. Remineralisierung.

Bindehautentzündung, Lidentzündung, Gerstenkorn: Nie ätherische Öle in die Augen geben!

Äußerliche Behandlung mit Tees oder Hydrolaten von: Augentrost, Kamille, Kornblume, Malve, Spitzwegerich.

Innerliche Behandlung mit ätherischen Ölen von: Fenchel, Gewürznelke, Ingwer, Kamille, Karotte, Rosmarin, Zitrone.

Blähungen: siehe unter „Aerophagie“.

Blasenentzündung: Basilikum, Großblättriges, Bay, Bergamotte,

Bohnenkraut, Borneokampfer, Bucco, Eukalyptus, Fichte, Gewürznelke, Gurjunbalsam, Inula, Kajeput, Kalmus, Kamille, Kanadabalsam, Katzenmelisse, Kiefer, Kopaivabalsam, Koriander, Kubebe, Lavendel, Melaleuca, Minzearten, Myrrhe, Myrte, Niaouli, Origano, Palmarosa, Patchouli, Perubalsam, Petersilie, Pfeffer, Quendel, Rosmarin (Cineol), Sandelholz, Sassafras, Tannenarten, Terpentin, Thymianarten, Tolubalsam, Wacholder, Ysop (Kriechender), Zeder, Zimt, Zitrone.

Blutdruck, hoher: Basilikum, Berufskraut (Kanadisches), Birke, Eucalyptus citriodora, Gaultheria, Inula, Karotte, Knoblauch, Lavendel, Majoran, Melisse, Muskatnuß, Neroli, Niaouli, Pfefferminze, Rainfarn (Einjähriger), Sassafras, Speik-Lavendel, Verveine, Wacholder, Weißdorn, Wintergrün, Ylang-Ylang, Zitrone.

Blutdruck, niedriger: Pfefferminze, Rosmarin, Salvia officinalis, Thymian, Weißdorn, Ysop, Zimt.

Blutreinigung: Birke, Bohnenkraut, Borneokampfer, Engelwurz, Enzian, Fenchel, Grapefruit, Iris, Kalmus, Kamille, Karotte, Knoblauch, Lavendel, Liebstöckel, Orange, Petersilie, Pfefferminze, Quendel, Rosmarin, Salvia officinalis, Sassafras, Thuja, Wacholder, Wintergrün, Zitrone, Zwiebel, Zypresse

Blutung: Arztkonsultation. Bergamotte, Lavendel, Quendel, Rosengeranie, Speik-Lavendel, Thymian, Wacholder, Zimt, Zitrone, Zypresse.

Blutverdünnung: Inula, Karotte, Zitrone.

Blutzirkulation, schlechte: Agastache, Anis, Basilikum (Großblättriges), Bay, Birke, Bohnenkraut, Inula, Kamille, Karotte, Kieferarten, Knoblauch, Kombava, Melaleuca, Minze, Muskatnuß, Orange, Pomeranze, Rosengeranie, Rosmarin, Salvia officinalis, Tangerine, Tannenarten, Thymian, Vetiver, Wacholder, Zeder, Zimt, Zitronatzitrone, Zitrone, Zwiebel, Zypresse.

Bronchitis: Achillea ligustica, Alant, Artemisia, Basilikum (Eugenol), Bohnenkraut, Calaminthe, Dill, Engelwurz, Eukalyptus, Inula, Iris, Kajeput, Kanadabalsam, Kiefer, Knoblauch, Kopaivabalsam, Lantana, Liebstöckel, Marienblatt, Melaleuca, Minze, Niaouli, Origano, Perubalsam, Ravensara, Rosmarin, Salvia officinalis, Senf, Sitka-Fichte, Sternanis, Tagetes, Thymian, Tolubalsam, Ysop, Zimt, Zitrone.

Brüste: *Schwellung:* Fenchel, Kerbel, Kreuzkümmel, Minzearten, Petersilie, Rosengeranie.

Entzündung (Mastitis): Petersilie.

Schrunden: Benzoe, Borneokampfer, Karotte, Perubalsam, Sandelholz, Terpentin, Weihrauch, Zitrone, Zwiebel.

Chlorose (Anämie der jungen Mädchen): Engelwurz, Kamille, Karotte, Kiefer, Lavendel, Quendel, Rosmarin, milder Thymian. Siehe auch unter „Anämie".

Cholera: Busch-Rosmarin, Ravensara.

Cholesterin (zuviel im Blut): Engelwurz, Fenchel, Helichrysum italicum, Karotte, Knoblauch, Kurkuma, Muskatellersalbei, Rosmarin, Rosmarin (Spanischer), Kampfer, Salbei, Thymian, Ysop, Zitrone, Zwiebel.

Cholecystitis (Gallenblasenentzündung): siehe auch „Gallensteine". Baldrian, Boldo, Buchs, Eukalyptus, Kiefer, Latschenkiefer, Melisse, Orange, Pfefferminze, Rosmarin, Thymian, Verveine.

Colitis (Entzündung des Dickdarms): siehe unter „Darm".

Darm (Colitis, Enterocolitis, Entzündungen, Infektionen): Anis, Basilikum, Bay, Bergamotte, Bohnenkraut, Kajeput, Kamille, Kombava, Kubebe, Lavandinarten, Lavendel, Liebstöckel, Melaleuca, Muskatblüte, Muskatnuß, Myrrhe, Niaouli, Patchouli, Pfefferminze, Porree, Quendel, Rosengeranie, Rosmarin, Senf, Thymian, Verveine, Wacholder, Ylang-Ylang, Zimt.

Darmparasiten: siehe unter „Eingeweidewürmer".

Diabetes (Zuckerkrankheit): Arztkonsultation. Eucalyptus globulus, Fenchel, Geranium, Kamille, Karotte, Minze, Rosmarin, Salvia officinalis, Wacholder, Zitronellgras, Zwiebel.

Durchfall (Dysenterie, Enteritis): Basilikum, Berufskraut (Kanadisches), Engelwurz, Enzian, Gewürznelke, Ingwer, Kamille, Karotte, Knoblauch, Lavendel, Majoran, Marienblatt, Muskatblüte, Muskatnuß, Myrrhe, Orange, Pfefferminze, Quendel, Rosengeranie, Salvia officinalis, Sandelholz, Wacholder, Zimt, Zitrone. *Zur Phytotherapie:* Beinwell, Brennessel.

Dyshidrose (juckende Bläschen zwischen den Fingern und Zehen): Birke, Petersilie, Rosmarin, Wacholder.

Zur äußerlichen Verwendung: Kiefer, Lavendel, Salbei, Zypresse.

Dysmenorrhoe (schmerzhafte Regel): siehe unter „Monatsblutung".

Dyspepsie (nicht organisch bedingte Verdauungsstörung): siehe auch unter Aerophagie und Verdauung.

Verdauungsschwäche: Bergamotte, Kalmus, Kümmel, Origano, Pfefferminze und Polei-Minze, Rosmarin.

Schmerzen: Anis, Basilikum, Johanniskraut, Kalmus, Lavendel, Pfefferminze.

Dystonie, vegetative (Erkrankung des vegetativen Nervensystems): Bergwacholder, Cistrose, Estragon, Lemongrass, Lorbeer, Majoran (Echter), Petitgrain (Pomeranze und Zitrone), Pfefferminze, Quendel, Zitronellgras.

Eingeweidewürmer: Anis, Beifuß, Bergamotte, Bohnenkraut, Dill, Enzian, Estragon, Eukalyptus, Fenchel, Gänsefuß, Gewürznelke, Heiligenkraut, Kajeput, Kamille, Kardamom, Knoblauch, Kümmel, Lavendel, Marienblatt, Melaleuca, Muskatblüte, Muskatnuß, Myrrhe, Neroli, Niaouli, Pfefferminze, Poleiminze, Quendel, Rainfarn, Gewöhnlicher, Senf, Tagetes, Terpentin, Thuja, Thymian, starker, Ysop, Zimt, Zitrone, Zwiebel.

Zwergfadenwürmer: Gänsefuß.

Hakenwürmer: Gänsefuß, Thymian.

Spulwürmer: Beifuß, Eukalyptus, Gänsefuß, Heiligenkraut, Kamille, Knoblauch, Thymian.

Madenwürmer: Beifuß, Eukalyptus, Gänsefuß, Kamille, Knoblauch, Thymian, Zitrone.

Bandwürmer: Knoblauch, Terpentin, Thymian und zur Phytotherapie: Kürbissamen.

Peitschenwürmer: Echte Kamille, Thymian; und zur Phytotherapie: Pyrethrum, Rainfarn.

Ekzem: *trocken*: Bergamotte, Kamille, Karotte, Lavendel, Rosengeranie, Rosmarin, Salvia officinalis, Ysop, Zeder.

Nässend: Kadeöl (zur äußerlichen Verwendung), Kamille, Karotte, Myrrhe, Rosmarin, Salvia officinalis, Sassafras, Wacholder, Ysop.

Enteritis: siehe unter „Durchfall".

Enterocolitis: siehe unter „Darm".

Enterospasmus: Engelwurz.

Epidemie (Schutz vor Ansteckung): *Zur innerlichen und äußerlichen Verwendung und zum Zerstäuben:* Eukalyptus, Kiefer, Lavendel, Melaleuca, Niaouli, Thymian, Wacholder, Zitrone.

Epilepsie: Arztkonsultation. Basilikum, Kajeput, Majoran (Echter), Mandarine, Mandarine, Melisse, Petersilie, Rosmarin, Terpentin (in kleiner Dosis), Thymian.

Erbrechen: Abklärung der Ursache durch den Arzt. Dill, Pfefferminze, Rosmarin, Salvia officinalis, Zitrone.
Schwangerschaftserbrechen: Melisse, Muskat, Pfefferminze.
Nervöses Erbrechen: Anis, Engelwurz, Kajeput.

Erfrierung (Frostbeulen): Borneokampfer, Kamille, Lavandin, Niaouli, Perubalsam, Rosengeranie, Sellerie, Speik-Lavendel, Zeder, Zitrone, Zwiebel; (kalte Fußbäder, zweimal täglich).

Erntekrätze (Trombidiose): siehe unter „Insektenstiche".

Erschöpfung (nervöse Depression): Atmungs- und Entspannungsübungen, gesunde Ernährung, Vermeiden von Streß. Eventuell Remineralisierung (siehe unter „Kalkmangel"). Basilikum, Borneokampfer, Kamille, Karotte, Katzenmelisse, Lavendel, Majoran, Melisse, Muskatnuß, Quendel, Salvia officinalis, Thymian, Weihrauch.

Fibrom (gutartiger Bindegewebstumor): Arztkonsultation. Origano, Salbei, Zypresse; zur Phytotherapie: Beinwell, Brennessel, Schachtelhalm, Schafgarbe.

Fieber: Arztkonsultation, wenn mehrere Tage bestehend oder sehr hoch. Bergamotte, Borneokampfer, Engelwurz, Eukalyptus, Gewürznelke, Ingwer, Kajeput, Kamille, Knoblauch, Niaouli, Quendel, Rosmarin, Salbei, Thymian, Ylang-Ylang, Zimt, Zitrone, Zypresse.

Flechten: siehe auch unter „Hautkrankheiten". Benzoe, Birke, Holunder, Kamille, Karotte, Perubalsam, Rosengeranie, Salvia officinalis, Verveine, Zitrone, Tolubalsam.

Flöhe: siehe unter „Hautparasiten" und „Insektenstiche".

Frigidität: siehe unter „Impotenz".

Fröstelligkeit: Ursache abklären. Ingwer, Muskatnuß, Quendel, Rosmarin, Salbei, Zimt.

Furunkel, Furunkulose: Atoxische Diät (s. Kapitel IX). Bergamotte, Bohnenkraut, Kamille, Karotte, Niaouli, Petitgrain (Pomeranze), Salbei, Sandelholz, Thymian, Wacholder, Zimt, Zitrone.

Galle: *ungenügende Produktion:* Anis, Boldo, Kamille, Lavendel, Rosmarin, und zur Phytotherapie: Löwenzahn, Wegwarte.
Zu wenig flüssig: Boldo, Karotte, Rosmarin, Zitrone und zur Phytotherapie: Artischocke, Klette, Wegwarte.
Um die Entleerung zu fördern: Karotte, Polei-Minze.
Phytotherapie: Kombretum, Rettich, Schafgarbe, Wasserhanf.

Gallenblase: siehe auch unter „Leber" und „Gallensteine". Achillea ligustica, Alant, Anis, Basilikum, Beifuß, Bohnenkraut, Boldo, Calaminthe, Dill, Fenchel, Kamille, Karotte, Kombava, Kümmel, Kurkuma, Lavendel, Liebstöckel, Mandarine, Melisse, Muskatblüte, Pfefferminze, Quendel, Rosmarin, Salbei, Speik-Lavendel, Thymian, Verveine, Wacholder, Ysop, Zitrone, Zwiebel.

Gallensteine: Birke, Boldo, Fenchel, Karotte, Katzenmelisse, Kiefer, Muskatnuß, Rosmarin, Terpentin, Wacholder, Zitrone, Zwiebel.

Gärungen: siehe unter „Aerophagie" und „Koliken".

Gebärmutter: *Entzündung:* Arztkonsultation. Kamille, Kanadabalsam, Melisse, Muskatellersalbei, Petersilie und zur Phytotherapie: Schafgarbe und Frauenmantel.
Anregungsmittel: Beifuß, Gewürznelke, Melisse, Muskat, Myrrhe, Polei-Minze, Weihrauch.

Geburt (Erleichterung): Beifuß, Gewürznelke, Muskat, Salbei und zur Phytotherapie: Frauenmantel.
Siehe auch unter Gebärmutter: „Anregungsmittel".

Gedächtnisschwäche: Basilikum, Bohnenkraut, Gewürznelke, Koriander, Petersilie, Rosmarin, Salvia officinalis, Zitrone, Zwiebel.

Gelbfieber: Pfefferminze.

Gelbsucht: siehe unter „Leber".

Geschwüre: *Magen- und Darmgeschwüre:* Entspannung, Abbau von Streß, Atemübungen, in Ruhe essen. Anis, Engelwurz, Kamille, Karotte, Salbei, Zitrone, und zur Phytotherapie: Beinwell, Brennessel, Ringelblume. Süßholz.

Zur äußerlichen Verwendung: Cistrose, Johanniskraut, Kamille, Karotte, Knoblauch, Lavendel, Minze, Muskatellersalbei, Myrrhe, Rose, Rosmarin, Salvia officinalis, Thymian, Weihrauch, Zwiebel.

Beingeschwüre: siehe auch unter „schlecht heilende Wunden". Cistrose, Johanniskraut, Karotte, Kiefer, Knoblauch, Lantana, Myrrhe, Quendel, Rosengeranie, Salvia officinalis, Sellerie, Styrax, Wacholder, Weihrauch.

Gicht: siehe auch unter „Rheumatismus". Fleischlose Diät: Tomaten, Spinat und Anregungsmittel meiden. Alant, Basilikum, Berufskraut (Kanadisches), Birke, Enzian, Kajeput, Kamille, Kiefer, Knoblauch, Rosmarin, Thymian, Wacholder, Zitrone.

Zur äußerlichen Anwendung: Kiefer, Sassafras, Terpentin.

Gliederkrämpfe: Anis, Baldrian, Gaultheria, Gelbbirke, Kamille, Majoran, Petersilie, Salvia officinalis.

Zur äußerlichen Anwendung: Borneokampfer, Kampfer, Lavandin, Majoran, Rosmarin, Perubalsam.

Glossitis (Entzündung der Zunge): siehe auch unter „Zahnfleisch". Pfefferminze, Rose, Rosengeranie, Salvia officinalis, Wacholder, Zitrone.

Grind (Schorf): Kamille, Lavendel und Lavandin.

Grippe: Eukalyptus, Fichte, Gewürznelke, Kajeput, Kamille, Kiefer, Knoblauch, Lantana, Lavendel, Niaouli, Perubalsam (äußerlich), Ravensara, Rosmarin, Salbei, Thymian, Ysop, Zimt, Zitrone, Zypresse.

Gürtelrose: Arztkonsultation. Benzoe, Eukalyptus, Gewürznelke, Karotte, Lavendel, Minze, Myrrhe, Niaouli, Ravensara, Rosengeranie, Rosmarin, Salvia officinalis, Speik-Lavendel, Thuja, Thymian, Wacholder, Wintergrün, Zypresse und Magnesium.

Haarausfall (kreisförmige Kahlstellen, Alopecia areata): siehe auch unter „Kahlköpfigkeit". Gartensalbei und Muskatellersalbei.

Haarpflege:

Fettes Haar: Kiefer, Lavendel, Zeder, Zitrone.

Trockenes Haar: Melisse, Quendel, Rosengeranie, Rosmarin, Ylang-Ylang.

Normales Haar: Salvia officinalis, Thymian.

Schuppen: Kadeöl (0,5%) und Lavendel.

Haarausfall siehe unter „Kahlköpfigkeit".

Halskehre (Schiefhals, Torticollis): Borneokampfer, Majoran, Zimt.

Zum äußerlichen Gebrauch: Kamille, Kampfer, Lavendel, Majoran, Terpentin.

Hämorrhoiden: siehe auch unter „Blutung". Reizarme Diät.

Zur äußerlichen Anwendung: Lavendel.

Harnausscheidung, ungenügende (Oligurie): Arztkonsultation. Wasser und Kräutertees trinken. Anis, Birke, Fenchel, Karotte, Knoblauch, Lavendel, Liebstöckel, Minze, Petersilie, Quendel, Salvia officinalis, Spierstaude, Thymian, Wacholder, Zwiebel.

Harnleiterentzündung (Urethritis): Arztkonsultation. Bay, Bucco, Eukalyptus, Fenchel, Gurjunbalsam, Kajeput, Marienblatt, Melaleuca, Myrrhe, Myrte, Niaouli, Palmarosa, Patchouli, Perubalsam, Petersilie, Riesentanne, Sandelholz, Terpentin, Thymian (milder), Tolubalsam, Zeder, Zitronenquendel.

Harnsäure (zuviel im Blut): Knoblauch, Petersilie, Porree, Sassafras, Wacholder, Zitrone.

Harntreibende Mittel (Diuretika): Anis, Birke, Bohnenkraut, Dill, Estragon, Fenchel, Knoblauch, Kümmel, Lavendel, Lorbeer, Orange, Origano, Pfefferminze, Quendel, Rosmarin, Salvia officinalis, Sassafras, Speik-Lavendel, Spierstaude, Terpentin, Thymian, Wacholder, Zitrone, Zwiebel, Zypresse.

Harnblutungen (Ekchymosen): siehe unter „Prellungen".

Hautkrankheiten (Dermatosen): Reizarme Diät, Blutreinigungsmittel, Ableitungsmittel. Benzoe, Bergamotte, Birke, Borneokampfer, Elemi, Engelwurz, Eukalyptus, Gewürznelke, Gurjunbalsam, Kadeöl, Kamille, Kampfer, Kanadabalsam, Karotte, Knoblauch, Lavandin, Lavendel, Lorbeer, Marienblatt, Minzearten, Muskatellersalbei, Muskatnuß, Myrrhe, Myrte, Neroli, Niaouli, Orange, Origano, Palmarosa, Patchouli, Perubalsam, Petersilie, Quendel, Rainfarn, Einjähriger, Rose, Rosengeranie, Rosmarin, Salvia officinalis, Sandelholz, Senf, Speik-Lavendel, Styrax, Terpentin, Thuja, Thymian, Tolubalsam, Weihrauch, Ylang-Ylang, Ysop, Zeder, Zitrone, Zwiebel, Zypresse.

Haut- und Gesichtspflege: Benzoe, Bergamotte, Kamille, Karotte, Lavendel und Lavandin, Muskatellersalbei, Myrrhe, Neroli, Orange, Palmarosa, Patchouli, Rose, Rosengeranie, Rosenholz, Rosmarin, Sandelholz, Speik-Lavendel, Vetiver, Weihrauch, Ylang-Ylang, Zeder, Zitrone.

Fette Haut: Benzoe, Kamille, Karotte, Lavendel, Majoran, Orange, Origano, Patchouli, Roßminze, Salvia officinalis.

Trockene Haut: Benzoe, Karotte, Origano, Palmarosa, Patchouli, Rosmarin, Salvia officinalis, Wacholder, Zitrone.

Unreine Haut (Mitesser, Akne): Johanniskraut, Kajeput, Lavendel, Muskatellersalbei, Palmarosa, Patchouli, Rosengeranie, Salvia officinalis, Sandelholz.

Falten: Karotte, Lavendel, Orange, Origano, Palmarosa, Patchouli, Rose, Rosengeranie, Rosmarin, Sandelholz, Zitrone.

Anti-Falten-Öle: Je 2 ml Essenz von Karotte, Origano und Rosmarin in je 30 ml Weizenkeim-, Oliven- und Mandelöl. Oder: je 2 ml Essenz von Zitrone, Rosengeranie und Lavendel in je 30 ml Weizenkeim-, Sesam- und Sonnenblumenöl.

Hautparasiten(Läuse, Milben): Eukalyptus, Gewürznelke, Kadeöl, Kamille, Kanadabalsam, Lavendel, Lemongrass, Limette, Lorbeer, Muskatnuß, Niaouli, Origano, Perubalsam, Pfefferminze, Polei-Minze, Quendel, Rainfarn (Gewöhnlicher), Rosengeranie, Rosmarin, Senf, Speik-Lavendel, Styrax, Terpentin, Thymian, Zimt, Zitrone.

Hautrisse, Schrunden: Benzoe, Borneokampfer, Karotte, Perubalsam, Sandelholz, Terpentin, Zitrone, Zwiebel.

Hautwucherungen: Basilikum, Thuja, Ysop.

Zur Phytotherapie: Ampferwurzel, Austernschalen, Isländisches Moos.

Heiserkeit: Kalmus, Polei-Minze, Rose, Sternanis, Thymian, Zitrone, Zypresse.

Heißhunger (Bulimie): Meist psychische Ursache. Baldrian, Basilikum, Engelwurz, Rosmarin.

Hemiplegie (halbseitige Lähmung): zur Ergänzung der ärztlichen Behandlung: Baldrian, Honigklee, Zypresse.

Hepatitis, virale: Basilikum, Bay, Gewürznelke, Lorbeer, Melaleuca, Myrrhe, Niaouli, Ravensara, Rosmarin.

Herpes (Virusinfektion mit Bläschen im Gesicht und an den Genitalien): Bohnenkraut, Rosengeranie, Zitrone.

Zur äußerlichen Behandlung: Bohnenkraut, Lavendel, Wacholder, Ysop.

Herzklopfen: Anis, Baldrian, Basilikum (Großblättriges), Cananga, Engelwurz, Jatamansi, Kümmel, Lavendel, Neroli, Orange, Pfefferminze, Rosmarin, Speik-Lavendel, Tangerine, Weißdorn, Ylang-Ylang.

Hexenschuß: Eukalyptus, Ingwer, Kajeput, Kamille, Lavendel, Majoran, Sassafras, Terpentin.

Hitzebläschen: *Zur äußerlichen Anwendung:* Benzoe, Bergamotte, Eukalyptus, Lavendel und Lavandin, Rosengeranie, Zitrone.

Hitzewallungen: Baldrian, Salvia officinalis, Zypresse.

Siehe auch unter Wechseljahre.

Hoden, Insuffizienz der: Kombava.

Hühneraugen: Kadeöl, Knoblauch, Myrte, Speik-Lavendel, Thuja.

Zur Phytotherapie: frischer Schöllkrautsaft.

Husten: Siehe auch unter „Bronchitis". Alant, Estragon, Inula, Lavandin, Majoran, Myrrhe, Perubalsam, Quendel, Speik-

Lavendel, Sternanis, Styrax, Tolubalsam, Zypresse.

Krampfhusten, Keuschhusten: Anis, Baldrian, Eukalyptus, Origano, Thymian, Zypresse.

Hyperchloräme (zuviel Chloride im Blut): Birke, Fenchel, Holunder, Inula, Petersilie, Zwiebel.

Impetigo (eitrige Hautinfektion mit Krustenbildung): siehe unter „Hautkrankheiten".

Impotenz: Anis, Bohnenkraut, Borneokampfer, Cananga, Gewürznelke, Ingwer, Kiefer, Muskat, Pemou, Pfefferminze, Rose, Rosenholz, Rosmarin, Sandelholz, Sternanis, Wacholder, Ylang-Ylang, Zimt, Zwiebel.

Infektionskrankheiten: Fast alle ätherischen Öle haben eine antiseptische und antibakterielle Wirkung.

Speziell wirksam sind bei:

Infektionen der Atemwege: Eukalyptus, Gewürznelke, Kajeput, Kiefer, Lavendel, Niaouli, Origano, Salvia officinalis, Sassafras, Thymian, Ysop, Zitronenquendel, Zypresse.

Darminfektionen: Ammi, Basilikum, Bergamotte, Geranium, Kamille, Lavendel, Minze, Muskatblüte, Myrrhe, Niaouli, Origano, Rosmarin, Thymian, Verveine, Zimt, Zitronenquendel.

Infektionen im Urogenitalbereich: Eukalyptus, Fenchel, Kajeput, Kiefer, Lavendel, Niaouli, Origano, Rosengeranie, Salvia officinalis, Sandelholz, Sassafras, Thymian, Wacholder, Zitrone, Zitronenquendel.

Insektenstiche: Bergamotte, Kamille, Lavandin, Lavendel, Muskat, Niaouli, Palmarosa, Patchouli, Pfefferminze, Rosengeranie, Salvia officinalis, Sassafras, Speik-Lavendel, Zitrone, Zwiebel, Zypresse.

Ischias: siehe unter „Neuralgien".

Juckreiz: Kamille, Pfefferminze, Polei-Minze, Zeder, zur äußerlichen Anwendung in 3%iger Verdünnung.

An den äußeren Geschlechtsteilen: Bergamotte, Kamille, Rosengeranie, milder Thymian, zur äußerlichen Anwendung in 3 %iger Verdünnung.

Am After: Lavendel, Rosengeranie, Rosmarin, zur äußerlichen Anwendung.

Kahlköpfigkeit: Kamille, Lavendel, Muskatellersalbei, Quendel, Rosmarin, Salvia officinalis, Thymian, Ylang-Ylang, Zeder, Zitrone.

Kalkmangel: Lavendel, Rosmarin, Salvia officinalis, Sellerie, Zitrone.

Zur Phytotherapie: Brennessel, Beinwell, Schachtelhalm.
Ferner Magnesiumchlorid und Pollen.

Kapillarbrüchigkeit: Anis, Grapefruit, Karotte, Meerrettich, Orange, Origanum vulgare, Raute, Sellerie, Thymian (starker), Thymol, Zitrone.

Katarakt (grauer Star): Arztkonsultation. Ingwer, Lärche, Echter Lavendel (zur innerlichen Anwendung). Aromatisches Ingwer-Hydrolat (zur äußerlichen Anwendung).

Keuchhusten: Anis, Basilikum, Eukalyptus, Kamille, Kiefer, Knoblauch, Lavendel, Niaouli, Quendel, Rosmarin, Thymian, Zypresse.

Knochen: siehe unter „Kalkmangel" und „Rachitis".

Koliken: Arztkonsultation.

Darmkolik: Anis, Basilikum, Bergamotte, Bohnenkraut, Kamille, Kreuzkümmel, Kümmel, Majoran, Melisse, Pfefferminze, Quendel, Rosmarin, Salvia officinalis, Wacholder, Ysop.

Gallenkolik: Ackerminze, Ackerminze, Ammi, Anis, Boldo, Kiefer, Muskat, Pfefferminze, Rosmarin, Salvia officinalis, Thymian, Wacholder.

Nierenkolik: Ackerminze, Ammi, Birke, Eukalyptus, Pfefferminze, Salvia officinalis, Wacholder, Zitronatzitrone.

Kondylome (kleine Hautwucherungen, die sich bevorzugt am After oder an den Geschlechtsorganen entwickeln): Eucalyptus polybractea, Niaouli, Salvia officinalis, Thymian (milder).

Kongestion (Blutandrang zu einem Körperteil):

Gehirn (Gehirnschlag): Arztkonsultation. Weißdorn und zur Phytotherapie: Senf-Fußbäder.

Leber: Bucco. Siehe auch unter Leber.

Becken: Thuja, Zypresse.

Lunge: Arztkonsultation. Eukalyptus, Johanniskraut.

Zur äußerlichen Anwendung: Lavendel, Meerrettich, Rosmarin, Senf.

Kopfschmerzen: siehe unter „Migräne"".

Koryza: siehe unter „Schnupfen"".

Krämpfe: siehe auch unter „Beruhigungsmittel".

Verdauungstrakt: Anis, Basilikum, Engelwurz, Kajeput, Koriander, Kümmel.

Magen: Majoran, Melisse, Pfefferminze, Zimt.

Darm: Anis, Bergamotte, Bohnenkraut, Elemi, Engelwurz, Estragon, Fenchel, Gewürznelke, Johanniskraut, Kajeput, Kamille, Kiefer, Kiefer, Knoblauch, Kümmel, Lavendel, Limette, Muskatnuß, Myrte, Pfefferminze, Quendel, Teebaum, Terpentin, Wacholder, Zimt.

Gefäße: Knoblauch, Zypresse.

Krampfadern: Agastache, Eucalyptus radiata, Jatamansi, Kajeput, Kamille, Knoblauch, Lavendel, Mastix-Pistazie, Muskatellersalbei, Niaouli, Patchouli, Rainfarn, Einjähriger, Rosengeranie, Rosmarin, Sandelholz, Thymian, Wacholder, Zitrone, Zwiebel, Zypresse.

Zur Phytotherapie: Hamamelis, Mariendistel, Rebenblätter, Roßkastanie, Stiefmütterchen.

Krätze: Gewürznelke, Knoblauch, Lavendel, Pfefferminze, Rosmarin, Terpentin, Thymian, Zimt, Zitrone.

Krebs (bösartige Tumoren): Arztkonsultation. Änderung von Eß- und Lebensgewohnheiten.

Zur unterstützenden Behandlung und zur Vorbeugung werden empfohlen: Balsamtanne, Estragon, Gewürznelke, Kerbel, Knoblauch, Liebstöckel, Petersilie, Polei- Minze, Rosengeranie, Roßminze, Salvia officinalis, Thuja, Wacholder, Ysop, Zwiebel, Zypresse.

Kreislaufstörungen: siehe unter „Blutdruck".

Kropf: Arztkonsultation. Knoblauch, Origanum maiorana, Zwiebel.

Zur äußerlichen Behandlung: Lavendel, Rosmarin.

Lähmung: Basilikum, Kamille, Lorbeer, Majoran, Melisse, Muskat, Rosmarin, Roßminze, Salvia officinalis, Thymian.

Lähmungsfolgen: Kamille, Lavendel, Rosmarin, Wacholder.

Schüttellähmung (Parkinson'sche Krankheit): Baldrian, Rosmarin; Arnikatinktur.

Läuse: siehe unter „Hautparasiten"".

Laryngitis (Kehlkopfentzündung): Kajeput, Karotte, Kiefer, Lavendel, Petersilie, Quendel, Rosengeranie, Salvia officinalis.

Leber (Funktionsstörungen, Krankheiten, Gelbsucht): Achillea ligustica, Agastache, Alant, Anis, Basilikum, Beifuß, Birke, Boldo, Dill, Enzian, Fenchel, Gelbbirke, Kamille, Karotte, Kombava, Liebstöckel, Petitgrain (Pomeranze), Pfefferminze und Polei-Minze, Ravensara, Rosmarin, Salbei, Sellerie, Wacholder, Wermut, Wintergrün, Zitrone.

Zur Phytotherapie: Artischocke, Löwenzahntinktur und Rettichsaft.

Leukorrhöe: siehe unter „Weißfluß".

Lidentzündung: siehe unter „Bindehautentzündung". Keine ätherischen Öle in die Augen! Behandlung mit Aufgüssen.

Lungenemphysem (Lungenblähung): Eukalyptus, Knoblauch, Lavendel, Rainfarn (Einjähriger), Thymian, Ysop, Zwiebel, Zypresse.

Lungenentzündung: Arztkonsultation. Schweißtreibende Mittel. Borneokampfer, Eucalyptus globulus, Kieferarten, Lavendel, Meerrettich, Niaouli, Senf, Tolubalsam, Zitrone.

Lungenkrankheiten: Eukalyptus, Fenchel, Gewürznelke, Kajeput, Kiefer, Lavendel, Melaleuca, Niaouli, Petitgrain (Pomeranze), Salvia officinalis, Sandelholz, Terpentin, Ysop, Zitronatzitrone, Zypresse.

Lungentuberkulose: Arztkonsultation. Benzoe, Borneokampfer, Eukalyptus, Gewürznelke, Gurjunbalsam, Kajeput, Kanadabalsam, Karotte, Kiefer, Knoblauch, Meerettich, Myrte, Neroli, Niaouli, Perubalsam, Pfeffer, Pfefferminze, Rose, Salvia officinalis, Senf, Terpentin, Thymian, Tolubalsam, Wacholder, Zypresse.

Lupus (tuberkulöse Hauterkrankung): Arztkonsultation. Bohnenkraut, Gewürznelke, Rosmarin, Thymian.

Zur äußerlichen Anwendung: Benzoe, Myrrhe, Perubalsam, Weihrauch.

Lymphdrüsenschwellung: Birke, Goldrute, Karotte, Kiefer, Myrte, Rosmarin, Salvia officinalis.

Magenbrennen: Reizarme Diät. Inula, Johanniskraut, Kalmus, Kamille, Pfefferminze, Salvia officinalis, Wacholder, Zitrone. *Zur Phytotherapie:* Beinwell, Enzianwurzel, Schafgarbe.

Magenschmerzen (Gastritis, Magenschleimhautentzündung): Siehe auch unter „Aerophagie", „Magenbrennen" und „Verdauungsstörungen". Anis, Anis-Ravensara, Bohnenkraut, Engelwurz, Estragon, Fenchel, Johanniskraut, Kardamon, Kümmel, Mandarine, Rosmarin, Tangerine, Zimt, Zitrone.

Magerkeit, Gewichtsverlust: Arztkonsultation. *Appetitanregende und stärkende ätherische Öle.*: Ingwer, Karotte, Rosmarin, Salvia officinalis, Zwiebel. *Zur Phytotherapie:* Bockshornkleesamen. Ferner Vitamine der B-Gruppe.

Malaria: Baldrian, Bergamotte, Birke, Bohnenkraut, Engelwurz, Engelwurz, Enzian, Eucalyptus globulus, Gewürznelke, Kamille, Echte, Lorbeer, Muskatnuß, Niaouli, Origano, Petersilie, Verveine, Zimt, Zitrone, Zitronellgras, Zypresse.

Meningitis (Gehirnhautentzündung durch Mikroben oder Viren): Rasche Arztkonsultation! Salvia officinalis, Thymian, Zimt, Zitrone.

Menstruation: siehe unter „Monatsblutung".

Metritis (Entzündung der Gebärmutter): siehe auch unter „Weißfluß". Bohnenkraut, Eucalyptus radiata, Fenchel, Origano, Zitrone.

Migräne: Abklärung der Ursache (Leberleiden, Verdauungstörung, Verstopfung, hoher Blutdruck, Wirbelsäulenschaden).
Siehe auch unter „Beruhigungsmittel" und „Schlaflosigkeit". Anis, Basilikum, Eukalyptus, Kamille, Lavendel, Majoran, Melisse, Orange, Pfefferminze, Rosmarin, Zitrone.

Milzinsuffizienz: Johanniskraut, Pfefferminze und Roßminze, Verveine. *Zur Phytotherapie:* Faulbaumrinde, Gartenampfer, Mariendistel.

Monatsblutung:

Ausbleibend: Alant, Beifuß, Kamille, Minze, Origano, gewöhnlicher Rainfarn, Salvia officinalis, Tagetes, Thymian, Zypresse.

Zu schwach: Anis, Basilikum, Beifuß, Fenchel, Heiligenkraut, Karotte, Kreuzkümmel, Kümmel, Lavendel, Liebstöckel, Melisse, Minze, Muskat, Petersilie, Quendel, Rosmarin, Salvia officinalis, Thymian.

Zu stark: Arztkonsultation. Cistrose, Rosengeranie, Terpentin, Wacholder, Zimt, Zypresse. Zur Phytotherapie: Frauenmantel, Schafgarbentinktur.

Schmerzhaft: Alant, Anis, Beifuß, Engelwurz, Estragon, Kajeput, Kamille, Kreuzkümmel, Liebstöckel, Minze, Petersilie, Quendel, Rosmarin, Salvia officinalis, Wacholder, Zypresse.

Zum Regulieren: Beifuß, Kamille, Minze, Petersilie. Zur Phytotherapie: Ringelblume, Schafgarbentinktur.

Mottenschutz: Gewürznelke, Lavendel und Lavandin, Vetiver, Zitrone.

Mückenschutz: Eukalyptus, Gewürznelke, Lemongrass, Pfefferminze und Polei- Minze, Rosengeranie, Zitronellgras.

Mukoviszidose: Grüne Myrte.

Multiple Sklerose: Busch-Rosmarin, Cistrose, Myrte, Verveine, Ysop.

Mumps: Arztkonsultation. Gefahr von Komplikationen (Hirnhaut, Bauchspeicheldrüse, Genitalien). Eukalyptus, Kamille, Niaouli, Origano, Salbei, Speik-Lavendel, Zypresse.

Mundgeruch: Ursache abklären (Magen, Leber, Zähne). Anis, Fenchel, Kalmus, Kamille, Kardamom, Koriander, Minze, Orange, Quendel, Thymian, Zitrone.

Muskelkater: Kamille, Melisse, milder Thymian, Muskatblüte, Pfefferminze, Rosmarin, Wacholder.

Zur äußerlichen Anwendung: Pfeffer, Quendel, Rosmarin, Zimt.

Muskelrheumatismus: Borneokampfer, Engelwurz, Eukalyptus, Kamille, Kiefer, Knoblauch, Lavendel und Lavandin, Origano, Rainfarn (Einjähriger), Rosmarin, Salvia officinalis, Thymian, Zypresse.

Mykosen (Pilzinfektionen): Achten auf Leberfunktion und Darmflora. Bohnenkraut, Karotte, Lavendel und Lavandin, Liebstökkel, Lorbeer, Mandarine, Marienblatt, Myrrhe, Nana-Minze und Roßminze, Niaouli, Patchouli, Rosenholz, Salvia officinalis, Senf, Tangerine, Teebaum, Thymianarten.

Zur Phytotherapie: Heidelbeere, Kerbel, Malve.

Nachtschweisse: siehe unter „Schwitzen"".

Nägel (brüchige): siehe auch unter „Kalkmangel". Ylang-Ylang, Zitrone.

Nasenbluten: Quendel, Terpentin, Zypresse.

Nervenschwäche (Neurasthenie): siehe unter „Angstzustände", „nervöse Asthenie" und „Beruhigungmittel".

Nervensystem (Herstellung des Gleichgewichts): Enzian, Majoran, Rosmarin, Speik-Lavendel, Zypresse.

Nervosität: siehe unter „Beruhigungsmittel" und „Reizbarkeit".

Nesselfieber: Ursache abklären und behandeln.

Siehe auch unter „Leber", „harntreibende Mittel", „Blutreinigung". Antihistaminika. Reizarme Diät. Benzoe, Bergamotte, Kiefer, Lavendel und Speik-Lavendel, Myrrhe, Palmarosa, Rose, Salvia officinalis, Wacholder.

Neuralgie:

Zähne: Kajeput, Wacholder, Gewürznelke, Pfefferminze, Muskat.

Gesicht: Kamille, Geranium, Pfefferminze (Augenkontakt meiden!)

Ischias, Hexenschuß, Interkostalneuralgie: Borneokampfer, Eukalyptus, Ingwer, Kamille, Kiefer, Lavendel und Lavandin, Majoran, Muskat, Quendel, Rosmarin, Sassafras, Speik-Lavendel, Terpentin, Vetiver, Wacholder, Anis.

Neurasthenie: siehe unter „Asthenie".

Neuritis (Nervenentzündung): Achillea ligustica, Arztkonsultation. Bergwacholder, Estragon, Gewürznelke, Goldrute, Litsea, Lorbeer, Melisse, Origano, Pfefferminze, Rainfarn (Einjähriger), Rosmarin, Salvia officinalis, Speik-Lavendel, Thymian, Verveine.

Neurosen (Nervenleiden): Basilikum (Eugenol), Echter Majoran.

Nieren- und Blasenerkrankungen (Infektionen): siehe auch unter „Blasenentzündung". Birke, Bucco, Engelwurz, Fenchel, Gewürznelke, Guajak, Gurjunbalsam, Kajeput, Kamille, Kanadabalsam, Kiefer, Kopaivabalsam, Kubebe, Lavendel, Muskatnuß, Niaouli, Perubalsam, Pfefferminze, Quendel, Rosmarin, Salvia officinalis, Sandelholz, Sassafras, Terpentin, Thymian, Tolubalsam, Wacholder, Zitrone, Zwiebel.

Nierenbeckenentzündung (Pyelitis): Helichrysum gymnocephalum, Johanniskraut, Kiefer, Terpentin, Thymian.

Nierenentzündung (Nephritis): Berufskraut, Kanadisches, Birke, Engelwurz, Eukalyptus, Fenchel, Kajeput, Kamille, Karotte, Lavendel, Niaouli, Pfefferminze, Quendel, Rosmarin, Thymian, Wacholder, Zitrone.

Nierensteine: Alant, Birke, Eukalyptus, Fenchel, Knoblauch, Quendel, Rosengeranie, Salvia officinalis, Wacholder, Ysop, Zitrone.

Ödeme (Gewebewassersucht): Arztkonsultation. Abklären der Ursache. Birke, Knoblauch, Petersilie, Terpentin, Wacholder, Zwiebel.

Ohnmacht: *zur äußerlichen Anwendung:* Meerrettich, Melisse, Minze, Senf.

Ohrensausen: Abklären der Ursache (hoher Blutdruck, Arteriosklerose, Leberleiden, usw.). Melisse, Myrte, Zwiebel.

Orchitis (Hodenentzündung): Arztkonsultation. Bohnenkraut, Johanniskraut, Kamille, Origano, Zitrone.

Ovarien, Insuffizienz der: Kombava.

Otitis (Ohrentzündung, Mittelohrentzündung): Arztkonsultation. *Zur innerlichen Anwendung:* Eucalyptus radiata, Kamille, Knoblauch, Lavendel, Niaouli, Thymian, milder, Zimt, Zwiebel.
Zur äußerlichen Anwendung: Echter Lavendel, Eucalyptus radiata, leicht mit pflanzlichem Öl verdünnt.

Oxyuren: siehe unter „Eingeweidewürmer".

Ozäna (Erkrankung der Nasenschleimhaut mit Borkenbildung und Verlust des Geruchssinnes): Blutreinigungsmittel. Eucalyptus radiata, Karotte, Knoblauch, Muskatellersalbei, Petersilie, Salvia officinalis, Wacholder.

Panaritium (Umlauf): siehe auch unter „Abszeß"". Karotte, Römische Kamille, Zwiebel.

Papillom: siehe unter „Warzen".

Pericarditis (Herzbeutelentzündung): Arztkonsultation. Birke, Goldrute, Wacholder, Zwiebel.

Pharyngitis (Entzündung der Rachenschleimhaut): Ackerminze, Ceylon-Zimt, Eucalyptus globulus, Kajeput, Kiefer, Lavendel, Melaleuca-Arten, Niaouli, Palmarosa, Ravensara, Ysop, Kriechender.

Phlebitis (Venenentzündung): Arztkonsultation. Anis, Helichrysum italicum, Mastix-Pistazie, Virginia-Wacholder, Zitrone, Zypresse.

Phlegmone (Infektion des Zellgewebes): Arztkonsultation. Siehe unter „Abszeß".

Plethora (Überfüllung mit Blut und Gewebesäften): Arztkonsultation. Schweißtreibende Mittel. Birke, Holunder, Meerrettich, Senf, Wacholder, Ysop, Zwiebel.

Polyarthritis, rheumatische: Basilikum, Bay, Bohnenkraut, Cistrose, Eukalyptus, Gaultheria, Gewürznelke, Kajeput leucadendron, Niaouli, Salvia officinalis, Wintergrün.

Polypen: Basilikum, Thuja.

Prellung, Verrenkung, Verstauchung: Dill, Helichrysum italicum, Kamille, Lavendel und Speik-Lavendel, Muskatblüte, Rosmarin, Salvia officinalis, Thymian, Ysop, Zimt.

Zur Phytotherapie: Arnikatinktur.

Prostata-Hypertrophie: Arztkonsultation. Agastache, Basilikum, Großblättriges, Birke, Bucco, Myrte, Grüne, Pfefferminze, Spierstaude, Thuja, Tolubalsam, Zwiebel, Zypresse und zur Phytotherapie: Bärentraube, Erika, Zinnkraut.

Bei Infektionen: Birke, Bucco,Gemeine Kiefer, Myrte, Wacholder.

Psoriasis (Schuppenflechte): Benzoe, Bergamotte, Birke, Jatamansi, Kajeput, Lavendel, Liebstöckelwurzel, Roßminze.

Psychasthenie: siehe auch unter „Angstzustände" und „Beruhigungsmittel". Anis, Baldrian, Basilikum, Lavendel, Majoran, Quendel, Salbei, Thymian.

Rachitis: Basilikum, Bohnenkraut, Engelwurz, Ingwer, Kamille, Karotte, Kiefer, Lavendel, Lemongrass, Meerrettich, Muskat, Petersilie, Pfefferminze, Quendel, Rosmarin, Salvia officinalis, Thymian (milder), Wacholder, Zwiebel.

Raucherentwöhnung: Anis, Bohnenkraut, Gewürznelke, Salvia officinalis, Sassafras, Zimt, Zitrone.

Zum Inhalieren: Mischung aus Eucalyptus camaldulensis, Fenchel, Koriander, Origano, Rosengeranie und Sassafras.

Akupunktur und Ohrakupunktur.

Reizbarkeit, Nervosität: Achillea ligustica, Agastache, Anis, Basilikum, Engelwurz, Kamille, Lavendel, Majoran, Orange, Speik-Lavendel, Tangerine, Wacholder, Zitronatzitrone, Zypresse.

Rekonvaleszenz: Borneokampfer, Lorbeer, Quendel, Rosmarin, Salvia officinalis, Thymian, Zimt, Zitrone.

Rheumatismus (Arthritis, Arthrosen): Achillea ligustica, Basilikum (Eugenol), Berufskraut (Kanadisches), Birke, Bohnenkraut, Borneokampfer, Engelwurz, Estragon, Eukalyptus, Fenchel, Galbanum, Guajak, Kajeput, Kamille, Kampfer, Kiefer, Knoblauch, Lavendel und Lavandin, Liebstöckel, Lorbeer, Minze, Muskat, Muskatblüte, Niaouli, Origano, Petitgrain (Kombava), Pfeffer, Quendel, Rosmarin, Salvia officinalis, Sassafras, Sellerie, Terpentin, Thymian, Vetiver, Wacholder, Wintergrün, Ysop, Zitrone, Zwiebel, Zypresse.

Rhinitis: siehe unter „Schnupfen".

Rhinopharyngitis: siehe unter „Angina".

Röteln, Masern, Scharlach, Windpocken: Bergamotte, Borneokampfer, Cistrose, Engelwurz, Eukalyptus, Kajeput, Kamille, Kampfer, Knoblauch, Lavendel, Muskat, Niaouli, Pfefferminze, Ravensara, Speik-Lavendel, Thymian, Zimt, Zypresse.

Rückenschmerzen: Diagnostische Abklärung.

Zur äußerlichen Anwendung: Birke, Borneokampfer, Kamille, Kampfer, Perubalsam, Vetiver, Wintergrün.

Runzeln, Falten: Karotte, Muskatellersalbei, Neroli, Orange, Palmarosa, Patchouli, Rose, Rosenholz, Zitrone.

Salpingitis (Eileiterentzündung): Bohnenkraut, Eukalyptus, Johanniskraut, Kamille, Origano, Sandelholz, Zitrone.

Zur Phytotherapie: Frauenmantel, Klette.

Samenfluß: Lavendel, Majoran, Rosmarin, Salvia officinalis.

Scharlach: siehe unter „Röteln".

Scheidenentzündung (Vaginitis): Ceylon-Zimt, Eucalyptus globulus, Kamille, Kanadabalsam, Muskatellersalbei, Palmarosa, Perubalsam, Petersilie, Rosenholz, Sandelholz.

Schlaflosigkeit:

Nervös bedingte: Anis, Baldrian, Basilikum, Engelwurz, Majoran, Melisse, Petitgrain (Kombava), Tangerine, Verveine.

Aufgrund von Verdauungsstörungen: Anis, Basilikum, Engelwurz, Kamille, Lavendel, Majoran, Mandarine, Melisse, Orange, Verveine.

Leberbedingte (Aufwachen um ca. 3 Uhr): Boldo, Fenchel, Wacholder.

Aufgrund von Herz- und Kreislaufbeschwerden oder durch Erkrankungen der Atemwege: Anis, Baldrian, Lavendel, Thymian, Weißdorn.

Schlangenbiß: Arztkonsultation. Antiserum. Lavendel, Zwiebel.

Schluckauf: Anis, Calaminthe, Dill, Estragon, Fenchel, Koriander, Kreuzkümmel, Kümmel, Majoran, Mandarine, Melisse, Origano.

Schnupfen: siehe auch unter „Bronchitis" und „Grippe". Basilikum, Dill, Engelwurz, Eukalyptus, Lavendel und Lavandin, Minze, Muskat, Niaouli, Quendel, Rosmarin, Salbei, Thymian, Wacholder, Ysop, Zimt, Zitrone.

Erkältungsschnupfen (Rhinitis): Benzoe, Borneokampfer, Eukalyptus, Kiefer, Lavendel, Majoran, Minze, Niaouli, Perubalsam, Thymian, Zitrone, Zwiebel.

Heuschnupfen (siehe auch unter „Asthma"): Engelwurz, Eukalyptus, Fenchel, Johanniskraut, Lavendel, Majoran, Melisse, Niaouli, Verveine, Ysop.

Schock, Trauma, Unfall: Engelwurz, Helichrysum italicum, Karotte, Koriander, Wacholder, Salvia officinalis.
Zur Phytotherapie: Arnikatinktur.

Schorf: Siehe unter „Grind".

Schuppen: siehe unter Haarpflege.

Schwächezustände, allgemeine Müdigkeit: siehe unter „Asthenie" und „Anämie".

Schwindel: Abklärung der Ursache durch den Arzt. Anis, Basilikum, Beifuss, Engelwurz, Kamille, Kampfer, Kardamom, Kümmel, Lavendel, Limette, Majoran, Mandarine, Melisse, Neroli, Orange, Pfefferminze, Pomeranze, Rosmarin, Salbei, Thymian, Weißdorn, Zitrone.

Schwitzen (übermäßiges): Bohnenkraut, Eukalyptus, Majoran, Muskatnuß, Niaouli, Petersilie, Pfefferminze, Quendel, Salbei, Thuja, Thymian, Wacholder, Ysop, Zitrone, Zwiebel.

Seborrhoe (Überproduktion der Talgdrüsen): siehe unter „Haarpflege".

Sehschwäche:
Zur innerlichen Anwendung: Kamille, Karotte, Petersilie, Rose, Rosmarin.
Zur Phytotherapie: Heidelbeere, Karotte.

Sinusitis: Reizarme Diät. Borneokampfer, Calaminthe, Eukalyptus, Iris, Kamille, Kampfer, Kiefer, Lavendel und Lavandin, Marienblatt, Minze, Niaouli, Tagetes, Thymian, Wacholder, Zitrone.

Skorbut: Ingwer, Karotte, Knoblauch, Meerrettich, Orange, Petersilie, Zitrone, Zwiebel.

Skrofulose (Lymphknotenerkrankung mit Neigung zu chronischen Infektionen, häufig durch die Ernährung verursacht): siehe auch unter „Lymphdrüsenschwellung" und „Anämie". Karotte, Kiefer, Lavendel, Meerrettich, Salvia officinalis, Sellerie, Thymian, Zeder, Zwiebel.

Sodbrennen: siehe unter „Magenbrennen".

Sonnenbrand: Zur Anwendung kommen dieselben ätherischen Öle wie bei „Verbrennungen", aber zu 25 % in Öl verdünnt (Oliven, Mandel, Sesam).

Spasmophile: Baldrian, Estragon, Goldrute, Jatamansi, Kajeput, Kamille, Katzenmelisse, Pfefferminze, Ravensara.

Sterilität: Bohnenkraut, Borneokampfer, Koriander, Muskatnuß, Petersilie, Pfefferminze, Rose, Rosengeranie, Salvia officinalis, Wacholder, Ysop, Zwiebel.

Stillen: *Zur Erhöhung der Milchproduktion:* Anis, Anis-Ravensara, Dill, Fenchel, Kreuzkümmel, Kümmel, Lorbeer, Petersilie, Pfefferminze, Salvia officinalis, Verveine. *Zum Abstillen:* Johanniskrat, Kerbel, Lorbeer, Petersilie, Pfefferminze, Salvia officinalis.

Stimmlosigkeit (Aphonie): Thymian, Zitrone, Zypresse.

Stomatitis (Entzündung der Mundschleimhaut): siehe auch unter Zahnfleischentzündung. Lorbeer, Marienblatt, Melaleuca, Rosengeranie, Salbei, Stöchas-Lavendel, Wacholder, Zitrone.

Syphillis, **Gonorrhoe**: Arztkonsultation. Bergamotte, Guajak, Kajeput, Kanadabalsam, Kiefer, Knoblauch, Kubebe, Niaouli, Perubalsam, Petersilie, Pfeffer, Sandelholz, Sassafras, Styrax, Terpentin, Tolubalsam, Wacholder, Zitrone.

Taubheit, **Schwerhörigkeit**: Bohnenkraut, Fenchel, Kamille, Knoblauch, Kümmel, Zitrone, Zwiebel. *Bei äußerlicher Anwendung:* 5%ige Verdünnung in Oliven- oder Mandelöl.

Tetanie (schmerzhafter Muskelkrampf): Arztkonsultation. Origano und Petersilie und milder Thymian. Calzium und Magne-sium.

Trinkwasserdesinfektion: Niaouli, Zitrone (nach Verdünnung 1 : 10 in 90 %igem Alkohol).

Trunkenheit: Stopp Alkoholkonsum! Petersilie, Pfefferminze, Zitrone. *Zur Phytotherapie:* Kohl, Lauch, Rettich, Zwiebeln.

Tumoren: siehe unter Krebs.

Thyphus: Arztkonsultation. Borneokampfer, Knoblauch, Lavendel, Thymian, Zimt, Zitrone. *Nachbehandlung:* siehe unter „Darm“.

Übelkeit: siehe auch unter „Erbrechen“. Abklären der Ursache. Reizarme Diät. Baldrian, Engelwurz, Johanniskraut, Majoran, Pfefferminze, Rosmarin.

Überanstrengung (körperliche und geistige): siehe auch unter „Asthenie." Anis, Basilikum, Bohnenkraut, Engelwurz, Koriander, Majoran, Melisse, Muskatblüte und Muskatnuß, Neroli, Orange, Petersilie, Pfefferminze, Rosmarin, Thymian, Ysop.

Übergewicht: siehe unter „Abmagerungskur" und „harntreibende Mittel".

Urämie (zuviel Harnstoff im Blut): Überwachung durch den Arzt. Birke, Engelwurz, Eucalyptus dives, Fenchel, Kalmus, Karotte, Kiefer, Lavendel, Majoran, Minze, Quendel, Rosmarin, Salvia officinalis, Thymian, Wacholder, Zwiebel.
Zur Phytotherapie: Artischocke, Löwenzahn.

Verbrennungen (ersten und zweiten Grades): Folgende ätherische Öle zu gleichen Teilen mischen und die Mischung unverdünnt auftragen: Eukalyptus, Kamille, Lavendel, Niaouli, Rosengeranie, Rosmarin, Salvia officinalis.

Verbrennungen durch Strahlentherapie (vorbeugend): Melaleuca, Niaouli.

Verdauungsbeschwerden: Anis, Basilikum, Bohnenkraut, Dill, Estragon, Fenchel, Gewürznelke, Ingwer, Kalmus, Kamille, Koriander, Kümmel und Kreuzkümmel, Lavendel, Majoran, Melisse, Minze, Muskat, Origano, Pomeranze, Quendel, Rosmarin, Salbei, Thymian, Verveine, Wacholder, Ysop, Zimt, Zitrone.

Verletzungen (Wunden, Schnittwunden): Benzoe, Bergamotte, Cistrose, Dill, Elemi, Eukalyptus, Galbanum, Helichrysum italicum, Kajeput, Kamille, Kanadabalsam, Kopaivabalsam, Lavendel und Lavandin, Marienblatt, Melaleuca, Nana-Minze, Niaouli, Quendel, Rose, Rosengeranie, Salbei, Speik-Lavendel, Styrax, Thuja, Thymian, Wacholder, Weihrauch, Ysop, Zitrone, Zypresse.

Verrenkung: siehe unter „Prellungen".

Verstauchung: siehe unter „Prellungen".

Verstopfung: Estragon, Fenchel, Kamille, Karotte, Koriander, Orange, Quendel, Rose, Rosmarin, Terpentin, Wacholder.

Wachstumsstörungen: Karotte, Petersilie, Zitrone, Zwiebel.
Zur Phytotherapie: Beinwell, Brennessel, Zinnkraut.

Wanzen: siehe unter „Hautparasiten“ und „Insektenstiche“.

Warzen: Knoblauch, Thuja, Zimt (Rinde), Zitrone, Zwiebel.
Zur Phytotherapie: Ringelblume, Schöllkraut.

Wechseljahre, Beschwerden der: Anis, Baldrian, Kamille, Knoblauch, Lavendel, Mandarine, Muskatellersalbei, Neroli, Orange, Petersilie, Pfefferminze, Rosmarin, Salvia officinalis, Sternanis, Wacholder, Weißdorn, Zypresse.

Weißfluß (Leukorrhoe): Reizarme Diät. Benzoe, Eukalyptus, Kajeput, Kamille, Kopaivabalsam, Kubebe, Lavendel, Niaouli, Petersilie, Pfefferminze, Rosmarin, Salvia officinalis, Sandelholz, Sassafras, Thymian (milder), Wacholder, Weihrauch, Zimt, Zitrone.

Windelausschlag (Windeldermatitis): Kamille, Karotte, Palmarosa (in 1 - 2 %iger Verdünnung in Mandelöl zur äußerlichen Anwendung).

Windpocken: siehe unter „Röteln“.

Wohnungs- und Zimmerdesinfektion: Bupleurum, Eukalyptus, Fichtenarten, Grapefruit, Kajeput, Kieferarten, Lavendel, Niaouli, Salbei, Tannenarten, Vetiver, Wacholder.

Wunden: siehe auch unter „Verletzungen“.
Schlecht heilende Wunden: Benzoe, Bohnenkraut, Gewürznelke, Johanniskraut, Kajeput, Karotte, Knoblauch, Lavendel, Myrrhe, Niaouli, Origano, Rose, Rosmarin, Salvia officinalis, Speik-Lavendel, Styrax, Thymian, milder, Wacholder, Zwiebel.
Infizierte Wunden: Anis, Benzoe, Bergamotte, Bohnenkraut, Eukalyptus, Gewürznelke, Kajeput, Kamille, Kanadabalsam, Knoblauch, Lavendel, Palmarosa, Patchouli, Perubalsam, Quendel, Rose, Rosengeranie, Rosmarin, Salvia officinalis, Speik-Lavendel, Styrax, Thymian, milder, Tolubalsam, Ysop, Zitrone, Zypresse.

Würmer: siehe unter „Eingeweidewürmer“.

Zahnfleischbluten: siehe unter „Zahnfleischentzündung“.

Zahnfleischentzündung: Ceylon-Zimt (Rinde), Fenchel, Melaleuca, Origano, Rosengeranie, Salbei, Zitrone.

Zahnpflege: siehe auch unter „Kalkmangel". Gewürznelke, Kamille, Salvia officinalis, Thymian, Zitrone.

Zur Phytotherapie: Zinnkraut.

Zecken: Lavendel, Majoran (das Insekt direkt beträufeln).

Zellulitis: siehe unter „Abmagerungskur".

Zirrhose: siehe auch unter „Leber". Arztkonsultation. Birke, Boldo, Holunder, Karotte, Rosmarin, Wacholder, Zwiebel.

Hinweise zur Förderung der Terrainbehandlung

Es folgt eine kurze Auflistung mit Essenzen, die sich für eine Terrainsanierung eignen. Diese und der vorangegangene therapeutische Index sollten zusammen konsultiert werden (siehe Anleitung am Anfang des Kapitels).

Albuminurie: siehe unter „Albumin“ (therapeutischer Index).

Blutdrucksenkende und bluddruckerhöhende Mittel: siehe „Therapeutischer Index“.

Blutzuckersenkende Mittel (Antidiabetika): Birke, Eukalyptus, Fenchel, Geranium, Helichrysum gymnocephalum, Kamille, Karotte, Kiefer, Gemeine, Knoblauch, Pfefferminze, Rosmarin, Salvia officinalis, Sellerie, Thymian (milder), Wacholder, Ysop, Zwiebel.

Cholagoge Mittel (stimulieren die Leberfunktion und die Gallenproduktion): Birke, Boldo, Buchs, Kamille, Karotte, Lavendel, Polei-Minze, Rosmarin, Wacholder.

Cholesterinsenkende Mittel: siehe unter „Cholesterin“ (therapeutischer Index).

Diuretika (harntreibende Mittel):

Allgemein harntreibend: Berufskraut, Kanadisches, Birke, Bohnenkraut, Bucco, Dill, Estragon, Fenchel, Goldrute, Holunder, Knoblauch, Kümmel und Kreuzkümmel, Lavendel, Liebstökkel, Lorbeer, Mastix-Pistazie, Minze, Orange, Origano, Perubalsam, Petersilie, Porree, Quendel, Rettich, Rosmarin, Salvia officinalis, Sassafras, Sellerie, Speik-Lavendel, Terpentin, Thuja, Thymian, Wacholder, Ysop, Zitrone, Zwiebel, Zypresse.

Harndesinfizierend: Bucco, Honigklee, Melisse, Sandelholz, Thuja, Wacholder.

Zur Förderung der Harnstoffausscheidung: Birke, Fenchel, Inula, Lindensplint, Sellerie, Zwiebel.

Zur Förderung der Cholesterinausscheidung: Boldo.

Zur Förderung der Chloridausscheidung: Birke, Fenchel, Holunder, Inula, Petersilie, Zwiebel.

Zur Förderung der Harnsäureausscheidung: Birke.

Drüsensystem: *stimulierend:* Knoblauch, Zwiebel.

Fiebersenkende Mittel: Baldrian, Birke, Buchs, Engelwurz, Eukalyptus, Ingwer, Johanniskraut, Kamille, Knoblauch, Lorbeer, Niaouli, Orange, Palmarosa, Patchouli, Salvia officinalis, Verveine, Wacholder, Zitrone.

Gallenblase: stimulierend: Boldo, Minzearten, Rosmarin.

Herz: stimulierend: Anis, Borneokampfer, Inula, Knoblauch, Kümmel, Lavendel, Rosmarin, Weißdorn, Zimt, Zitrone.

Regulierung des Herzrhythmus: siehe unter „Herzklopfen" (Therapeutischer-Index).

Humorales Terrain: *Ableitend:* Eucalyptus radiata. Abführmittel, harntreibende Mittel. *Zur Phytotherapie:* Klettenwurzel.

Hypophyse:

Anregend: Inula, Niaouli.

Dämpfend: Steinsamen (Lithospermum).

Hypothalamus: regenerierend: Bergamotte.

Immunsystem: Bohnenkraut, Ceylon-Zimt, Cistrose, Eucalyptus radiata, Melaleuca, Niaouli, Origanum compactum, Ravensara, Thymian, Weihrauch.

Leber und Leberfunktion: siehe unter „Leber" (Therapeutischer Index".

Menstruation: *Auslösend bzw. verstärkend:* Anis, Basilikum, Beifuß, Engelwurz, Estragon, Fenchel, Kamille, Kümmel und Kreuzkümmel, Lantana, Lavendel, Liebstöckel, Lorbeer, Majoran, Minze, Origano, Petersilie, Quendel, Ravensara, Rosmarin, Salbei, Thymian, Vetiver, Wacholder, Wermut, Ysop, Zimt.

Milz: *stimulierend:* Fenchel, Johanniskraut, Kamille, Pfefferminze, Polei-Minze und Roßminze, Rose.

Nebennierenrinde: *Stimulierend:* Basilikum, Bohnenkraut, Borneokampfer, Fichte, Kiefer, Gemeine, Muskatellersalbei, Niaouli, Rosengeranie, Rosmarin, Salvia officinalis, Sellerie, Thymian, Zimt. *Dämpfend:* Engelwurz, Verveine, Ylang-Ylang.

Nervensystem

Sympathikus:

Stimulierend: Basilikum, Bohnenkraut, Kiefer, Linde, Salvia officinalis, Zitrone.

Dämpfend: Engelwurz, Honigklee, Lavendel, Majoran, Mandarine, Orange, Speik-Lavendel, Weißdorn, Ylang-Ylang.

Parasympathikus (Vagus):

Stimulierend: Majoran, Origano, Rosmarin, Gewürznelke, Verveine.

Dämpfend: Estragon, Kajeput, Quendel, Thymian, Ysop, Zypresse.

Regulierend für Sympathikus/Parasympathikus:

Enzian, Lemongrass, Pfefferminze, Salvia officinalis, Verveine.

Nieren:

Stimulierend: Grapefruit, Opoponax, Pfefferminze, Selleriesamen, Thymian, Wacholder, Zwiebel.

Regulierend: Eucalyptus dives.

Ovarien

Östrogen:

Stimulierend: Anis, Engelwurz, Fenchel, Inula, Kajeput, Koriander, Kümmel, Muskatellersalbei, Ravensara, Salvia officinalis, Sternanis, Zypresse und zur Phytotherapie: Hopfen, Kerbel, Ringelblume, Safran.

Dämpfend: Kreuzkümmel. Zur Phytotherapie: Keuschlamm (Agnus castus).

Progesteron:

Stimulierend: Frauenmantel (Phytotherapie).

Pankreas: *Stimulierend:* Helichrysum gymnocephalum, Petitgrain/Zitrone, Rosmarin, Thymian, Wacholder, Zitrone, Zwiebel

Prostata: Hypertrophie: siehe therapeutischer Index.

Retikulo-Endotheliales Terrain: Niaouli.

Rheuma: siehe unter Rheumatismus im therapeutischen Index.

Rückenmark, verlängertes: (Medulla oblongata):

Stimulierend: Muskatellersalbei, milder Thymian, Ysop.

Schilddrüse: *Stimulierend:* Myrte; Algen (Fucus, Laminaria); Hafer (Phytotherapie).
Dämpfend: Calaminthe, Fenchel, Kreuzkümmel.
Regulierend (Fettsucht, Kropf): Majoran (Origanum majorana), die Origanoarten.

Schweißregulierende Mittel: Engelwurz, Enzian, Kamille, Lorbeer, Salvia officinalis.

Schweißtreibende Mittel: Alant, Anis, Engelwurz, Enzian, Kalmus, Kamille, Karotte, Kreuzkümmel, Lavendel, Lorbeer, Majoran, Melisse, Pfefferminze, Rosmarin, Salvia officinalis, Sassafras, Spierstaude, Thymian, Wacholder, Ysop, Zypresse.

Vasidilatatorische Mittel (Gefäßerweiterung): Gaultheria, Knoblauch, Rosmarin, Weißdorn.

Vasokonstriktorische Mittel (Gefäßverengung): Zitrone, Zypresse.

Wechseljahre: siehe „Therapeutischen Index".

Zerebrospinale Erregung:
Dämpfend: Lavendel und Speik-Lavendel.

Kapitel IX

Zum Nachschlagen

Worterklärungen

Abortivum: Mittel, das eine Abtreibung oder Fehlgeburt hervorrufen kann.

Adenitis: Akute oder chronische Entzündung der Lymphknoten (am Hals, am Oberschenkel und in der Leistengegend)

Adjuvans: Ergänzendes therapeutisches Zusatzmittel.

Adstringens: Mittel, das die Gewebe zusammenzieht; erleichtert die Wundheilung und Narbenbildung und mindert die Sekretionen.

Alambic: Destillierapparat, der einem großen Schnellkochtopf ähnelt und aus einem Bottich besteht, in dem Wasserdampf durch die zerkleinerten und zusammengepreßten Pflanzen geleitet wird. Dieser zieht bei seinem Durchgang die ätherischen Öle aus den Pflanzen, kühlt sich ab und kondensiert in der Kühlschlange. An deren Ausgang sammelt sich dann in der Essenzflasche das ätherische Öl, das oben auf dem destillierten Wasser der Pflanzen namens Hydrolat schwimmt.

Allergie: Jede schädliche Veränderung des humoralen Milieus, die durch irgendeine Substanz hervorgerufen wird (beispielsweise Medikamente oder bestimmte Nahrungsmittel).

Alopezie: Kahlköpfigkeit mit verschiedenen Ursachen: Infektionskrankheiten, Seborrhöe, Pelade, Grind, Syphilis und andere).

Amenorrhöe: Ausbleiben der Menstruation aufgrund unterschiedlicher Ursachen.

Analgen: Mittel, das die Schmerzempfindung aufhebt.

Analgetikum: Schmerzstillendes Mittel.

Ankylostoma: Kleiner zylindrischer Wurm, der sich in großer Anzahl in die Schleimhaut des Dünndarmms bohrt und die Ankylostomiasis hervorruft (Anämie aufgrund von zahlreichen wiederholten kleinen Blutungen).

Anorexie: Verlust oder Verringerung des Appetits.

Anosmie: Völliger oder teilweiser Verlust des Geruchssinns, häufig von Beeinträchtigungen des Geschmackssinns begleitet.

Anthelmintikum: Wurmmittel.

Antibiotikum: Substanz mit Wirkung „gegen das Leben", die das Wachstum von Mikroben verhindert.

Antihistaminikum: Sogenannte antiallergische Substanz gegen die schädliche Wirkung des Histamins (in tierischen Geweben vorkommendes Amin, das Entzündungen hervorrufen kann).

Antiphlogistikum: Entzündungshemmendes Mittel (Anwendung durch Bäder, Packungen, Blutegel und als Emolliens usw.).

Antiseptikum: Mittel, das Mikroben vernichtet beziehungsweise ihr Wachstum verhindert.

Apoplexie: Plötzlicher Verlust des Bewußtseins oder der Bewegungsfähigkeit, was von mehr oder weniger andauernden Lähmungen gefolgt sein kann.

Arteriitis: Entzündliche oder degenerative Schlagaderverletzung.

Arteriosklerose: Verdickung und Verhärtung der Arterien.

Arthritis: Gelenkentzündung.

Arthritismus: Besonderer Zustand des Organismus mit einer Veranlagung zu Gicht, Rheuma, Migräne, Asthma, Steinbildung, Fettleibigkeit und Diabetes. Die Ursache steht mit einer langsamen Selbstvergiftung in Zusammenhang, die insbesondere in einer zu schweren und reichhaltigen Ernährung zu suchen ist.

Asthenie: Allgemeine Erschöpfung.

Atonie: Verminderung des Tonus (Muskelspannung) bei einem kontraktilen Organ (z. B. Magen).

Bakteriostatisch: Mittel, das die Vermehrung von Bakterien hemmt.

Bakterizid: Mittel, das Bakterien abtötet.

Balsamisch: Balsamhaltige Duftsubstanz, die parfümiert, desinfiziert und eine lindernde Wirkung hat.

Blepharitis: Augenlid-, besonders Lidrandentzündung.

Brechungsindex: Meßwert bei der Veränderung der Lichtbrechung an Grenzflächen zweier Medien; in unserem Falle die auf die ätherischen Öle einwirkende Veränderung.

Bulimie: Heißhunger bis hin zu Gefräßigkeit.

Chemotypen: Für dieselbe Pflanzenvarietät existieren manchmal chemische Familien oder Chemotypen, die eine Variation des Hauptbestandteils des betreffenden ätherischen Öls bezeichnen. Beim Thymus vulgaris gibt es z.B. Thymol-Thymian, Linalool-Thymian usw.

Cholagogum: Allgemein galletreibendes Mittel.

Cholekinetikum: Mittel, das die Entleerung der Gallenblase erleichtert.

Choleretikum: Mittel, das die Gallenproduktion anregt.

Chromatographie: Analytische Methode, die es ermöglicht, die Bestandteile eines ätherischen Öls voneinander zu trennen, um sie zu identifizieren und ihre Dosierung bestimmen zu können. Dazu wird das ätherische Öl entweder in einem flüssigen oder gasförmigen Medium der Einwirkung von zwei Phasen ausgesetzt, wovon die eine beweglich und die andere unbeweglich ist. Entsprechend seiner Affinität für jede Phase wird das ätherische Öl mehr oder weniger schnell und mehr oder weniger weit von der beweglichen Phase mitgerissen.

Colitis, Enterocolitis: Entzündung des Dickdarms und des Dünndarms.

Depurans: Mittel, das Unreinheiten des Blutes und Toxine auszuscheiden hilft.

Dextrogyr: Die Ebene polarisierten Lichtes nach rechts drehend.

Diuretikum: Harntreibendes Mittel, fördert die Harnproduktion.

Dyshidrosis: Juckender Bläschenausschlag zwischen den Fingern und Fußzehen.

Dyspepsie: Verdauungsbeschwerden, Verdauungsstörung oder -schwäche.

Dystonie: Störung des normalen Muskel- und Gefäßtonus.

Dystrophie: Veränderungen von Form und Funktion eines Gewebes, eines Organs oder einer Drüse, die durch eine Ernährungsstörung hervorgerufen werden.

Emetikum: Brechmittel.

Emmenagogum: Mittel, das die Menstruation herbeiführt oder reguliert.

Emolliens: Mittel, das die Gewebe weich macht und entspannt und Entzündungen lindert.

Enterocolitis: Siehe unter „Colitis".

Enzym: Protein, das als Katalysator auf der Ebene der biochemischen Reaktionen wirkt und diese ermöglicht (z.B. bei der Verdauung).

Expektorans: Schleimlösendes Mittel, das die Ausscheidung von überflüssigen Substanzen in den Atemwegen unterstützt.

Flatulenz (Meteorismus): Starke Gasbildung in Magen und Darm, die von Blähungen begleitet wird.

Galaktagogum: Mittel zur Steigerung der Milchabsonderung beim Stillen.

Hämostatikum: Blutstillendes Mittel.

Hydrolat: Aromatisches Wasser, das beim Destillieren durch das Lenken von Wasserdampf durch pflanzliche Substanzen entsteht und dann durch Kondensation aufgefangen wird.

Hydropsie: Wassersucht, vermehrte Ansammlung seröser Flüssigkeiten in natürlichen Körperhöhlen (z.B. Abdomen, Hirn- und Rückenmarkshäute).

Hypertonisch: Erhöht den Blutdruck.

Hypnotikum, Hypnagogum: Schlafmittel.

Hypotonisch: Senkt den Blutdruck.

Ikterus: Gelbsucht.

Kardiotonikum: Herzstärkendes Mittel.

Karminativum: Blähungstreibendes Mittel, fördert die Ausscheidung von Darmgasen.

Kephalagie: Kopfschmerzen.

Ketone: Einfache chemische Substanzen, die in verschiedenen ätherischen Ölen enthalten sind. Sie haben aromatische und schleimlösende Eigenschaften und sind in hoher Dosierung toxisch (z.B. Carvon und Thujon).

Lävogyr: Die Ebene polarisierten Lichtes nach links drehend.

Laxativum: Leichtes Abführmittel.

Lithiasis: Bildung von Grieß oder kleinen Steinen im Körper (z.B. Nierensteine, Gallensteine, Speichelsteine).

Menopause: Wechseljahre.

Meteorismus: Blähungen im Bauch durch Gasansammlung im Darm (Aufgetriebensein).

Nephritis: Nierenentzündung.

Neuritis: Nervenentzündung.

Östrogen: Weibliches, die Menstruation auslösendes Hormon.

Oleoresin: Bezeichnung für ein Harz, Öl oder ätherisches Öl, das von einem Baum stammt, dessen Harz gesammelt und destilliert wird (z.B. Kanadabalsam und Kopaivabalsam).

Oxytocin: Hormon, das die Entbindung erleichtert.

Pathogen: Morbider Faktor, der zur Entstehung von Krankheiten führt.

Pektoral: Günstig für die Atemwege.

Peptisch: Verdauungsfördernd.

Phenol: 1. Derivat des Benzols, eines der am häufigsten gebrauchten Antiseptika in Krankenhäusern.
2. Die ebenfalls sehr antiseptisch wirksamen aromatischen Phenole in den ätherischen Ölen sind wichtige Bestandteile bestimmter Pflanzen (z.B. Thymian- und Origano-Arten, Rosmarin, Bohnenkraut, Gewürznelke).

Pyorrhöe: Infektionsprozeß mit Eiterbildung.

Pyrosis: Sodbrennen.

Resolvens: Stauungslösendes Mittel.

Retikulo-Endotheliales System (RES): Das retikulo-endotheliale Gewebe enthält eine große Zelle, den Hämozytoblasten, der die Blutzellen produziert.

Revulsiv oder ableitend: Mittel, das einen plötzlichen starken Blutfluß hervorruft, um die Stauung in einem kranken Organ zu beheben.

RF (Rheumatisches Fieber): Akuter Muskelrheumatismus; entzündliche Gelenkerkrankung, durch Streptokokkeninfekt verursacht, die sich sekundär auch auf das Herz ausdehnen kann.

Rubefaziens: Mittel zur Erwärmung und Rötung der Haut.

Sedativum: Beruhigungsmittel.

Spektrographie: Verschiedene Methoden zur Feststellung von chemischen Substanzen, die sich in einer Flüssigkeit befinden, durch ihr Absorptionsspektrum von Licht.

Stimulans: Anregungsmittel zur Steigerung der Aktivität einer Funktion oder eines Organs.

Stomachikum: Verdauungsförderndes Mittel.

Sudoriferum: Schweißtreibendes Mittel.

Synergismus: Verbindung von verschiedenen Elementen, von denen jedes die Wirkung des Ganzen verstärkt.

Terpene: Organische Kohlenwasserstoffverbindungen mit weitverbreitetem Vorkommen in den ätherischen Ölen (z.B. Pinen, Kamphen, Limonen).

Tinkturen, Urtinkturen, Alkoholische Pflanzenauszüge:
Verschiedene Formen von Pflanzenmazerationen in Alkohol.

Die Tinkturen: 20 % des Gewichtes der getrockneten Pflanze in 60%igem Alkohol.

Die Urtinkturen: Grundlage der Homöopathie. Frische Pflanze, deren Menge 10 % ihres Gewichtes in getrocknetem Zustand entspricht, in 60 %igem Alkohol.

Alkoholische Pflanzenauszüge: 20 % der frischen Pflanze in 95 %igem Alkohol.

Tonikum: Stärkendes Mittel zur Erhöhung des Tonus (rasch wirkendes Stimulans).

Vagus-Sympathikus: Der Vagusnerv beginnt im verlängerten Rükkenmark und leitet die Nervenreize in die Bronchien, das Herz, den Verdauungstrakt und die Nieren. Er gehört zum parasympathischen Untersystem.

Vasodilatator: Mittel mit gefäßerweiternder Wirkung.

Vasokonstriktor: Mittel mit gefäßverengender Wirkung.

Vegetativ: Das vegetative oder autonome Nervensystem ist das Nervensystem der Organe und Eingeweide. Es sichert und reguliert die sogenannten vegetativen Funktionen: Atmung, Kreislauf, Stoffwechsel und Fortpflanzung. Es ist mit dem Zentralnervensystem verbunden.

Vermifugum: Mittel zum Abtreiben von Eingeweidewürmern.

Vermizid: Wurmtötendes Mittel.

Zirrhose: Bezeichnung für verschiedene Leberleiden (z.B. Leberschrumpfung durch Alkohol, durch Tuberkulose oder durch Malaria).

Zur Unterscheidung – Aromatherapie und verwandte Heilweisen

Die biologische Medizin oder Naturheilkunde

Nach der Naturheilkunde ist der Mensch selbst für den Zustand seines Organismus verantwortlich. Krankheit ist demnach kein Zufall, sondern die Folge einer Lebens- und Ernährungsweise, die eine Selbstvergiftung durch zu viele Ablagerungen und Schlacken in seinen Körpersäften (Blut, Blutserum, Lymphe, Schleim) hervorruft. Diese humoralen Belastungen (wie z.B. Kristallisationen) sind die tiefere Ursache für die Mehrzahl unserer Erkrankungen. Folglich sind viele der als Krankheiten bezeichneten Symptome Formen der Autoimmunabwehr und des Bemühens unseres Körpers, Gifte auszuscheiden. Der Versuch, die Symptome beheben und die Ausscheidungen unterdrücken zu wollen, führt zu der scheinbaren Wiederherstellung von Gesundheit. In Wirklichkeit bewirkt dies jedoch häufig Verschleppungen, die Rückfälle und chronisch verlaufende Krankheitszustände einleiten. Die Naturheilkunde macht es sich daher zur Aufgabe, die verschiedenen tieferen Ursachen für Erkrankungen zu bestimmen, die auf den Menschen in seiner Gesamtheit und in seinem natürlichen und sozialen Milieu einwirken. Als hauptsächliche Therapie verwendet sie alle natürlichen Faktoren: Luft, Wasser, Sonne, Bewegung, Körperübungen, positives Denken, Umstellung der Ernährung und Lebensweise im Hinblick auf eine humorale Entgiftung. Wenn der Zustand des Kranken ernst ist, zieht die Naturheilkunde auch andere natürliche Heilweisen heran: Phytotherapie, Aromatherapie, Homöopathie und andere. Wenn sich der Gesundheitszustand mit ihren Mitteln nicht beeinflussen läßt, greift sie auf die Allopathie zurück.

Das materialistische Denken schreibt dem Organismus eine blinde Aktivität zu, die dem praktizierenden Arzt die Berechtigung gibt, in seine Prozesse einzugreifen, wenn sie in Unordnung geraten sind. Im Unterschied dazu berücksichtigt die Naturheilkunde, daß das Leben, das Lebewesen Intelligenz besitzt. Das Leben weiß, was es tut. Es kann den Organismus in einem guten Zustand erhalten und ihn, wenn nötig, heilen. In diesem Sinne heißt es bei P. V. Marchesseau: „Der Naturheilarzt heilt in dem Sinne nicht; er hilft die Lebenskraft zu stärken, und der Körper heilt sich selbst, wenn er krank ist."

Es gibt zwei naturheilkundliche „Arzneimittel" in der Ernährung:

- das Fasten (siehe Bibliografie) und
- die atoxische Diät.

Zu meiden sind: Reizmittel wie Tee, Kaffee, Kakao, Nikotin, Alkohol; „tote" Nahrungsmittel, wie Konserven, chemisch behandelte, industriell hergestellte und raffinierte Produkte, wie Zucker, weißes Mehl; fettes, rotes Fleisch und Wurstwaren. Zu verzehren sind: möglichst Rohkost, alle Gemüse, Früchte, gekeimte Vollwertgetreide, Ölfrüchte (Haselnüsse, Mandeln); gutes Quellwasser trinken, jeweils ein Glas vor dem Einschlafen und beim Aufstehen (eventuell mit Zitronensaft) sowie entwässernde und blutreinigende Kräutertees.

Die Homöopathie

Vor zweitausend Jahren hat Hippokrates zwei Vorgehensweisen für die Medizin formuliert: „Ein Leiden kann durch Gegensätzliches geheilt werden (auf diesem Grundsatz hat sich die Allopathie entwickelt), und ein Leiden kann durch Ähnliches geheilt werden." Auf dem Grundsatz „Gleiches heilt Gleiches" hat Samuel Hahnemann im vorigen Jahrhundert die Homöopathie zu Ehren gebracht. Er stellte fest, daß eine Substanz, die bei einer gesunden Person das Auftreten von Symptomen hervorruft, dieselben Symptome und die Krankheit, die daraus entsteht, zu heilen vermag. Die Homöopathie entwickelt sich um die folgenden drei Hauptprinzipien:

- *Das Gesetz der Ähnlichkeit (Simile-Prinzip):* Jede Substanz, die dazu imstande ist, bei einer gesunden Person bestimmte Symptome auftreten zu lassen, ist ebenfalls dazu in der Lage, bei einer kranken Person ähnliche Symptome verschwinden zu lassen.

- *Das Infinitesimalgesetz:* Die therapeutische Wirkung einer homöopathischen Dosis nimmt mit ihrer Verdünnung zu. Folglich werden winzig kleine Dosen der Wirksubstanz eine therapeutische Wirkung haben, die der Wirkung einer starken Dosis derselben Substanz überlegen ist.
- *Das Gesetz der Individualisierung:* Jedes Individuum reagiert auf seine Art und Weise, je nach Konstitution, Temperament, Vergangenheit usw. auf jede Krankheit. Es geht deshalb nicht darum, eine Krankheit, sondern einen Kranken zu heilen. Dieser ist ein Ganzes, der auch wie ein Ganzes behandelt werden muß; deshalb ist die Homöopathie eine individuelle Medizin.

Die Grundsubstanzen der Homöopathie sind die Urtinkturen. Dabei handelt es sich vor allem um pflanzliche, aber auch um mineralische und tierische Auszüge, die dann verdünnt und dynamisiert werden. Die Arzneimittel gibt es in Form von Tropfen, Tabletten oder Globuli. Diese Substanzen wirken hauptsächlich auf energetischer Ebene, indem sie die Prozesse der Autoimmunabwehr und der Wiederherstellung des Gleichgewichtes anregen.

In der Praxis sind zwei Richtungen bei den homöopathischen Therapeuten zu unterscheiden: Die eine, die mit Komplexmitteln arbeitet, geht eher von den Symptomen aus und verschreibt mehrere Medikamente gleichzeitig. Die andere, die mit Simplexmitteln arbeitet, versucht dagegen, mittels eines langen Fragebogens das Terrain oder Milieu, den allgemeinen Konstitutionszustand des Kranken zu ermitteln und verschreibt dann jeweils nur ein Medikament (das Similimum), wodurch die Gesamtkonstitution wieder ins Gleichgewicht gebracht werden soll. Diese Richtung, die der Methode der Initiatoren Hahnemann und Kent nahekommt, ist schwieriger zu praktizieren und daher leider bei den Therapeuten seltener vertreten.

Die Phytotherapie

Hierbei handelt es sich um die „Mutter" jeglicher Medizin, und vor allem natürlich der biologischen Medizin und Naturheilkunde. In der Absicht, die natürlichen Wirkstoffe der Pflanzen zu extrahieren, hat sich im vorigen Jahrhundert aus der Pflanzenheilkunde die Chemie abgezweigt und ist in ihrer Entwicklung bis zur vollständigen synthetischen Herstellung der Arzneimittel gelangt. Gegenwärtig sind noch 40 % der allopathischen Medikamente halbsynthetische Produkte, das heißt, daß man entweder von einem pflanzlichen Molekül ausgeht oder daß auf einer bestimmten Stufe pflanzliche Substanzen dem Endprodukt hinzugefügt werden.

Die Phytotherapie ist die Kunst, (sich) mit Pflanzen und Gemüsen zu heilen. Es besteht ein Zusammenhang zwischen der Kunst des Essens und Trinkens und der Kunst der Behandlung mit Heilpflanzen.

Die Pflanzen werden auf unterschiedliche Art und Weise angewendet:

- Als Produkte, die nach einer einfachen manuellen oder mechanischen Behandlung gewonnen werden: geschnittene und getrocknete Pflanzen für Kräutertees, Abkochungen, Badezusätze und Umschläge; pulverisierte Pflanzen, die eventuell in Kapseln verarbeitet werden können und so weiter.
- Als Produkte, die nach Auszug der Wirkstoffe durch verschiedene Verfahren gewonnen werden:
  - *Die Alkohole:* Tinkturen, Urtinkturen, alkoholische Pflanzenauszüge.
  - *Die Glyzerin-Mazerate,* die hauptsächlich aus frischen Knospen, jungen Trieben, Weidenkätzchen und so weiter gewonnen werden;
  - *Die Sirupe,* die flüssigen Extrakte, die Muse und so weiter, die weniger verbreitet sind;
- Schließlich die Produkte, die man durch Destillation erhält:
  - Die ätherischen Öle, die Hydrolate, die destillierten alkoholischen Pflanzenauszüge.

Damit sind wir wieder bei der Aromatherapie angekommen, die eine Untergruppe der Phytotherapie ist, jedoch aufgrund ihrer Entwicklung und ihrer großen Wirksamkeit zu einer selbständigen Disziplin geworden ist. Trotzdem hat sich, seit etwa 1940, die Phyto-Aromatherapie als Verbindung aus diesen beiden Heilmethoden entwickelt – zuletzt auch innerhalb der Ärzteschaft.

Die mit Phyto- und Aromatherapie arbeitende Heilkunde wendet die zahlreichen Eigenschaften und Möglichkeiten der Pflanzen an, die eine tiefgehende Wirkung auf allen Ebenen ermöglichen. Ihre lebensspendende Kraft wirkt auf die Organe, die Gewebe, die Zellen, die Moleküle, die Atome und ihre Teilchen ein und erfüllt damit sowohl festigende und ableitende, hormonelle und das vegetative und selbst das Zentralnervensystem regulierende Funktionen als auch Aufgaben bei der Katalyse, die denen der Spurenelemente gleichen.

Kapitel X

Quellen und Bibliografie

Die Phyto-Aromatherapie ist ein weites Gebiet – am Schnittpunkt zwischen Mineral, Pflanze, Tier und Mensch in all seinen Dimensionen, fesselnd durch ihren Reichtum und ihre Geschichte, die eng mit der Geschichte und Vorgeschichte des Menschen verbunden ist. Der Mensch hat die Pflanzen in seinen Begräbnisriten und religiösen Kulthandlungen, in der Ernährung und Heilkunde, bei der Erbauung seiner Häuser und der Fertigung seiner Werkzeuge, für seine Kleidung und Körperpflege verwendet.

Andererseits erfährt die Phyto-Aromatherapie seit Anfang dieses Jahrhunderts einen Aufschwung durch Forschung und wissenschaftlichen Versuche, was durch die modernen Erkenntnisse für sie eine große Bereicherung darstellt.

Im Rahmen dieses Buches ist es nicht möglich, tiefer in dieses weite Forschungsgebiet einzudringen. Deshalb weist eine, wenn auch kurze, Bibliografie auf einige nützliche Quellen für diejenigen hin, die mehr erfahren möchten.

Wir arbeiten selbst an einem größeren Werk und an Forschungen, die eine Synthese zwischen verschiedenen Betrachtungsweisen versuchen: die orientalische Überlieferung, vor allem mit ihrer Unterteilung in die Merkmale Yin und Yang; der Ansatz der Anthroposophen, der auf eigenständige Art und Weise die Mineral- und Pflanzenwelt mit der des Menschen und dem Kosmos verbindet; schließlich die Forschungen über die Phyto-Aromatherapie bei der Behandlung des Terrains oder humoralen Milieus, die hauptsächlich von Mitgliedern der „Französischen Gesellschaft für Phytotherapie und Aromatherapie" durchgeführt werden.

Wird eine Synthese daraus möglich sein? – Vielleicht wird es wenigstens möglich sein, Schlüsselbegriffe herauszuarbeiten und diese verschiedenen Erkenntnisquellen zusammenzufassen, damit wir unsere Gesundheit und die Mittel, sie wiederzugewinnen und sie zu bewahren, besser verstehen lernen.

Aromatherapie

Azaloux, A.: Contribution à l'étude de la thérapeutique antiseptique par les essences végétales. (Med. Diss.) Toulouse 1943.

Bardeau, F.: La médecine aromatique. Ed. Laffont, Paris 1976.

Belaiche, P.: Traité de phytothérapie et d'aromathérapie. 3 Bde. Ed. Maloine, Paris 1979.

Carillon, A.: Pour un bon usage des plantes (phytothérapie, aromathérapie). Ed. Vie et Santé, Dammaire-les-Lys (o.J.)

Cazal, R.: Contribution à l'étude de l'activité pharmacodynamique de quelques essences de labiées. (Diss.) Toulouse 1944.

Courmont, P., A. Morel u. I. Bay: Sur le pouvoir infertilisant de quelques essences végétales vis-à-vis du bacille tuberculeux humain. C.R. Soc. Biologie, 1927.

Couvreur, A.: Les produits aromatiques utilisées en pharmacie. Ed. Vigot, Paris 1939.

Franchomme, P. u. D. Pénoël: L'aromathérapie exactement. Ed. P. Jallois, Limoges 1990.

– Phyto-médecine. Publication du collège d'initiation aux plantes médicinales. Paris (o.J.)

Gattefossé, R.M.: Antiseptiques essentiels. Ed. Desforges, Girardot & Cie., 1931.

– Aromathérapie, les huiles essentielles, hormones végétales. Ed. Desforges & Cie., 1931.

Gümbel, D.: Ganzheitsmedizinische Hauttherapie mit Heilkräuter-Essenzen. Haug Verlag, Heidelberg, 2. Aufl. 1986.

Henglein, M.: Die heilende Kraft der Wohlgerüche und Essenzen. Schönberger Verlag, München 1985.

Krack, N.: Nasale Reflextherapie mit ätherischen Ölen. Haug Verlag, Heidelberg, 3. Aufl. 1982.

Kubeczka, K.-H.: Ätherische Öle – Analytik, Physiologie, Zusammensetzung. G. Thieme Verlag, Stuttgart 1982.

– Vorkommen und Analytik ätherischer Öle. G. Thieme Verlag, Stuttgart 1979.

Lagrange, J.: Mémento d'aromathérapie vétérinaire. Ed. Agriculture et Vie, 1979.

Leclerc, H.: Les épices, plantes condimentaires. Ed. Masson, 1929.

Maury, M.: Die Geheimnisse der Aromatherapie. Windpferd Verlag, Aitrang, 2. Aufl. 1991.

Moiroux, J.: Les huiles essentielles en dermatologie vétérinaire (Diss.) Lyon 1943.

Müller, A.: Die physiologischen und pharmakologischen Wirkungen der ätherischen Öle. Haug Verlag, Heidelberg 1951.

Passet, J.: Thym vulgaris. (Diss.) Montpellier 1971.

Porcher-Pimpard: Contribution à l'étude du pouvoir antiseptique des essences végétales. (Pharmazeut. Diss.) Toulouse 1942.

Rouvière, A. u. M.-C. Meyer: La santé par les huiles essentielles. M.A. Edition, Paris 1983.

Sarbach, R.: Contribution à la désinfection des atmosphères; Etude des propriétés antiseptiques de cinquante-quatre huiles essentielles. (Pharmazeut. Diss.) Rennes 1962.

Tisserand, R.: Aromatherapie. Bauer Verlag, Freiburg, 4. Aufl. 1988.

– Das Aromatherapie-Heilbuch. Windpferd Verlag, Aitrang, 3. Aufl. 1992.

Valnet, J.: Aromathérapie. Ed. Maloine, Paris, 10. Aufl. 1984. Dt. Ausg.: Kart Verlag, Lausanne 1986; TB Heyne, München 1994.

Valnet, J., Ch. Duraffourd, J. Cl. Lapraz: Une médecine nouvelle, Phytothérapie et Aromathérapie: comment guérir les maladies infectieuses par les plantes. Ed. Presses de la Renaissance, Paris 1978.

Viaud, H., J. Lamblin, J. M. Dufour: Huiles essentielles, hydrolats. Ed. Présence, St. Vincent-sur-Jabron 1983.

Phytotherapie

Aurenche: Plantes de guérison. Edition Legrand, 1956.

Bardeau, F.: La pharmacie du Bon Dieu. Ed. Laffont, Paris (o. J.)

Béranger-Beauquesne, L., M. Pinkas u. M. Torck: Les plantes dans la thérapeutique moderne. Ed. Maloine, Paris 1975.

Bernadet, M.: La phyto-aromathérapie pratique. Ed. Dangles, St. Jean-de-Braye 1983.

Chrubasik, J. u. S.: Kompendium der Heilpflanzen. Hippokrates Verlag, Stuttgart 1983.

Debuigne: Le Larousse des Plantes qui guérissent. Larousse, Paris 1975,1976.

Fischer, G. u. E. Krug: Heilkräuter und Arzneipflanzen. Haug Verlag, Heidelberg, 7. Aufl. 1987.

Fournier, P.: Le livre des plantes médicinales et vénéneuses de France. 3 Bde. Ed. P. Lechevalier, 1948.

Gäbler, H.: Gesund durch Heilpflanzen. Hippokrates Verlag, Stuttgart 1979.

Lieutagui, P.: Le livre des bonnes herbes. Ed. Morel, 1966.

Mességué, M.: Die Kräuter meines Vaters. Molden Verlag, Wien 1974.

– Die Natur hat immer recht. Molden Verlag, Wien 1973.

– Von Menschen und Pflanzen. Molden Verlag, Wien 1972.

Palaiseul, J.: Nos grands-mères savaient. Ed. Laffont, Paris (o. J.)

– Tous les espoirs de guérir. Ed. Laffont, Paris (o. J.)

Paris, R. u. H. Moysé: Précis de matière médicale. 3 Bde. Ed. Masson, Paris 1965 ff.

Pelikan, W.: Heilpflanzenkunde; Der Mensch und die Heilpflanzen. 3 Bde. Philosophisch-anthroposophischer Verlag, Dornach 1975 ff.

Pelt, J. M.: La médecine par les plantes. Ed. Fayard, Paris 1981.

Perrot, E. u. R. Paris: Les plantes médicinales. P.U.F., Paris 1971.

Schauenberg, P. u. F. Paris: Guide des plantes médicinales. Ed. Delachaux & Niestlé, 1969.

Spaich, W.: Moderne Pythotherapie. Haug Verlag, Heidelberg 1979.

Tetau, M. Bergeret: La phytothérapie rénovée. Ed. Maloine, Paris 1972.

Treben, M.: Gesundheit aus der Apotheke Gottes. Ennsthaler Verlag, Steyr 1980.

Valnet, J.: Phytothérapie. Ed. Maloine, Paris 1976.

Biologische Medizin und Ernährung

Aubert, C.: L'assiette aux céréales. Ed. Terre Vivante, Paris (o. J.)

Bott, V.: Anthroposophische Medizin. Haug Verlag, Heidelberg, 2. Aufl. 1983.

Bressy, P.: La bielectronique et les mystères de la vie. Ed. Le Courrier du Livre, Paris (o. J.)

Buchinger, O.: Das Heilfasten und seine Hilfsmethoden als biologischer Weg. Hippokrates Verlag, Stuttgart, 21. Aufl. 1987.

Dogma, M.: Prenez en main votre santé. Ed. La Maisnie, Paris 1979.

Dextrait, R.: Traité de médecine naturelle. La méthode harmoniste et nombreuses autres publications. Ed. Vivre en Harmonie, Paris (o. J.)

Elmau, H.: Bioelektronik und Säuren-Basen-Haushalt in Theorie und Praxis. Haug Verlag, Heidelberg 1985.

Hasler, U.: Eubiotik. Haug Verlag, Heidelberg, 3. Aufl. 1979.

Kollath, W.: Die Ordnung unserer Nahrung. Haug Verlag, Heidelberg, 13. Aufl. 1987.

Koob, O.: Gesundheit – Krankheit – Heilung. TB Fischer Verlag, Frankfurt, 3. Aufl. 1986.

Kousmine, C.: Soyez bien dans votre assiette. Ed. Tchou, Paris 1980.

Lützner, H.: Wie neugeboren durch Fasten. Verlag Gräfe und Unzer, München 1980.

Marchesseau, P. V.: Soins d'urgence par les plantes (1945) et de nombreux autres écrits. Edition et direction des études de Naturopathie, Paris 1945.

Passebecq, A. u. J.: Votre santé par la diététique et l'alimentation saine, et d'autres publications. Ed. Dangles, St. Jean-de-Braye (o. J.).

Renzenbrink, U.: Ernährungskunde aus anthroposophischer Erkenntnis. Philosophisch-anthroposophischer Verlag, Dornach, 2. Aufl. 1986.

Souzenelle, A. de: Le symbolisme du corps humain. Ed. Dangles, St. Jean-de Braye (o.J.)

Valnet, J.: Docteur Nature. Ed. Fayard, Paris 1971.

– Traitement des maladies par les légumes, les fruits et les céréales. Ed. Maloine, Paris 1974.

Über den Autor

Rodolphe Balz wurde 1944 in Genf geboren. Sein Sekundär- und Universitätsstudium schloß er in Soziologie und Geographie – der Wissenschaft von der Erde – ab. Danach arbeitete er als Lehrer, während er versuchte, mit einer ganzheitlichen Annäherung den Menschen und seine Beziehung zu seiner Umwelt zu verstehen. Schon seit langem interessierte er sich für medizinische Pflanzen und wurde von Schweizer und französischen Naturheilkundlern in ihre Verwendung eingeführt.

Seit rund 15 Jahren beschäftigt sich Rodolphe Balz in den Voralpen im Departement Drôme mit der biologischen Anbauweise von aromatischen und medizinischen Pflanzen. Diese Arbeit mündete in die Kunst der Destillation von Pflanzen, um die ätherischen Öle zu gewinnen. Gleichzeitig erforscht und experimentiert er für sich privat die therapeutischen Eigenschaften der Pflanzen und der ätherischen Öle in der menschlichen Medizin, aber auch in der Veterinärmedizin und in bezug auf Krankheiten und Schädlinge des Pflanzenreiches.

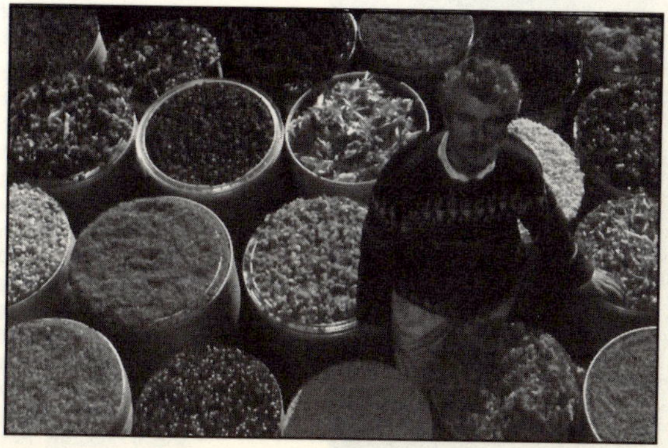

„Suchet das Gesetz nicht in E
Denn das Gesetz ist Leben, w
Das Gesetz ist niedergeschrie
Ihr werdet es finden
im Gras
im Baum
im Fluß
im Berg
in den Vögeln des Himi
in den Fischen der Seen
Doch suchet es vor allem in E
Denn ich sage Euch in Wahr
Alles, was Leben in sich hat,
als die leblosen Schriften."

Eva